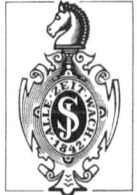

Fortbildung

Operative Medizin

Herausgegeben von
G. Gille · Essen   B. Horisberger · St. Gallen
B. Kaltwasser · Duisburg   K. Junghanns · Ludwigsburg
R. Plaue · Mannheim

W. Friedl   E. Bieber

Allgemeinchirurgische Operationen

Prinzipien und Organisation
der allgemeinchirurgischen Arbeit.
Das Instrumentarium, die Indikationen
und die Operationstechnik

Geleitwort von K. Junghanns

Mit 209 Abbildungen

Springer-Verlag
Berlin Heidelberg New York Tokyo 1984

Dr. W. Friedl
Klinikum der Universität
Im Neuenheimer Feld 110
6900 Heidelberg

Schwester Erika Bieber
Punkerstr. 8
6900 Heidelberg

CIP-Kurztitelaufnahme der Deutschen Bibliothek
Friedl, Wilhelm:
Allgemeinchirurgische Operationen : Prinzipien
u. Organisation d. allgemeinchirurg. Arbeit ;
d. Instrumentarium, d. Indikationen u. d. Opera-
tionstechnik / W. Friedl ; E. Bieber. – Berlin ;
Heidelberg ; New York ; Tokyo : Springer, 1984.
  (Fortbildung : Operative Medizin)
   ISBN-13: 978-3-540-12246-3   e-ISBN-13: 978-3-642-68999-4
   DOI: 10.1007/978-3-642-68999-4
NE: Bieber, Erika:

2119/3130-543210

Meinem Bruder Werner Hans Friedl gewidmet

Geleitwort

Der vorliegende, umfangreichste Band der Fortbildungsreihe „Operative Medizin" für Schwestern, Pfleger, Medizinstudenten und jüngere Ärzte behandelt die Operationen in der Allgemeinchirurgie. Durch zunehmende Aufsplitterung in einzelne Fachbereiche ist die Allgemeinchirurgie jetzt weitgehend auf die Chirurgie des Halses, des äußeren Brustkorbes, der Bauchdecken und der Bauchhöhle beschränkt. Dieser Entwicklung wurde hier Rechnung getragen, um wesentliche Überschneidungen mit den anderen Bänden der Reihe: Thorax, Herz, Gefäß, Unfall, Neurochirurgie sowie Urologie und Brandverletzungen zu vermeiden.

Nach einem einführenden Kapitel über das Verhalten im Operationssaal, die Reinigung, Desinfektion und Sterilisation der Instrumente sind die allgemeinchirurgischen Operationen nach anatomischen Gesichtspunkten von kranial nach kaudal gegliedert. In den Einzelkapiteln werden nach einführenden Bemerkungen jeweils die Operationsindikation und das Operationsziel kurz beschrieben. Der Schwerpunkt der Ausführungen liegt auf dem operativen, die Schwestern und Pfleger interessierenden Sektor. Zunächst wird für jede Operation Lagerung, sterile Abdeckung, Stellung der Operateure und die möglichen operativen Zugänge dargestellt. Die einzelnen Schritte im Ablauf der Operation werden anhand von instruktiven Strichzeichnungen erläutert. Eine kurze Beschreibung der möglichen Komplikationen geht der ausführlichen Darstellung der Operationstische voraus, wobei jeweils Grundtische und das Ergänzungsmaterial getrennt gezeigt werden. Durch diesen systematischen Aufbau wird die Einarbeitung in jedes einzelne Operationsverfahren erleichtert und eine schnelle und übersichtliche Information erreicht. Den proktologischen Operationen ist ein eigenes Kapitel gewidmet, in dem auch die neuesten Instrumente und Operationsverfahren aufgezeigt werden. Ein besonderer Abschnitt beschreibt abschließend alle endoskopischen Untersuchungen und Eingriffe, da häufig Schwestern und Pfleger des Operationsbereiches zum Instrumentieren dabei herangezogen werden und dies auch in ihrer Ausbildung berücksichtigt werden muß.

Wir hoffen mit diesem weiteren Band der Fortbildungsreihe „Operative Medizin" Schwestern, Pflegern, Medizinstudenten und jungen Ärzten eine wertvolle Hilfe für die tägliche praktische Arbeit in die Hand gegeben zu haben.

Bei der Zusammenstellung hat sich wiederum wie bei den vorausgegangenen Bänden die Zusammenarbeit zwischen Schwestern und Ärzten bewährt. So findet das tägliche Zusammenwirken im Operationssaal hier seinen positiven Ausdruck.

K. Junghanns
(federführender Herausgeber)

Vorwort

Die europäische Medizin des Mittelalters kannte nur 3 Fachgebiete: Medizin, Chirurgie und Geburtshilfe mit Gynäkologie.

Im 19. Jahrhundert kam es zu einer schnellen Entwicklung von Spezialdisziplinen aus der Chirurgie und der inneren Medizin. Dazu trugen die fortschreitenden Behandlungsmöglichkeiten, aber auch die Einführung neuer Untersuchungsgeräte bei. Diese Entwicklung basierte auf 3 Grundprinzipien: Lokalismus, d.h. lokale Ursache von Krankheiten, Asepsis und die Entwicklung der Anästhesie.

Aus der Chirurgie löste sich als erste Disziplin – im 18. Jahrhundert – die Orthopädie, die durch ein besonderes humanistisches Interesse an der Rehabilitation physisch Behinderter entstand. Mit ihr entwickelte sich auch die Physiotherapie.

Durch die Entwicklung des Hohlspiegels durch Hoffmann 1841 und von Helmholtz 1851 entstand die Augenheilkunde als selbständige Disziplin (erste Augenklinik 1812 in Wien). Nach zunächst getrennter Entwicklung der Otologie und Rhinolaryngologie kam es gegen Ende des 19. Jahrhunderts zur heutigen Disziplin der Hals-Nasen-Ohrenheilkunde (Rostock, 1899).

In den folgenden Jahrzehnten kam es zu einer schnellen Weiterentwicklung der Untersuchungs- und Behandlungsmöglichkeiten, welche auch eine weitere Spezialisierung erforderten. So entwickelten sich Kieferchirurgie (Kiefer und Zähne), Urologie (Nieren und Harnwege), Thoraxchirurgie (Herz, Lunge und große intrathorakale Gefäße), Neurochirurgie (ZNS und periphere Nerven), Kinderchirurgie, Gefäßchirurgie, Unfallchirurgie, Hand- und plastisch-ästhetische Chirurgie. Parallel dazu entwickelte sich die Anästhesie als separate Disziplin. Einige dieser neuen Disziplinen unterscheiden sich durch die Untersuchungsmethoden, Operationsinstrumente und Operationstechniken grundlegend vom Gebiet der allgemeinen Chirurgie. Andere, wie die Handchirurgie, plastische Chirurgie, Kinder- und auch Gefäßchirurgie sowie Teile der Unfallchirurgie, werden auch in den meisten allgemeinchirurgischen Abteilungen praktiziert.

Die allgemeine Chirurgie umfaßt die Operationen an Hals, Thoraxwand, Ösophagus, Bauchwand und Bauchraum mit Retroperitoneum, mit Ausnahme des Urogenitaltraktes.

Mit diesem Buch soll versucht werden, die Arbeit im allgemeinchirurgischen Operationssaal verständlich darzustellen. Es werden die wichtigsten allgemeinchirurgischen Instrumente, Materialien und Apparate – mit ihren Anwendungsgebieten – angegeben.

Nach kurzer Beschreibung der topographischen Anatomie der einzelnen Regionen werden die wichtigsten Operationen abgehandelt und die dazu notwendigen Instrumente, Materialien und Apparate angegeben.

Die in der Praxis häufigsten Standardeingriffe werden hervorgehoben und ausführlich beschrieben, wobei nicht alle Sonderformen der Standardeingriffe, sondern lediglich die Grundprinzipien berücksichtigt werden können.

Mein Dank gebührt Herrn Wyrwas für die hervorragenden Zeichnungen sowie dem Springer-Verlag, insbesondere den Herren Dr. T. Graf-Baumann, R. P. Fischer, Dr. M. Baumeister und H. P. Dörr, für die wertvolle Hilfe bei der Gestaltung dieses Buches.

Last but not least möchte ich mich an dieser Stelle bei meinen chirurgischen Lehrern, Prof. Linder und Prof. Herfarth, bedanken.

Heidelberg, im Dezember 1983   W. Friedl

Inhaltsverzeichnis

1 Allgemeiner Teil – Einleitung

1.1 Tätigkeitsbereich und Verhalten der instrumentierenden Schwester/Pfleger im Operationstrakt

Für alle Mitarbeiter erfolgt der Zugang in den Operationstrakt über die Personalschleuse. Hier werden die Straßen- oder Klinikbekleidung und die Schuhe gegen die an den Operationstrakt gebundene und farblich gekennzeichnete Schutzkleidung (Kasack und Hose) und die Operationsschuhe ausgewechselt.

Zu den hygienischen Maßnahmen gehört das Tragen von Kopfhauben, die die Haare vollkommen bedecken, und Gesichtsmasken, die im Operationsbereich ständig getragen werden müssen. Sie werden bereits in der Personalschleuse angelegt. Das Tragen von Schmuck und Uhren ist im Operationstrakt verboten.

Das Betreten des Operationsbereiches stellt spezielle Anforderungen an das Verhalten eines jeden einzelnen. Es setzt die Kenntnis und die Einhaltung der hygienischen und der aseptischen Kautelen voraus.

Neue Mitarbeiter im Team müssen in den Richtlinien der Hygiene und Asepsis korrekt angeleitet werden.

Diese Kautelen schließen eine sorgfältige, persönliche Hygiene mit ein.

Vor dem Betreten des Operationstraktes ist eine hygienische Händedesinfektion vorzunehmen. Sie ist stets, auch nach einer wahrscheinlichen Kontamination, zu wiederholen. Dies betrifft insbesondere die Arbeitsabläufe des „Springers". Im Operationssaal soll möglichst eine ruhige und gelassene Atmosphäre herrschen. Sie soll nicht durch hektische Bewegungen gestört werden.

Informationen und Anweisungen sollen ohne dramatische Gesten gegeben werden; dies gilt besonders für die Mitglieder des Operationsteams untereinander.

Die Beschränkung der Anwesenden im Operationssaal auf das notwendige Minimum und der Gespräche auf das sachlich Notwendige dient – wie die sparsamen Bewegungen – der Vermeidung von Aufwirbelung und Abgabe von Keimen an die Umgebung.

Die Vorbereitungen zur Operation werden von steriler und unsteriler Schwester/Pfleger (Springer) gemeinsam vorgenommen.

Eröffnen des Waschraumes
Hier sind für die chirurgische Händedesinfektion Plastikschürzen, sterile Nagelreiniger und Bürsten, sterile Handtücher bereitgestellt.

Die Wandspender sind mit Flüssigseife und Händedesinfektionsmitteln aufgefüllt.

Die Abwurfbehälter für die Handschuhe und Handtücher werden bereitgestellt.

Operationssaal
Im Operationssaal werden für die Operation die sterilen Operationskittel, die Handschuhe, die Abdecktücher für die Tische und den Patienten, das Grundinstrumentarium, die erforderlichen Spezialinstrumente und Materialien, Container mit Bauchtüchern, verschiedenen Tupfersorten und Mullplatten, der Thermostat mit Schale für Kochsalz- oder Ringer-Lösung und das Nahtmaterial vorbereitet.

Das situationsgerechte Instrumentieren schließt das Wissen über die gesamte Vorbereitung und den Verlauf einer Operation, die Kenntnis über das Einhalten der Sterilität und die Durchführung der Asepsis mit ein.

Die instrumentierende Schwester/Pfleger kontrolliert vor dem Beginn ihrer sterilen Vorbereitungen die Vollständigkeit der zur jeweiligen Operation benötigten Instrumente und Materialien. Mit der sorgfältigen, chirurgischen Händedesinfektion und dem sterilen Ankleiden (Kittel und Handschuhe) beginnt die kooperative Tätigkeit der instrumentierenden Schwester/Pfleger und des „Springers".

Der Instrumententisch (stumme Schwester) und die Zusatztische werden mit sterilen Tüchern abgedeckt. Das Grund- und Spezialsieb wird ausgelegt. Der Instrumententisch wird funktionsgerecht unter Beachtung der allgemeinen, klinikinternen Richtlinien gedeckt.

Die Operationstextilien, Tupfer, Mullplatten und Bauchtücher, werden vorbereitet und kontrolliert.

Die sterile Schwester reicht die Abdecktücher und hilft beim sterilen Abdecken des Patienten.

Das situationsgerechte Instrumentieren erfordert die volle Aufmerksamkeit der instrumentierenden Schwester/Pfleger. Sie verfolgt den Verlauf der Operation so, daß sie auch ohne Verlangen des Operateurs das richtige Instrument reicht.

Die Instrumente werden dem Operateur und Assistenten funktionsgerecht gegeben, d. h. daß er nicht umgreifen muß, sich nicht verletzt und keinen Blick vom Operationsgebiet wenden muß.

Die Bestückung des Instrumententisches setzt eine gute Übersicht und Ordnung voraus.

Die Instrumente (z. B. Darmklemmen) für den späteren Einsatz während der Operation werden auf dem Zusatztisch vorbereitet.

Die Bauchtücher (Abstopftücher) werden feucht gereicht, und es ist wichtig, daß die Lösung erwärmt ist.

An Nahtmaterial wird für jede Operation nur der Grundbedarf bereitgelegt und geöffnet (z. B. für eine Laparotomie: Nahtmaterial für den Verschluß des Abdomens, Ligaturen und eine Durchstichligatur).

Das Nahtmaterial muß so gereicht werden, daß der Faden sich nicht in der Hand des Operateurs verfängt und das Fadenende nicht in das Operationsgebiet oder bei langen Fäden außerhalb der Sterilzone fällt.

Bei geöffneten Körperhöhlen dürfen keine losen Textilien verwendet werden. Diese müssen in den dafür vorgesehenen Klemmen eingespannt gereicht werden. Tupfer, Präpariertupfer und Mullplatten werden so eingespannt, daß sie fest im „Stiel" sitzen und das Stielende durch den textilen Einsatz so gepolstert ist, daß beim Präparieren und Tupfen keine Gewebeverletzungen entstehen können.

Die Gewebepräparate werden in einer Schale zur endgültigen Versorgung an den „Springer" abgegeben. Vor dem Verschluß jeder geöffneten Körperhöhle müssen die Tupfer, Mullplatten und Abstopftücher gezählt werden.

Drainagen werden an sterile Sekretbeutel, Redondrainagen werden an kombinierte Verbindungsschläuche mit Vakuumflaschen angeschlossen. Die Operationswunde wird mit einem sterilen Verband versorgt.

Der „Springer" unterstützt die sterile Schwester/Pfleger bei den Vorbereitungen zur Operation.

Er reicht ihr die zusätzlich erforderlichen Materialien, die speziellen Instrumente und das Nahtmaterial. Diese dürfen nicht über den steril abgedeckten Tischen geöffnet und gereicht werden, sie müssen von der sterilen Schwester so abgenommen werden können, daß weder die Schwester noch das Material kontaminiert werden. Zur sterilen Schwester/Pfleger und den steril abgedeckten Tischen muß immer ein Sicherheitsabstand eingehalten werden.

Für die Lagerung des Patienten werden die neutrale Elektrode, Gurte, Polsterungen und Zubehör bereitgelegt.

Der „Springer" ist bei der Vorbereitung und Lagerung des Patienten behilflich. Er schließt nach dem sterilen Abdecken des Patienten das Diathermiekabel und den Saugschlauch an und stellt die Abfalleimer und Instrumentenabwurfsiebe bereit. Während der Operation hält er sich für zusätzliche Anforderungen von Nahtmaterial und speziellem Instrumentarium bereit.

Der „Springer" verläßt den Operationssaal nur auf Anordnung der Instrumentierenden. Die anfallenden Präparate werden von ihm sachgerecht versorgt.

Er hilft bei der Kontrolle der Operationstextilien. Für die nachfolgende Operation trifft er die Vorbereitungen und bestellt rechtzeitig den nächsten Patienten.

Mit dem Ende der Operation werden bei dem Patienten die Abdecktücher, die Armmanschette, die neutrale Elektrode, die Gurte und Lagerungshilfen entfernt. Die Drainagen und der Verband werden kontrolliert und die Infusionen abgestöpselt.

Nach dem Ausleiten der Narkose wird der Patient auf der Operationstischplatte abgefahren und in das vorbereitete Bett umgelagert. Der Patient wird von dem Aufwachraum, der Intensivstation oder der Station übernommen.

Aus dem Operationssaal werden nach der Operation alle verwendeten Materialien und nicht mehr gebrauchten Geräte weggeräumt. Das gesamte, während der Operation eingesetzte Instrumentarium wird zur Aufbereitung weitergeleitet.

Die Abfälle werden beseitigt, und die Flasche oder der Beutel des Absauggerätes wird ausgewechselt.

Zwischen den einzelnen Operationen muß eine hygienische Entsorgung des Operationssaales gewährleistet sein.

Die Vorbereitungen für die nachfolgende Operation dürfen erst nach der Flächendesinfektion des Mobiliars und der gründlichen, desinfizierenden Reinigung des Fußbodens erfolgen.

1.2 Hygienische und chirurgische Händedesinfektion

Die Hände gehören auch heute noch in der Klinik zu den wichtigsten Verbreitungswegen für Infektionserreger. Durch den engen Kontakt von Ärzten, Pflegepersonal und Patienten ist das Infektionsrisiko besonders groß.

Die hygienischen Händedesinfektionen sind notwendig, um die Anflugkeime (transiente Keime), die durch den Kontakt mit der Umgebung aufgenommen werden, in gewissen Zeitabständen zu inaktivieren.

Bei der chirurgischen Händedesinfektion ist es erforderlich, daß zusätzlich die Mikroorganismen (resistenten Keime), die auf der gesunden Haut einen gewissen Schutz gegenüber den Anflugkeimen bilden, auf ein Minimum reduziert werden.

Die Anwendung der *hygienischen Händedesinfektion* hat für alle im Operationstrakt anwesenden Personen ihre Gültigkeit. Sie kann mit waschenden Präparaten (Einwirkungszeit ca. 2 min) oder mit alkoholischen Einreibepräparaten (Einwirkungszeit ca. 30 s) durchgeführt werden.

Die Häufigkeit der Anwendung setzt einen hohen Anteil an Rückfettsubstanzen und eine gute Hautverträglichkeit voraus. Trotz dieser Eigenschaften kann auf eine Hautpflege nicht verzichtet werden.

Die hygienische Händedesinfektion muß im Operationstrakt durch Wandspender an allen Waschgelegenheiten, Ein- und Ausgängen usw. sichergestellt sein.

Die *chirurgische Händedesinfektion* wird vor jedem operativen Eingriff von den an der Operation beteiligten Personen durchgeführt.

Klassische Methode nach Fürbinger

Die Hände und Unterarme werden mit Wasser und Seife unter fließendem Wasser bis zu den Ellenbogen gewaschen. Die Fingerkuppen, Nägel und Nagelfalze werden gebürstet. Nach 5 min folgt die Nagelreinigung mit einem sterilen Nagelreiniger. Weitere 5 min werden Hände und Unterarme mit einer Seife gewaschen und danach gründlich abgespült. Die Hände werden immer höher als die Ellenbogen gehalten. Mit 2 kleinen sterilen Handtüchern werden zuerst die Hände und anschließend die Unterarme abgetrocknet. Die Hände und

Unterarme werden bis eine Handbreit unter dem Ellenbogen in eine Schüssel mit Alkohol eingetaucht und mit einem sterilen Handtuch 5 min lang gewaschen. Im Anschluß wird mit 2 sterilen Handtüchern abgetrocknet.

Für die neuzeitliche *chirurgische Händedesinfektion* werden Einreibetechniken angewendet. Vorwaschung der Hände und Unterarme bis zu den Ellenbogen und Bürsten der Fingerkuppen, Nägel und Nagelfalze sind zur Entfernung von Hautverschmutzungen erforderlich. Bei allen angewendeten Desinfektionsmitteln ist immer die spezielle Anwendung zu beachten.

Seifenstücke, in Schalen deponiert, sind gute Keimverteiler und deshalb an den Waschbecken und in den Waschräumen im Operationstrakt generell abzulehnen.

Um Hautschädigungen vorzubeugen, ist eine regelmäßige und intensive Hautpflege mit geeigneten Hautpflegemitteln durchzuführen, die nicht aus Töpfen, sondern aus Tuben oder Spendern erfolgen sollte.

1.3 Patient

In der kurzen Zeitspanne des Kontaktes mit dem ansprechbaren Patienten bei der Übernahme in den Operationstrakt sollten die zwischenmenschlichen Beziehungen nicht außer acht gelassen werden. Gerade hier in der völlig fremden Umgebung gilt es, das Vertrauen des Patienten nicht zu zerstören, Verständnis für seine Ängste aufzubringen und ihm angepaßte Informationen über das weitere Geschehen zu geben.

Der Patient wird rechtzeitig von der Station abgerufen. Er wird mit einem Operationshemd bekleidet und mit Mütze, ohne Zahnprotese, Schmuck usw. und den vollständigen Operationsunterlagen in die Patientenschleuse gefahren. Das Operations- oder Anästhesiepersonal übernimmt den Patienten und kontrolliert anhand der Unterlagen seine Identität.

In der Schleuse wird der Patient auf den fahrbaren Operationstisch umgelagert und mit einem Tuch bedeckt in den Vorbereitungsraum zur Einleitung der Narkose gebracht. Das Bett des Patienten wird in der Bettendesinfektion aufbereitet.

Im Vorbereitungsraum werden, wenn der Patient in Narkose ist, weitere Vorbereitungen zur Operation geleistet. Die neutrale Elektrode wird sachgerecht befestigt, bei Bedarf auf Anordnung des Operateurs ein Blasenkatheter gelegt, die Gurte über den Oberschenkeln angebracht, und wenn notwendig, wird der Patient für spezielle Eingriffe operationsgerecht gelagert. Dazu sind je nach Lagerung besondere Polsterungen und Bügel für Beine und Arme erforderlich, um Nervenlähmungen und Druckstellen zu vermeiden.

1.4 Desinfektion des Operationsgebietes

Die eigentliche Vorbereitung des Operationsgebietes beginnt bereits am Vortag der Operation auf der Krankenstation, wenn es der Gesundheitszustand des Patienten erlaubt, mit einem Duschbad. (Besondere Beachtung sollten bei dieser Vorbereitung die Hautfalten und der Nabel finden.)

Bettlägerige Patienten sollten am Abend vor einer geplanten Operation gründlich gewaschen werden.

Die notwendige Haarentfernung im Bereich der Schnittführung sollte am Vorabend des Operationstages mittels einer Enthaarungscreme vorgenommen werden. Dies verhindert Mikroläsionen der Haut und dadurch eine unerwünschte Vermehrung der Keime. Ist das Rasieren des Operationsgebietes mit der Klinge notwendig, sollte dies am Morgen vor der Operation geschehen. Hierzu sind Einwegrasierapparate zu verwenden. Das Operationsgebiet sollte vor der Operation mit Waschäther oder Benzin entfettet werden. Danach wird die Desinfektionslösung zweimal mittels eines Plattenstieles aufgetragen. Nach der

Einwirkungzeit sind die Reste des Desinfektionsmittels mit sterilen Plattenstielen abzutupfen, jedoch ist es besser, die Lösung eintrocknen zu lassen. Hautreinigung und Desinfektion laufen unter denselben Gesichtspunkten ab, beides soll großzügig geschehen, damit jederzeit eine Schnitterweiterung möglich ist.

Bei *aseptischen Operationen* erfolgen Hautreinigung und Desinfektion immer von der Schnittlinie des geplanten Eingriffes aus, die im Anschluß auf die Peripherie des Operationsgebietes ausgedehnt wird.

Bei *septischen Operationen* (Fisteln im Operationsbereich) beginnen Hautreinigung und Desinfektion in der Peripherie des Operationsgebietes. Die unmittelbare Umgebung wird zuletzt gewaschen und der Plattenstiel danach sofort entfernt.

Für die präoperative Hautdesinfektion ist ein gefärbtes Präparat anzuwenden, um die desinfizierte Fläche gut erkennen zu können.

Die Vorbereitung des Operationsgebietes wird durch die sterile Abdeckung mit sterilen Tüchern abgeschlossen.

1.5 Sterile Abdeckung des Operationsgebietes bei abdominalen und thorakalen Eingriffen

Textile Abdeckung nach Desinfektion der Haut

Für die Abdeckung des Patienten zur Operation werden 1 kleines, weißes Tuch, 2 große Abdecktücher und 4 kleine Abdecktücher benötigt.

Lage und Größe des Operationsgebietes werden dem operativen Eingriff angepaßt.

Auf jeder Seite des Patienten steht eine steril gekleidete Person.

Sie fassen beide Ecken des großen Tuches, das von der instrumentierenden Schwester/Pfleger längs gereicht wird.

Durch Auseinanderziehen des Tuches über dem Patienten werden die Beine des Patienten abgedeckt. Der obere Teil des Tuches wird nach innen umgeschlagen und am unteren Rand des Operationsgebietes aufgelegt.

Mit dem kleinen, weißen Tuch wird der Narkosebügel abgedeckt. Er dient als Abgrenzung der sterilen Zone zur Anästhesie hin. Das zweite große Abdecktuch wird quer gereicht und der Oberkörper des Patienten einschließlich des Narkosebügels damit abgedeckt. Der operationsfeldnahe Tuchrand wird nach innen eingeschlagen und am oberen Rand des Operationsgebietes aufgelegt.

Je 2 kleine Tücher werden als Doppeltuch an die seitlichen Ränder des Operationsgebietes aufgelegt und nach außen umgeschlagen. Sie müssen das obere und das untere Abdecktuch gut überdecken. Alle Tücher werden mit Tuchklemmen untereinander fixiert.

Vor Applikation der Inzisionsfolie muß das Operationsgebiet trocken sein, um eine bessere Haftung der Folie zu erreichen. Nach dem Abdecken des Patienten erfolgt ein Handschuhwechsel. Bei der textilen Abdeckung sollte die Inzisionsfolie das Operationsgebiet großzügig abdecken, um ein Durchfeuchten der Tuchränder zu verhindern.

Abdeckung mit Einmalabdecktüchern

Eine optimale, aseptische Abdeckung des Operationsgebietes bieten die wasserabstoßenden, atmungsaktiven Einmalabdecktücher. Diese werden von der Industrie steril verpackt – in Sets – angeboten.

1.6 Textilien im Operationsgebiet

Bei jeder Operation werden Kompressen, Kugeltupfer, Präpariertupfer (Datteln), Umlegungstücher und Abstopftücher (Bauchtücher) benötigt.

Das Material für diese Textilien ist saugfähige Gaze, die gut sterilisierbar sein muß, ohne daß ihre Festigkeit und Saugfähigkeit

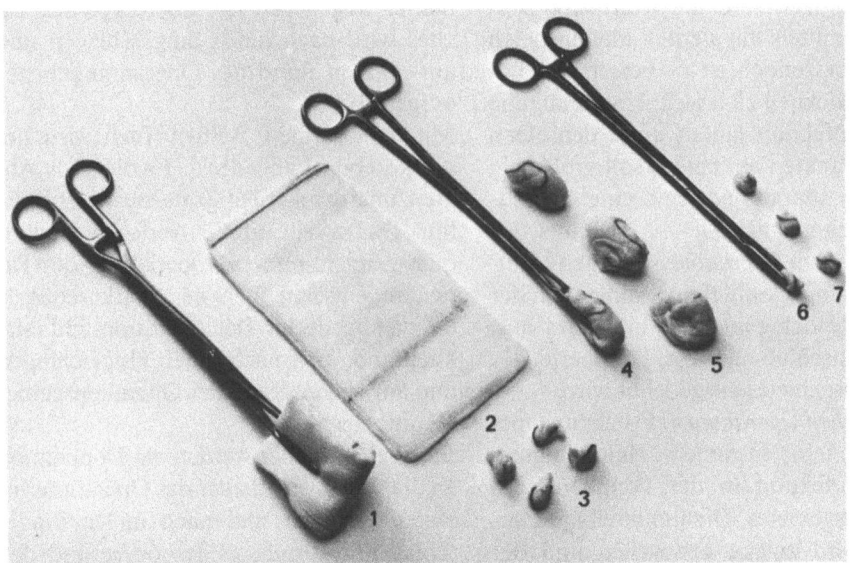

Abb. 1.1. Textilien im Operationsgebiet. **1** Platten-
stiel, **2** Mullplatte (Kompresse), **3** Krülltupfer Nr. 18, **4** Stieltupfer, **5** Tupfer, **6** Präpariertupfer, **7** Dattel

darunter leidet. Alle Textilien, die bei einer Operation im Operationsgebiet zum Präpa-rieren, Tupfen oder Abstopfen verwendet werden, müssen mit einem Röntgenkon-trastfaden durchzogen sein.

Die *Kompressen* (Mullplatten) bestehen aus mehreren Lagen Gaze und sind so ge-faltet, daß die Schnittränder nach innen eingeschlagen sind, um eine Fusselbildung zu verhindern. Kompressen werden z. B. oberflächlich lose zum Tupfen, bei eröff-netem Abdomen gefaltet in eine Klemme eingespannt als Plattenstiel, zum Desinfi-zieren des Operationsgebietes in einer Kornzange gefaltet als Waschzange und lose als Verbandsmaterial verwendet.

Die *Tupfer* sind aus Gaze zu einer losen Kugel gedreht. Sie werden in eine Klemme eingespannt als Stieltupfer gereicht.

Der *Präpariertupfer* (Dattel) ist ein fest ge-wickelter Tupfer, der in eine Klemme ein-gespannt seine Verwendung im stumpfen Präparieren und Abschieben von Gewebe findet.

Für alle Tupferarten gilt, daß sie bei allen Operationen, hauptsächlich bei solchen, bei denen das Abdomen oder der Thorax eröffnet ist, nur in Klemmen fest einge-spannt zum Tupfen oder Präparieren ge-reicht werden dürfen.

Die *Bauchtücher* sind aus mehreren Lagen Gaze genäht. Ein langes Band mit einer Metallplakette ist an einer Ecke fest ange-näht, es hängt während der Operation aus der Wunde heraus. Die Bauchtücher wer-den bei größeren Operationen in das Ope-rationsgebiet eingebracht, um Organe (z. B. Darm) zurückzuhalten und so eine gute Übersicht im Operationsgebiet zu errei-chen und eine Traumatisierung durch Wundhaken zu verhindern. Die Anzahl der Tücher muß vor dem Operationsbeginn und vor dem Verschließen der Operations-wunde kontrolliert werden. Die Schnitt-ränder der Operationswunde werden mit *Umlegungstüchern* abgedeckt.

1.7 Sterilisations- und chemische Desinfektionsverfahren

Die Sterilisation strebt eine völlige Keim-freiheit durch die Vernichtung aller leben-den Mikroorganismen an, einschließlich

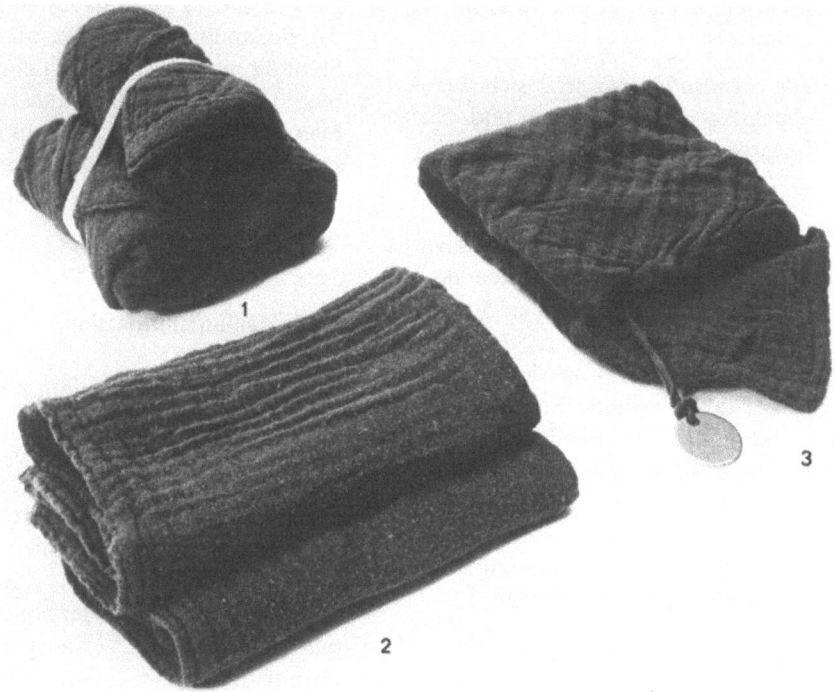

Abb. 1.2. Textilien im Operationsgebiet. **1** Bündel mit 3 Bauchtüchern, **2** 2 Umlegungen, **3** 1 Bauchtuch, aufgeschlagen

ihrer Dauerformen (Sporen und Viren). Im Operationstrakt sind vor allem die physikalischen und chemischen Verfahren bedeutsam. Ein optimales Verfahren für alle Materialien gibt es nicht. Die Wahl der Sterilisation ist der Art des zu sterilisierenden Materials anzupassen, mit dem Ziel, die Keimfreiheit ohne Materialschädigung des Sterilgutes zu erreichen.

Physikalische Verfahren
1. Dampfsterilisation
2. Heißluftsterilisation
3. Strahlensterilisation.

Chemische Verfahren
Äthylenoxid
Sporizide Desinfektionsmittel (Kaltsterilisation).

1.7.1 Dampfsterilisation im Autoklaven

In besonderen Druckkammern (Autoklaven) wird das zu sterilisierende Gut durch gespannten, gesättigten, luftfreien Wasserdampf bei einer Temperatur von 121–136 °C und einem Überdruck von 1,1–2,1 bar sterilisiert. Das Sterilisieren im Autoklaven ist die sicherste Methode der Sterilisation.
Die Sterilisationszeit nennt man Chargendauer.
Die Phasen während der Chargendauer sind:

1. *Die Anheizzeit* ist die Zeit vom Beginn der Wärmezufuhr bis zum Beginn der Dampfsterilisation.

2. *Die Entlüftungszeit* ist die Zeitspanne, in der die Luft aus der Kammer entfernt wird.

3. *Die Steigezeit* reicht vom Ende der Entlüftungszeit bis zum Erreichen der Be-

7

triebstemperatur an der Skala des Thermometers.

4. *Die Sterilisationszeit* setzt sich aus Ausgleichszeit, Abtötungszeit und Sicherheitszuschlag zusammen.

   a) *Die Ausgleichszeit* ist die Zeit zwischen dem Erreichen der Betriebstemperatur an der Skala des Thermometers und dem Erreichen der Betriebstemperatur an allen Stellen des Sterilisiergutes.

   b) *Die Abtötungszeit* ist die Zeit, in der bei der jeweiligen Sterilisationstemperatur alle Keime abgetötet werden.

   c) *Der Sicherheitszuschlag* ist zur Kompensation einer erhöhten Resistenz der abzutötenden Keime und zum Ausgleich von Schwankungen in der Ausgleichszeit erforderlich.

5. *In der Druckentlastungszeit* sinkt der Dampfdruck in der Kammer nach Beendigung der Sterilisationszeit bis auf den normalen Luftdruck ab.

6. *Die Trocknungszeit* ist die Zeit nach der Druckentlastung in der Kammer bis zum Trocknen des Sterilgutes.

Die Laufzeit der einzelnen Programmabschnitte richtet sich nach der Bestückung, der Art des Sterilgutes und des gewählten Programmes. Moderne Autoklaven sind vollautomatisiert. Die Sterilisationsprogramme (z. B. Instrumente, Wäsche, Lösungen) lassen sich durch einen Tastendruck oder durch Drehen an einem Knopf einstellen.

Damit der Dampf überall einwirken kann, ist auf die sachgerechte Beschickung des Autoklaven zu achten, er darf nicht überfüllt werden.

Die Bedienungsangaben der Hersteller sind unbedingt zu beachten und einzuhalten.

Die Funktionstüchtigkeit der Sterilisatoren muß regelmäßig mit genau arbeitenden Funktionsschreibern und durch Mitsterilisieren von Bioindikatoren (Sporenpäckchen) überprüft werden. Die auf das Steril-

gut geklebten Farbindikatoren können nur die Behandlungskontrolle, nicht aber die Sterilität nachweisen. Nach einer längeren Sterilisationspause ist eine zweimalige Leersterilisation zur Entfernung des angesammelten Kondensates angezeigt, anschließend muß eine Probecharge gefahren werden.

1.7.2 Heißluftsterilisation

Bei der Heißluftsterilisation kommt es zur Anwendung von trockener, erhitzter Luft im Sterilisator. Die Wärme wird hauptsächlich durch die Luft von den Innenwänden auf das Sterilisiergut übertragen. In größeren Apparaten wird die Luft mittels einer mechanischen Einrichtung umgewälzt. Die Chargendauer ist trotz der höheren Temperaturen (180–200 °C) länger als bei der Dampfsterilisation. Die Chargendauer setzt sich aus 3 Abschnitten zusammen:

– *Erwärmungszeit.*
– *Sterilisierzeit.*
   Diese setzt sich wieder zusammen aus:
   Ausgleichszeit
   Abtötungszeit
   Sicherheitszuschlag (s. Dampfsterilisation).
– *Die Abkühlzeit* ist die Zeitspanne vom Abschalten der Energiezufuhr nach abgeschlossener Sterilisationszeit bis zum Erreichen einer Temperatur von ca. 60–80 °C am Thermometer. Im Heißluftverfahren können Instrumente, Glas, Puder, Öle und Fette, nicht aber Gummi, Kunststoffe oder Wäsche sterilisiert werden.

Die Funktionskontrolle erfolgt durch Bioindikatoren.

1.7.3 Strahlensterilisation

Die Strahlensterilisation mit ionisierenden Strahlen (Beta- und Gammastrahlen) wird in der Industrie für endverpackte Einwegartikel, Nahtmaterial und Implantate angewendet.

1.7.4 Gassterilisation mit Äthylenoxid (ÄO)

Sie ist für alle thermolabilen Materialien und Instrumente geeignet. Die hohe Toxizität und die Explosionsgefahr des ÄO erfordern strenge Vorsichtsmaßnahmen. Um beim Patienten toxische Schädigungen zu vermeiden, dürfen die mit ÄO aufbereiteten Materialien und Instrumente erst nach einer bestimmten Abdunstungszeit in speziellen Entlüftungsschränken verwendet werden.

Die Funktionskontrolle wird mit Bio- und Chemoindikatoren neben der Registrierung von Temperatur, Druck und Luftfeuchtigkeit durchgeführt.

1.7.5 Kaltsterilisation

Die Kaltsterilisation, das Einlegen von thermolabilen Materialien und Instrumenten in Lösungen, zählt zu den chemischen Verfahren der Sterilisation. Diese Art der Aufbereitung sollte der Desinfektion zugeordnet bleiben.

Bei den einzelnen Lösungen ist die Beachtung der Gebrauchsanweisung (Konzentration, Temperatur, Einwirkungszeit) einzuhalten.

Die aldehydhaltigen Desinfektionsmittel sind die am meisten verwendeten Lösungen, einige von ihnen sind unter gegebenen Voraussetzungen gegen alle Keime einschließlich Viren und Sporen wirksam.

Besondere Risikofaktoren in der Aufbereitung sind die unzulängliche Reinigung und die Rekontamination beim Abspülen und Verpacken der Instrumente.

1.8 Aufbereitung und Pflege der Instrumente

Die sachgerechte Aufbereitung der Instrumente wird in der Zentralsterilisation oder direkt im Operationstrakt vorgenommen.

Sie umfaßt alle Arbeitsgänge, um benutztes Instrumentarium wieder in einen hygienisch einwandfreien und aseptischen Zustand zu bringen. *Die optimalen Arbeitsgänge sind:*

Desinfizieren, Reinigen, Pflegen, Sterilisieren.

1.8.1 Desinfektion der Instrumente

Die benutzten Instrumente sind nach allen aseptischen oder septischen Operationen durch Mikroorganismen kontaminiert, d. h. alle mit Gewebe, Sekreten oder Blut des Patienten verunreinigten Gegenstände sind als potentielle Keimträger anzusehen.

Nur durch konsequentes Verhalten und sorgfältige Hygiene unter Beachtung der bestehenden Vorschriften aller im Operationstrakt arbeitenden Personen ist dem Risiko einer Kreuzinfektion vorzubeugen. Auch Einrichtungsgegenstände können zur Infektionsquelle für Patienten und Personal werden, weil Instrumente und sonstige kontaminierte Materialien gedankenlos darauf abgelegt werden.

Deshalb ist es wichtig, für den Abfall den Abfalleimer, für die Instrumente die vorbereiteten Instrumentensiebe, für die anfallenden Präparate die Präparateschalen, für die Bauchtücher das spezielle Gestell mit Auffangwanne, für die Operationswäsche die Wäschesäcke usw. zu benutzen.

Die Desinfektion der Instrumente soll das aufbereitende Personal vor Infektionen schützen. Sie beginnt am Ende der Operation. Die Instrumente werden geöffnet oder in ihre Einzelteile zerlegt in einen Entsorgungscontainer oder eine Wanne mit Lösung eingelegt, nicht hineingeworfen.

Einwirkungszeit und Konzentration der Lösung müssen beachtet werden.

1.8.2 Reinigung der Instrumente

Die *manuelle Reinigung* ist auch heute noch bei einigen Instrumenten erforderlich. Hier erleichtern reinigungsaktive Desinfektionsmittel durch Anlösen der Verschmutzung das Säubern mit der Bürste. Die Instrumente werden anschließend unter fließendem Wasser abgespült. Während der gesamten Arbeitsgänge sind Handschuhe zu tragen.

Die *maschinelle Reinigung* ist für den Großteil der Instrumente geeignet. Die Reinigung in der Waschmaschine entbindet nicht von der vorherigen Desinfektion der Instrumente. Die Waschsiebe mit den Instrumenten werden aus dem Entsorgungscontainer oder der Wanne mit Desinfektionslösung entnommen und in die Waschmaschine gestellt.

Eine einwandfreie Reinigung wird durch großflächige Instrumente oder Schalen, die Spülschatten erzeugen, verhindert. Daher sollten diese Gegenstände manuell oder in einem separaten Waschgang gereinigt werden. Die Wassertemperatur darf bei der Reinigungsphase 45 °C nicht überschreiten, um die Koagulation von Eiweißstoffen zu vermeiden.

1.8.3 Instrumentenreinigung im Ultraschallgerät

Sie ermöglicht eine Reinigung der Instrumente auch in kleinsten Zwischenräumen. Die Wirkung des Ultraschallgerätes liegt in der Erzeugung von Mikrobläschen durch die Schallwellen. Die Bläschen fallen zusammen und lösen im Moment der Implosion an diesen Stellen ein Vakuum aus. So wird die Verschmutzung aus den Zwischenräumen weggesprengt und herausbefördert.

Großflächige Instrumente erzeugen Schallschatten, sie sollten daher gesondert in das Ultraschallgerät eingebracht werden. Die Reinigungslösung im Ultraschallgerät muß mit jedem Arbeitsgang erneuert werden, da eine verunreinigte Lösung das Reinigungsergebnis beeinträchtigt. Alle im Ultraschall gereinigten Instrumente müssen im Anschluß daran gründlich gespült werden.

Für Maschinen, Ultraschallgeräte und Instrumentarien ist entmineralisiertes Wasser am besten geeignet.

1.8.4 Pflege der Instrumente

Die Instrumente *müssen* gepflegt werden! Nasse Instrumente sind, wenn sie lange liegen, der Korrosion ausgesetzt. Sie können von Hand mit einem weichen Lappen abgerieben und in der Waschmaschine im Nachtrockenprogramm oder in speziellen Trocknungsapparaten für Instrumente getrocknet werden. Zur Pflege der Instrumente gehört im Anschluß an jede Reinigung das Einlegen in Instrumentenmilch oder das Einsprühen mit einem speziellen Instrumentenspray. – Waschmaschinen haben eigene Pflegeprogramme.

1.9 Verpackungsmethoden und Materialien zur Sterilisation des Instrumentariums und der im Operationstrakt verwendeten Textilien

Die Bestimmung, welches Verpackungsmaterial für den Operationstrakt gewählt wird, ist von der Wirtschaftlichkeit der einzelnen zur Verfügung stehenden Materialien abhängig. Sie sollten jedoch *immer* den aseptischen Anforderungen gerecht werden.

Für jeden operativen Eingriff sollten die Instrumentensets und die Container mit Operationstextilien oder Wäschepaketen so bestückt sein, daß sie nur für die jeweilige Operation ausreichend sind.

Gebräuchlichste Verpackungsmaterialien
Tücher bestehen aus kräftigem, dichtem Baumwollgewebe. Sie sind als Verpackungsmaterial nur bedingt zu akzeptieren und können für alle anderen zur Verfügung stehenden Verpackungen (Container, Papier) als innere Lage verwendet werden. Eine reine textile Verpackung ist für den Transport oder die Lagerung des Sterilgutes abzulehnen.

Spezialpapier ist wasserabstoßend, reißfest und bakterienundurchlässig; durch die durch Sterilisation verschlossenen Poren ist keine Luftzirkulation mehr möglich.

Das Durchdringen von Dampf, Hitze und Gas muß je nach Sterilisationsmethode gewährleistet sein. Das Papier muß die ganzen Arbeitsgänge von der Verpackung der Materialien über die Sterilisation zur Lagerung bis zum Gebrauch ohne Schaden überstehen. In Papier können Instrumentensiebe, kleine Sets und alle Textilien eingepackt werden. Die innere Verpackung kann ein Tuch sein, anschließend eine zweilagige Papierverpackung, einmal mit einem glatten Papier, und die äußere Papierhülle mit dem strapazierfähigeren Kreppapier.

Sie werden durch Falten und Verkleben mit Klebeband verschlossen und mit einem Indikatorstreifen versehen.

Die *Papiertüten,* aus Spezialpapier und Klarsichtfolie kombiniert, sind nach dem Verschluß mit Klebeband oder durch Verschweißen durch die Peel-open-Methode zu öffnen. Diese Verpackung ist für einzelne Spezialinstrumente oder Zubehör besonders geeignet. Diese Tüten werden in verschiedenen Größen angeboten.

Die kombinierte *Papierklarsichtfolie in Schlauchform* vom laufenden Meter ermöglicht die eigene Größenbestimmung der Verpackungstüte. Sie muß oben und unten durch eine Schweißnaht (zumindest aber eine Seite) verschlossen werden, um so das Öffnen durch die Peel-open-Methode zu ermöglichen. Beide oben genannten Verpackungsmaterialien müssen den Anforderungen des Spezialpapiers entsprechen. Die Tüten und Schlauchfolien besitzen auf der Papierseite Farbindikatoren, die sich während der Sterilisation verfärben. Die Klarsichtfolie ermöglicht ein schnelles Erkennen und erspart so die Kennzeichnung des Inhaltes.

Sinnvoll ist die doppelte Verpackung. Scharfe und spitze Gegenstände müssen durch einen Schutz versehen werden (z. B. die Redonspießspitze mit einem Stückchen Schlauch). Wichtig ist, daß alle Tüten zur Kontrolle mit dem Sterilisationsdatum oder durch spezielle farbige Klebebänder versehen werden.

Das *Containersystem* ist als Verpackung für alle im Operationstrakt verwendeten Materialien geeignet. Es bietet eine sterile Langzeitlagerung, schützt das Sterilgut vor Kontamination und gewährleistet einen sicheren Transport. Je nach Containerausführung können die Container eine doppelte Perforation (Deckel und Boden) oder nur eine einfache Deckelperforation mit Bakterienfiltern haben. Die Bakterienfilter müssen nach bestimmten Einsatzzeiten ausgewechselt werden. Die Container können als Verpackungseinheit für alle Operationstextilien (z. B. Operationsmäntel, Abdecktücher) verwendet werden und speziell für den Bedarf der für die Operation notwendigen Bauchtücher, Kugeltupfer, Präpariertupfer, Mullplatten usw. gepackt werden. Die Instrumente werden für die einzelnen Operationen in Siebeinsätze gepackt und in ein Tuch eingeschlagen. Dieses Tuch wird beim Einsatz der Instrumente nach außen geschlagen. Ein zusätzliches Tuch wird um den Container geführt und mit Spezialklammern befestigt. Genormte Containertransportwagen erleichtern die Handhabung. Die Container gibt es in quadratischer, rechteckiger, hoher und niederer Ausführung. Sie können einen abnehmbaren Deckel oder ein Deckelscharnier und einen Aufhänger für Wandgestelle zum selbsttätigen Öffnen durch einen Fußraster haben. In die Entsorgungscontainer (sie besitzen keine Perforate) werden die kontaminierten Instrumente eingelegt.

Jeder Container muß vor der Sterilisation
- mit der Angabe über den Inhalt (durch beschriftete Metallplättchen oder Klebeband) gekennzeichnet sein,
- mit aufgeklebtem Indikatorband für den Nachweis der Sterilisation versehen sein,
- mit dem Sterilisationsdatum und dem Namen des Packers (besonders bei Instrumentensieben) versehen sein.

Das Sterilgut soll in staubfreien, trockenen und geschlossenen Schränken gelagert werden. Die Lagerungszeit der einzelnen Verpackungen darf nicht überschritten und muß kontrolliert werden. Es muß beim Verräumen darauf geachtet werden, daß hinzukommendes Sterilgut nach hinten oder unten gelagert und so das „Ältere" zuerst verbraucht wird. Dies gilt auch für alle anderen sterilen Materialien (z. B. Naht, Spritzen, Redondrainagen usw.) im Operationstrakt.

Einsatz
Der Einsatz der steril verpackten Materialien beginnt mit:
- der Kontrolle der Verpackung,
- das Sterilgut darf nicht überlagert sein,
- es muß mit einem gültigen Indikatorstreifen versehen sein,
- die Tüten dürfen keine Löcher aufweisen,
- die Schweißnaht oder das Klebeband muß einen vollständigen Verschluß der Tüte aufzeigen,
- der Tüteninhalt muß trocken sein, er darf kein Kondensat haben,
- dies gilt auch für alle Materialien, die in Container und Papierpakete gepackt sind.

1.10 Chirurgisches Instrumentarium

Die Instrumente werden nach ihrem Hauptverwendungszweck eingeteilt. Jedes Instrument hat seinen bestimmten Einsatz im Operationsverlauf.
Die einzelnen Gewebeschichten werden mit *schneidenden Instrumenten* durchtrennt.
Um den Schnitt in vorgesehener Weise ausführen zu können, muß das zu durchtrennende Gewebe mit *Instrumenten hin- bzw. festgehalten* werden.
Die Übersicht und den Zugang in die Tiefe des Operationsgebietes ermöglichen die *weghaltenden Instrumente.*
Die *Instrumente zur Blutstillung* haben sich aus den verschiedenen Möglichkeiten der Blutstillung entwickelt.
Das Grundinstrumentarium wird in jeder Fachdisziplin durch eine große Anzahl von Spezialinstrumenten ergänzt.

1.10.1 Schneidende Instrumente

Skalpelle (Messer)
Je nach Ausführung von Griff und Klinge unterscheidet man:
- Skalpellgriffe mit Bajonettverschluß und auswechselbarer Klinge mit verschiedenen Klingenformen (spitz, bauchig) und Größen,
- Einmalskalpelle,
- *Amputationsmesser nach Liston* mit feststehender, langer Klinge für Oberschenkelamputationen,
- *Zwischenknochenmesser nach Catlin* mit zweischneidiger Klinge für Unterschenkel- und Unterarmamputationen,
- *Lappenmesser nach Langenbeck* mit kurzer Klinge, z. B. für Mammareduktionsplastiken.

Scheren
Die Scheren unterscheidet man an den Branchen und an den Griffen. Die Branchen können abgewinkelt, gerade, gebogen, stumpf, spitz oder geknöpft sein.
Die *Scheren nach Metzenbaum* sind Präparierscheren in verschiedenen Größen. Die Griffe sind länger als die Branchen, die leicht nach vorn gebogen sind.
Die *Schere nach Mayo-Lexer* ist eine kurze, kräftige Präparierschere für z. B. Eröffnen der Faszien, Narbengewebe usw.
Die *Schere nach Cooper* ist eine grobe Schere mit stumpf-spitzen oder stumpf-stumpfen Branchen.
Mit der geraden *Schere nach Toennis* werden Magen oder Darm eröffnet oder durchtrennt.
Die *Schere nach Potts* ist eine feine, spitzspitze, in den Branchen abgewinkelte Schere. Mit ihr kann z. B. das Lumen der Gefäße und des Choledochus erweitert werden.
Weitere Scheren für besondere Zwecke sind unter anderem die *Kapsel-, Verbands- und Gipsscheren.*

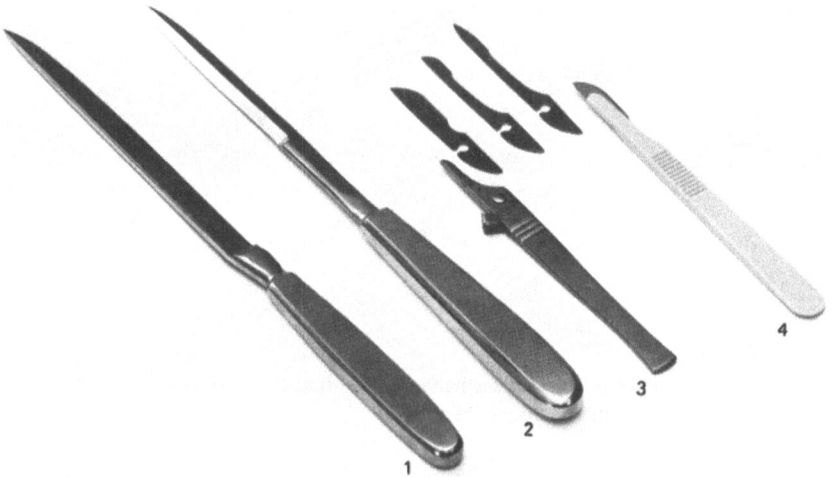

Abb. 1.3. Schneidende Instrumente. Skalpelle (Messer). **1** Amputationsmesser nach Liston (Oberschenkel), **2** Zwischenknochenmesser nach Catlin (Unterschenkel und Unterarm), **3** Skalpellgriff mit Bajonettverschluß mit verschiedenen Klingen, **4** Einmalskalpell

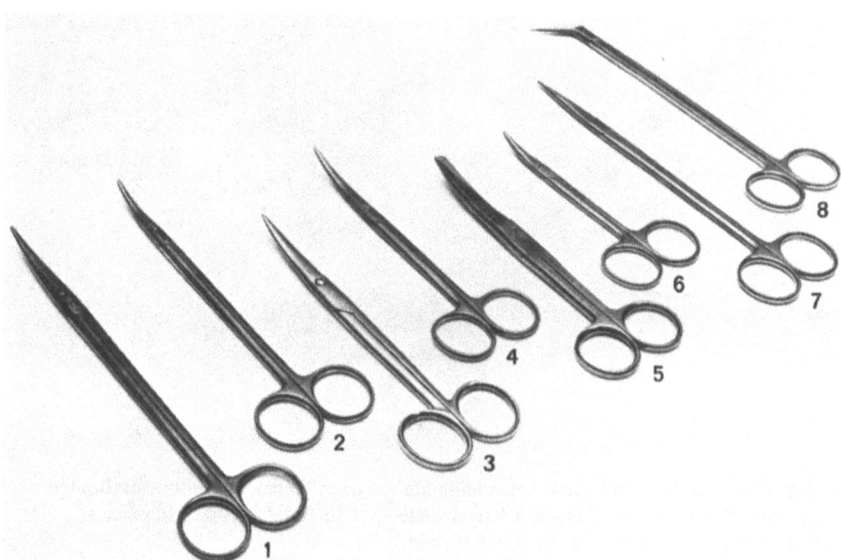

Abb. 1.4. Schneidende Instrumente. Scheren. **1, 2, 4, 6** Scheren nach Metzenbaum, **3** Schere nach Mayo-Lexer, **5** Schere nach Cooper, **7** gerade Schere nach Toennis, **8** abgewinkelte Schere nach Potts

1.10.2 Gewebehinhaltende Instrumente – gewebefesthaltende Instrumente

Die Grundformen der oben genannten Instrumente sind Pinzetten und Klemmen.

Pinzetten

Pinzetten sind Greifinstrumente ohne Arretierung. Sie öffnen sich durch ihre Federkraft von selbst. Sie werden zwischen Daumen und Zeigefinger gefaßt und durch Druck geschlossen. Alle Pinzetten gibt es in verschiedenen Ausführungen, je nach Ope-

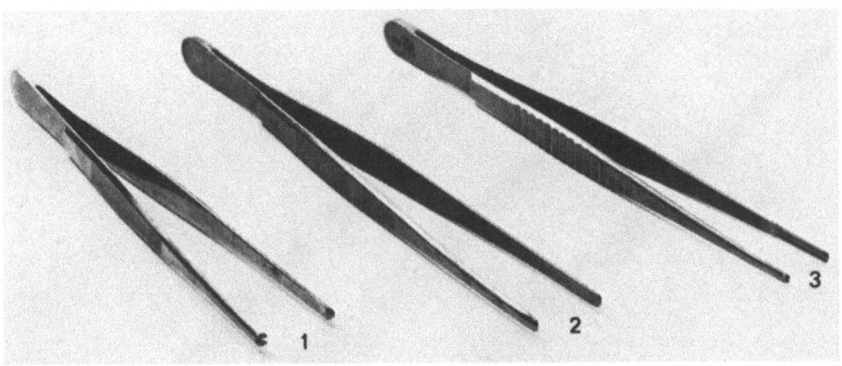

Abb. 1.5. Gewebeinhaltende-gewebefesthaltende Instrumente. Pinzetten. **1** Chirurgische Pinzette, **2** anatomische Pinzette, **3** atraumatische Pinzette

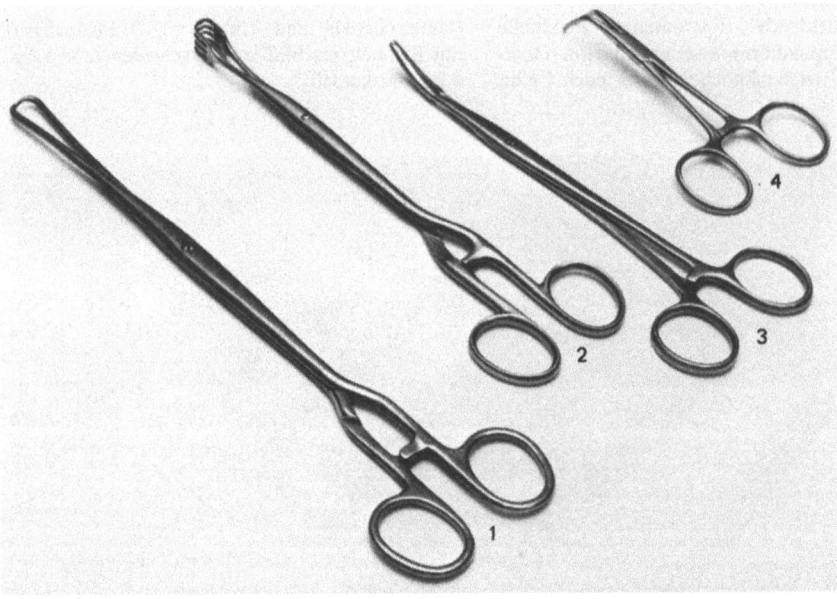

Abb. 1.6. Gewebeinhaltende-gewebefesthaltende Instrumente. Klemmen und Zangen. **1** Kugelzange (Uterusfaßzange), **2** Organ- und Gewebefaßzange nach Cerny, **3** Peritonealfaßzange nach Mikulicz, **4** Tuchklemme nach Backhaus

ration und Tiefe des Operationsgebietes (grob-fein, kurz-lang).

Anatomische Pinzetten haben an den Innenseiten der Faßenden eine Querriffelung.

Chirurgische Pinzetten haben an ihren Faßenden ein kleines Zähnchen, das in das V-förmige Widerlager der Gegenseite greift.

Atraumatische Pinzetten haben an ihren freien Enden auf kurzer Strecke feine Riffelungen, die V-förmig den Rinnen der Gegenseite angepaßt sind.

Klemmen
Die Klemmen (Zangen) ermöglichen durch eine Arretierung an den Griffen das feste Fassen und Fixieren von Gewebe.

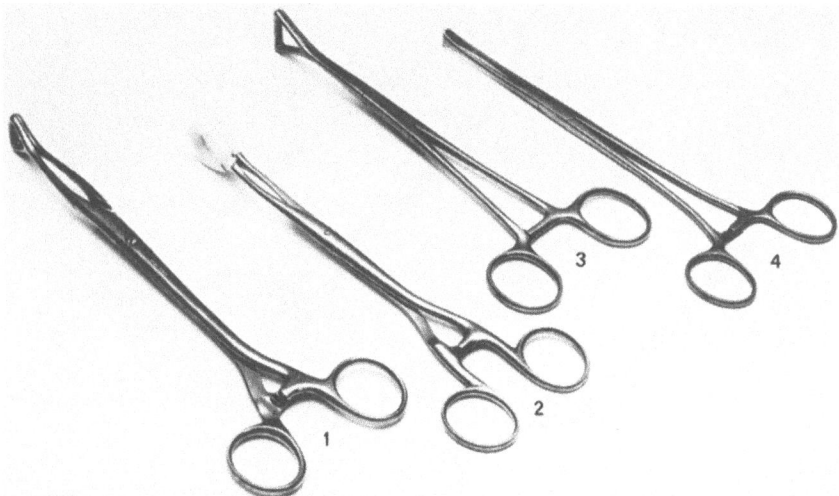

Abb. 1.7. Gewebehinhaltende-gewebebefesthaltende Instrumente. Klemmen und Zangen. **1** Gallenblasenfaßzange, **2** Magenfaßzange, **3** Balkenklemme nach Duval (Lungenfaßzange), **4** Klemme nach Allis

Die Branchen sind für die verschiedenen Zwecke in den unterschiedlichsten Ausführungen je nach Gewebe und Organ geformt.

Die Organ- und Gewebefaßzange nach Czerny (Tumorfaßzange) hat an beiden Branchenenden 3–5 Zinken, die ineinandergreifen.

Die Peritonealklemmen nach Mikulicz sind leicht gebogene, mit kurzen Branchen versehene Klemmen. Ihre Verzahnung gleicht der der chirurgischen Pinzette. Es sind Spezialklemmen zum Fassen und Auseinanderhalten des Peritoneums.

Die Tuchklemmen nach Backhaus sind kleine Klemmen, deren Branchen bogenförmig geformt sind und deren Enden spitzspitz aufeinander zulaufen. Sie dienen der Befestigung der Operationstücher.

Die Klemme nach Kocher ist eine gerade oder leicht gebogene Klemme verschiedener Länge, deren Branchenende ähnlich einer chirurgischen Pinzette geformt ist. Sie findet Anwendung z. B. in der Hernienchirurgie.

Die Gallenblasenfaßzange nach Luer hat löffelartig geformte Branchen und dient zur Fixierung und zum Fassen der Gallenblase.

Bei der Magenfaßzange sind die Branchen wie bei der Gallenblasenfaßzange löffelartig geformt. Sie wird mit Textil bezogen, um eine stärkere Gewebetraumatisierung zu verhindern.

Die Lungenfaßzangen nach Duval-Collin sind gefensterte Dreiecksklemmen, die an der oberen Kante feinste Zähnchen besitzen.

Die Allis-Klemme ist eine Gewebefaßzange, die an ihren Branchen eine feine Verzahnung mit Widerlager zur Gegenseite aufweist.

Die weichen Darmklemmen nach Doyen gibt es in gerader und leicht gebogener Ausführung, sie sind weich, federnd und wenig traumatisierend.

Die Darmklemmen nach Nussbaum haben im Gegensatz zu der Doyen-Klemme an ihrem freien Ende ein Schloß, um das Abgleiten der Klemme zu verhindern.

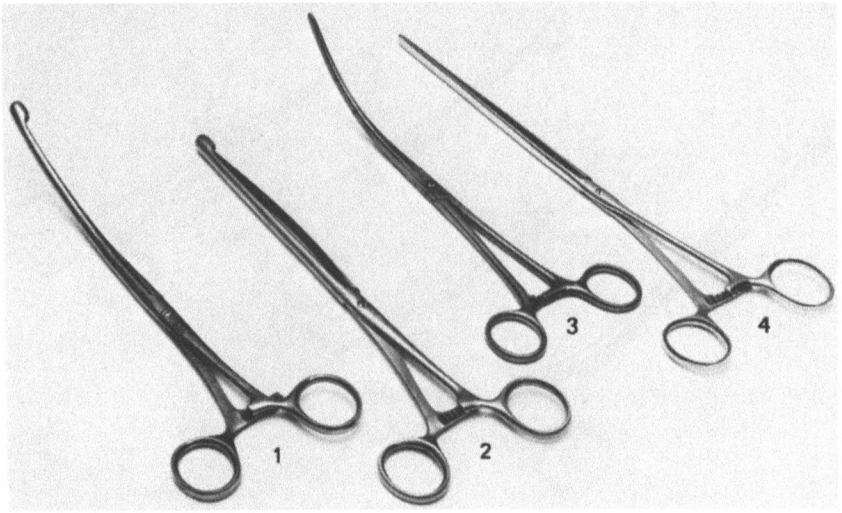

Abb. 1.8. Gewebehinhaltende-gewebefesthaltende Instrumente. Klemmen und Zangen. **1, 2** Darmklemmen nach Nußbaum, gebogen und gerade, **3, 4** weiche Darmklemmen nach Doyen, gebogen und gerade

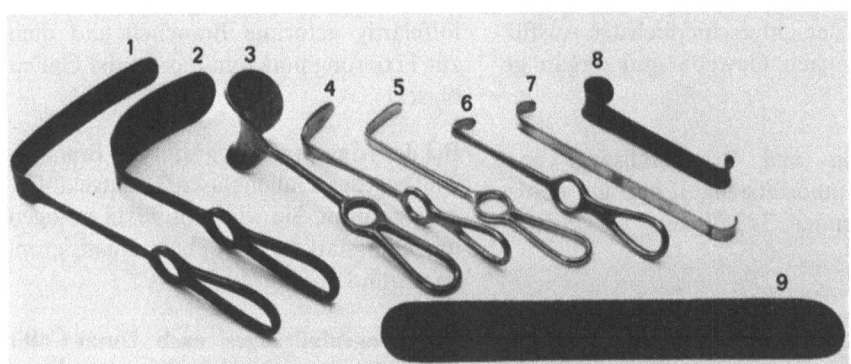

Abb. 1.9. Weghaltende Instrumente. Wundhaken. **1** Wundhaken nach Simon (Blasenhaken), **2** Wundhaken nach Cerny (Leberhaken), **3** Wundhaken nach Fritsch, **4, 5, 6** Wundhaken nach Langenbeck, **7** Venenhaken, **8** Wundhaken nach Roux, **9** Wundspatel nach Garrè

1.10.3 Weghaltende Instrumente

Weghaltende Instrumente sind Wundhaken und Wundspreizer. Sie haben die Aufgabe, eine gute Übersicht im Operationsgebiet zu ermöglichen.

Wundhaken
Die Wundhaken nach Simon (Blasenhaken) sind Haken mit L-förmig abgewinkelter, schmaler Klinge, die je nach Tiefe des Operationsgebietes in verschiedenen Längen verwendet werden (Sigma-, Unterbauch-, Thoraxoperationen).

Die Wundhaken nach Czerny (Leberhaken) gleichen in ihrer Ausführung den Wundhaken nach Simon, haben jedoch breitere Klingen. Sie finden ihre Anwendung in der gesamten Abdominalchirurgie.

Die Wundhaken nach Langenbeck sind L-förmig gebogene Haken in verschiedenen Größen, die individuell eingesetzt werden

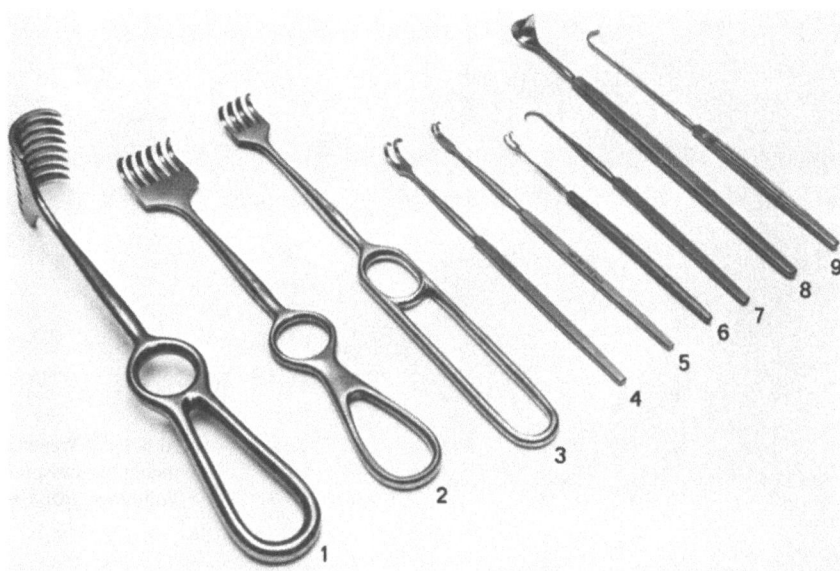

Abb. 1.10. Weghaltende Instrumente. Wundhaken. **1** Tiefer Wundhaken nach Körte, **2** Sechszinkerhaken nach Volkmann, **3** Vierzinkerhaken nach Volkmann, **4** Zweizinkerhaken, stumpf, **5** Zweizinkerhaken, scharf, **6** Zweizinkerhäkchen, **7** Wund- und Trachealhäkchen nach Bergmann, scharf, **8** Wundhäkchen nach Cushing, **9** Nervenhäkchen

können (z. B. Hernienoperation, Strumaoperation).

Die Venenhaken sind Wundhaken, die an beiden Enden rund gebogene Klingen haben.

Der Wundhaken nach Fritsch ist in den Valven sattelförmig gebogen und dient dem Auseinanderhalten der Bauchdecken.

Die Wundhaken nach Roux sind an beiden Enden sattelförmig geformt und finden universelle Verwendung.

Der Wundspatel nach Garrè ist aus biegsamem Metall hergestellt und kann somit nach Bedarf geformt werden.

Die scharfen Wundhaken finden ihre Verwendung im Zurückhalten von derbem und kräftigem Gewebe sowie des subkutanen Fettgewebes. Die Hakenenden sind mit 2 oder mehreren Zinken versehen, die spitz oder stumpf sein können.

Wundspreizer

Die Wundspreizer nach Weitlaner, groß oder klein, ermöglichen durch die Arretierung an den Griffen eine selbständig haltende Wundspreizung. Sie werden in kleinen, nicht zu tiefen Operationsgebieten eingesetzt.

Der Wundspreizer nach Finochietto-Geissendörfer kann sowohl bei abdominellen als auch bei thorakalen Operationen eingesetzt werden. Verschiedene auswechselbare Valven ermöglichen diesen Einsatz.
Die selbsthaltende Wundspreizung kann durch Aufdrehen der Zahnradschiene stufenlos eingestellt werden.

Der Rahmen nach Kirschner besteht aus einem rechteckigen oder quadratischen Metallrahmen und 4 Valven, die an ihrer Unterseite mehrere Widerhaken besitzen.
Durch das Einsetzen der Valven in die Wunde und das Einhaken der Widerhaken in den Rahmen kann die Operationswunde

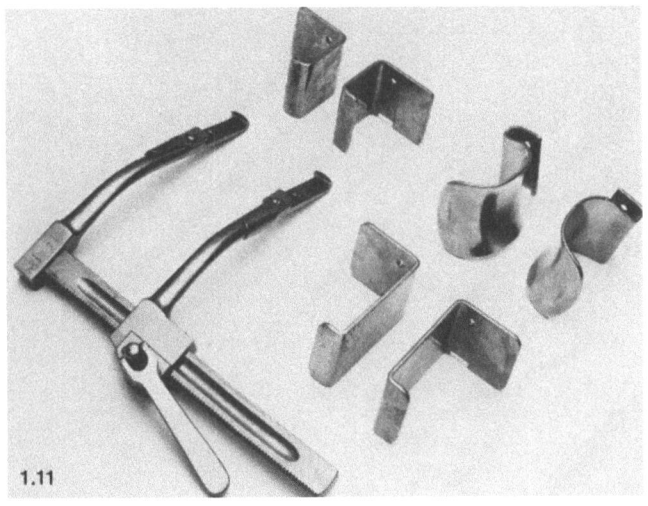

1.11

Abb. 1.11. Weghaltende Instrumente. Wundspreizer nach Weitlaner, groß und klein

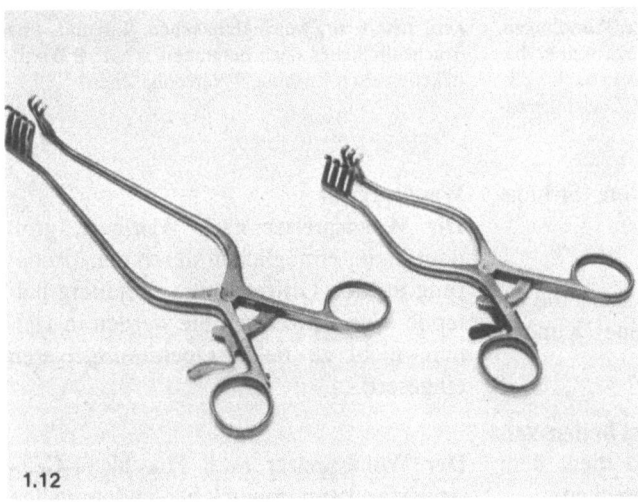

1.12

Abb. 1.12. Weghaltende Instrumente. Wundspreizer nach Finochietto-Geißendörfer

gespreizt und die gewünschte Übersicht erreicht werden.

Der Wundhaken nach Rochard ist ein abdominaler Wundhaken, der bei Operationen, die eine gute Übersicht im Oberbauch erfordern, eingesetzt wird (z. B. Gastrektomie). Seine Valve ist sattelförmig gebildet und wird mit einem Zwischenstück am Bügel eingehängt.

1.10.4 Instrumente zur Blutstillung

Wir unterscheiden zwischen der *indirekten Blutstillung,* bei der durch bestimmte Maßnahmen vor der Operation eine Zirkulationsunterbrechung des Blutkreislaufes an den Extremitäten erreicht wird, und der *direkten Blutstillung* während der Operation durch Ligaturen oder Koagulation.

Indirekte Blutstillung
Die indirekte Blutstillung durch pneumatische Kompression läßt sich nur an den Extremitäten durchführen.

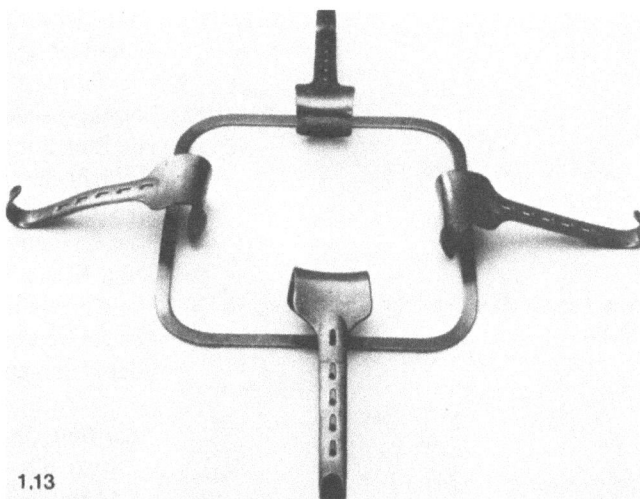

Abb. 1.13. Weghaltende Instrumente. Rahmen nach Kirschner

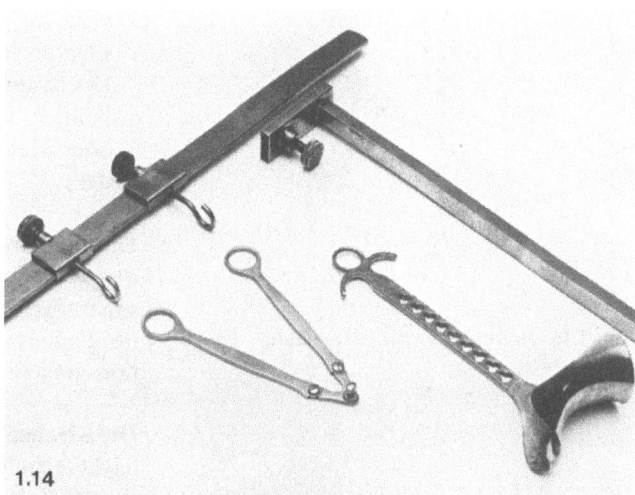

Abb. 1.14. Weghaltende Instrumente. Wundhaken nach Rochard mit Bügel und Zwischenstück

Zur *Blutsperre* wird eine aufblasbare Manschette an die zur Operation vorgesehene Extremität angelegt.

Das Einlassen der Druckluft in die Manschette erfolgt erst kurz vor der Operation, nachdem die jeweilige Extremität einige Minuten hochgehalten und mit den Händen von der Peripherie her ausgestreift wurde.

Der Luftdruck wird am angeschlossenen Manometer in mm Hg angezeigt und kontrolliert.

Zur Erzielung der *Blutleere* wird die Extremität vor Einlassen der Druckluft zusätzlich mit einer Esmarch-Binde von der Peripherie her ausgewickelt.

Beim Erwachsenen wird mit Hilfe des Reduzierventils in der Manschette des Armes ein Luftdruck von 300 mm Hg nicht länger als 110 min, am Bein 600 mm Hg nicht länger als 110 min eingestellt und gehalten.

Der Abschnürschlauch mit Kette und Haken nach Esmarch wird seiner Funktion gemäß bei der notfallmäßigen Abbindung einer Blutung am Arm oder Bein nach Amputationen oder schweren Verletzungen eingesetzt.

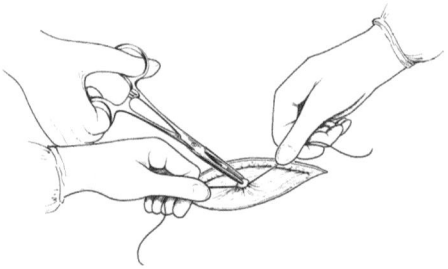

Abb. 1.15. Instrumente zur Blutstillung. Gefäßligatur

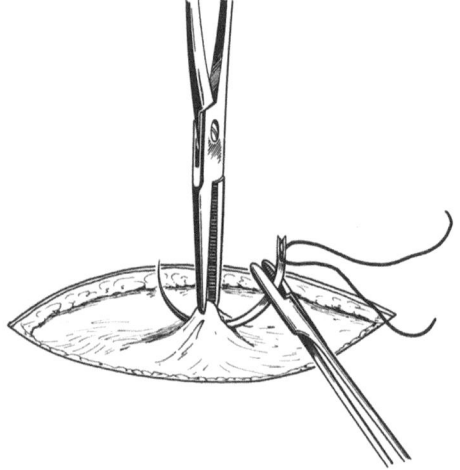

Abb. 1.16. Instrumente zur Blutstillung. Durchstichligatur

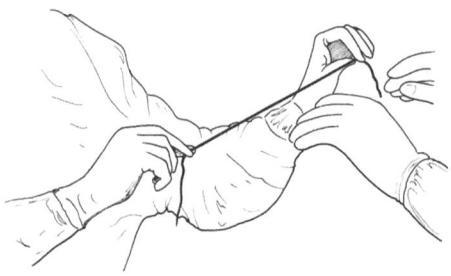

Abb. 1.17. Instrumente zur Blutstillung. Anreichen der Ligatur mit dem freien Faden

Direkte Blutstillung
Die direkte Blutstillung ist die Blutstillung im Operationsgebiet während der Operation.
Instrumente zur Blutstillung gehören zum Grundinstrumentarium einer jeden Opera-

tion. Wir kennen eine *nachgehende* und eine *vorbeugende Blutstillung*.

Nachgehende Blutstillung Die nachgehende Blutstillung ist notwendig, wenn mit der schichtweisen Durchtrennung des Gewebes Blutgefäße durchtrennt werden und in das Operationsgebiet bluten.
Mit Klemmen wird das blutende Gefäß beiderseits der Schnittstellen abgeklemmt. Dazu werden Pean-, Overholt- oder Arterienklemmen verwendet.

Zur Blutstillung
– wird das hinter der Klemme liegende Gefäß ligiert,
– werden größere Gefäße mit einer Durchstichligatur versorgt,
– wird bei großlumigen Gefäßen eine Ligatur gelegt und zusätzlich mit einer Durchstichligatur verschlossen,
– können kleinere Gefäße, mit Pinzette oder Klemme gefaßt und koaguliert werden.

Die Ligaturen können mit dem freien Faden oder in einer Klemmenspitze eingespannt gereicht werden. Das Einspannen des Fadens ist für alle tiefliegenden Operationsgebiete notwendig.

Die Klemme nach Pean ist eine gerade oder leicht gebogene Klemme, die an beiden Branchen eine Querriffelung aufweist, die der anatomischen Pinzette entspricht. Sie wird bei der Präparation oder bei der Unterbindung von Gefäßen verwendet.

Die Klemme nach Overholt ist eine Präparier- und Ligaturklemme, deren Branchen (fast im rechten Winkel) gebogen sind.

Die Arterienklemme nach Heiss (halbgebogen) ist der Klemme nach Pean ähnlich. Wegen ihrer längeren Griffe wird sie als Präparier- und Ligaturklemme in tieferen Operationsgebieten verwendet.

Die Peripheralklemmen nach DeBakey sind atraumatische Gefäßklemmen, die S-

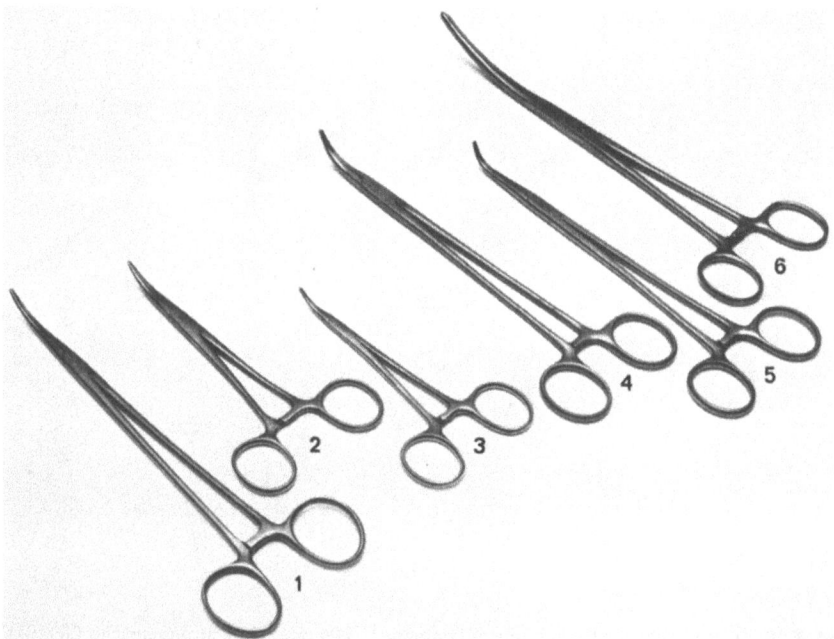

Abb. 1.18. Instrumente zur Blutstillung. Klemmen. 1 Arterienklemme nach Heiss (halbgebogen), 2 Arterienklemmen nach Pean (leicht gebogen), 3 Baby-Pean-Klemme, klein, gebogen, 4 Klemme nach Overholt, 5 Klemme nach Overholt-Geißendörfer, 6 Klemme nach Pean (24 cm)

förmig (Profundaklemme) oder in einem Winkel (120°) gebogen sein können. Durch diese Form ist das Einsetzen im Operationsgebiet ohne Einengung des Gesichtsfeldes möglich.

Die Klemme nach Satinsky ist ebenfalls eine atraumatische Gefäßklemme, deren Branchen 2mal abgewinkelt sind. Dadurch kann die Klemme so angesetzt werden, ohne das Lumen eines größeren Gefäßes oder Hohlorgans vollständig zu verschließen. Bei vollständigem Lumenverschluß verhindert die zweite Abwinkelung das Herausgleiten des Gefäßes oder des Hohlorgans.

Die Bulldoggklemme nach DeBakey (atraumatische Riffelung) oder nach John-Hopkins (quere Riffelung) sind kurze Gefäßklemmen ohne Griff, deren Branchen federnd schließen und durch Zusammendrücken geöffnet werden.

Vorbeugende Blutstillung. Größere Blutgefäße lassen sich mit der Freilegung des Operationsgebietes darstellen. Das Gefäß wird nach distal und proximal ligiert und mit dem Skalpell oder der Schere durchtrennt.

Spezielle Instrumente ermöglichen verschiedene Techniken der Ligatur:
- Das Gefäß wird mit der *Führungshohlsonde* unterfahren. Die *Unterbindungsnadel nach Dechamps* mit Faden wird in der Rille der Führungshohlsonde um das Gefäß herumgeführt. Die Unterbindungsnadel wird von außen nach innen eingefädelt. Der Operateur faßt mit der Pinzette das kurze Fadenende, nimmt mit dem Zurückziehen der Nadel das längere Fadenende auf und setzt den Knoten. Die zweite Unterbindung wird analog der ersten gelegt. Nach dem Knoten wird das Gefäß zwischen den Ligaturen in der Rille der Führungshohlsonde mit dem Skalpell oder der Schere durchtrennt.

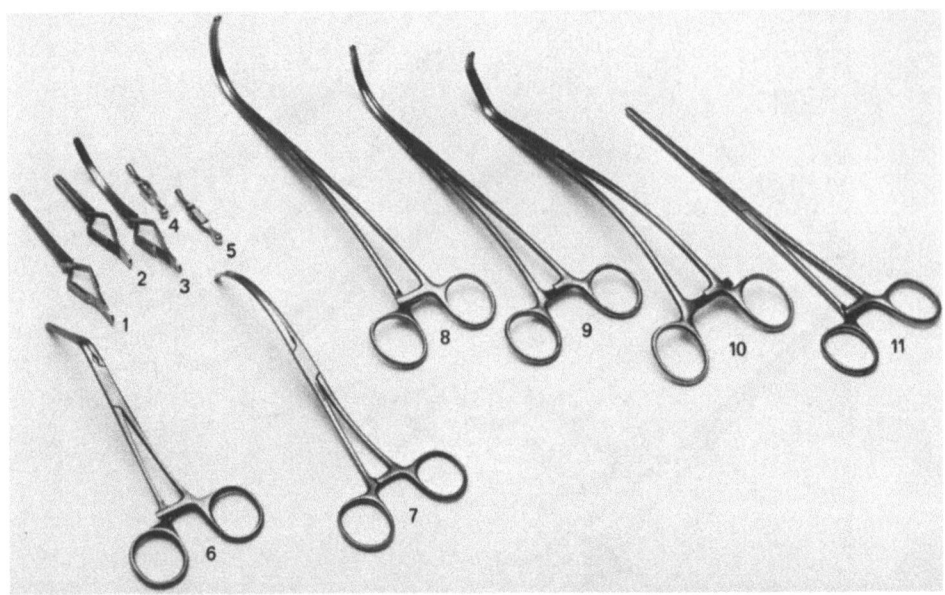

Abb. 1.19. Instrumente zur Blutstillung. Klemmen. **1, 2, 3** Atraumatische Bulldoggklemmen nach De-Bakey, **4, 5** Bulldoggklemmen nach Johns-Hopkins, **6, 7** atraumatische Peripheralklemmen nach DeBakey (120°-abgewinkelte Klemme, Profundaklemme), **8, 9** atraumatische Gefäßklemmen nach DeBakey, **10** atraumatische Gefäßklemme nach Satinsky, **11** atraumatische Gefäßklemme nach DeBakey, gerade

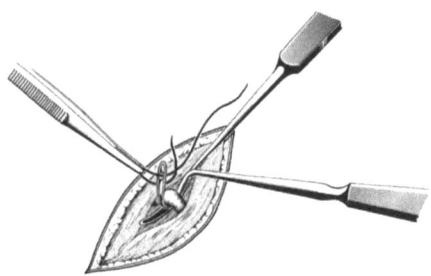

Abb. 1.20. Instrumente zur Blutstillung. Gefäßligatur mit Führungshohlsonde und Unterbindungsnadel nach Dechamps

– Das dargestellte Gefäß wird mit einer *Klemme nach Overholt-Geissendörfer* unterfahren, der Faden für die Ligatur mit einer Pinzette in die geöffneten Branchen der Klemme angereicht, unter dem Gefäß durchgezogen und geknotet. Der zweite Faden wird analog dem ersten Faden in geringem Abstand gelegt und geknotet. Das Gefäß wird anschließend zwischen den Ligaturen mit der Schere durchtrennt.

– Die zweite Ligatur kann auch gleich in die Klemme gerade oder mit kleiner Schleife eingespannt angereicht werden.

– Das freipräparierte Gefäß wird nach distal und proximal mit einer *Klemme nach Pean* gefaßt, mit der Schere durchtrennt und mit einer Ligatur oder Durchstichligatur unterbunden.

Die *Hemo-Clip-Zange nach Samuels* mit Clip findet ihre Verwendung in der Blutstillung, in der Abklemmung und Gewebedurchtrennung bei fast allen Operationsverfahren. Die Clips können auch zur Markierung von Entnahme- oder Transplantationsstellen verwendet werden.

Diese Zange hat die Form einer Klemme mit kurzen, leicht abgewinkelten Branchen, die eine Rille entsprechend der Clipgröße hat. Diese gewährleistet den sicheren Sitz des Clip. Der Clip wird um das Gefäß oder Gewebe gelegt und durch leichten Druck

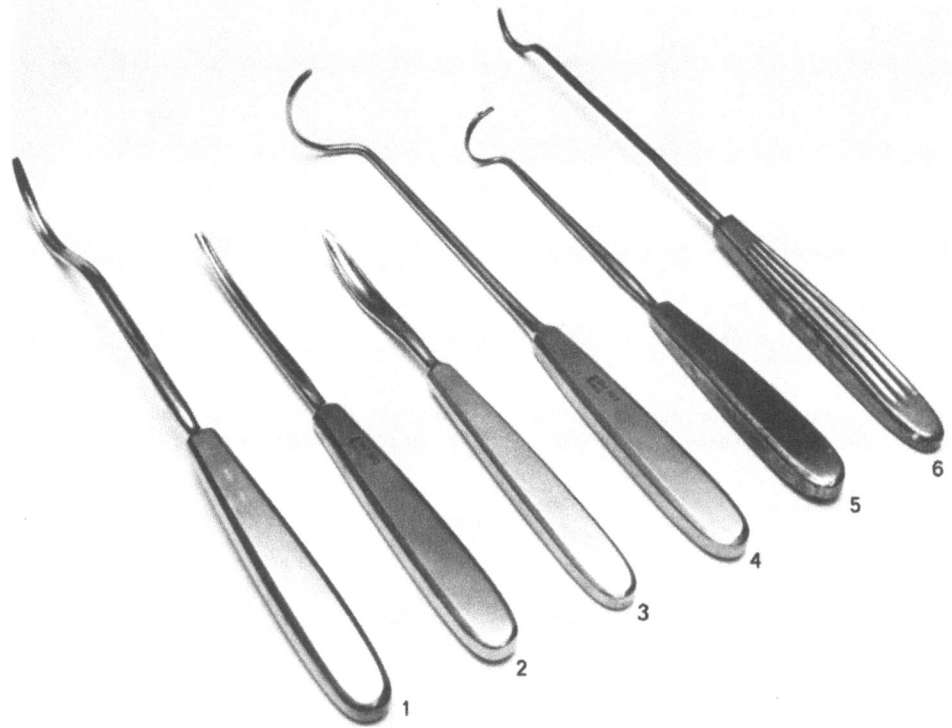

Abb. 1.21. Instrumente zur Blutstillung. Führungshohlsonden nach **1** Brunner, **2** Payer, **3** Ko-cher, **6** Brunner, **4, 5** Unterbindungsnadel nach Dechamps

auf die federnden Griffe der Klemme geschlossen.

1.10.5 Instrumente zur Gewebevereinigung

Die Wiederherstellung der Gewebe- resp. Organkontinuität erfolgt in der Regel schichtweise durch die chirurgische Naht in unterschiedlichen Techniken mit verschiedenen Nahtmaterialien. Die Indikation, welches Nahtmaterial verwendet wird, ergibt sich aus der Gewebeart, die unterschiedliche Bedingungen an das Nahtmaterial stellt.

Um eine chirurgische Naht ausführen zu können, werden als Instrumente *Nadeln und Nadelhalter* benötigt.

Nadelhalter

Die Nadelhalter dienen zum Führen und Halten der Nadel. Die gebräuchlichsten Grundformen sind:

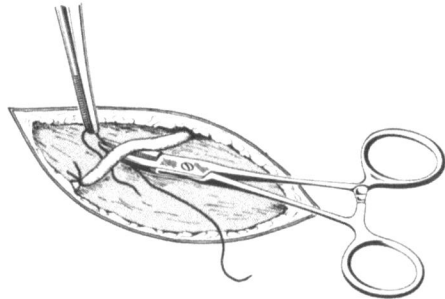

Abb. 1.22. Instrumente zur Blutstillung. Gefäßligatur mit einer Klemme nach Overholt-Geißendörfer

Der Nadelhalter nach Mathieu: Seine Griffe sind geschwungen, an ihren Enden gegeneinander gebogen und mit einer Arretierung versehen. Diese ist so konstruiert, daß durch die Druckbewegung der Hand die Branchen sich öffnen oder schließen und so die Nadel gefaßt oder freigegeben wird.

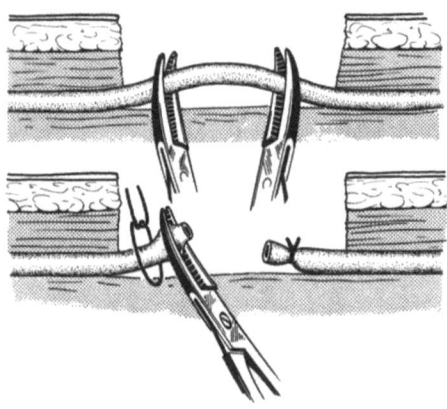

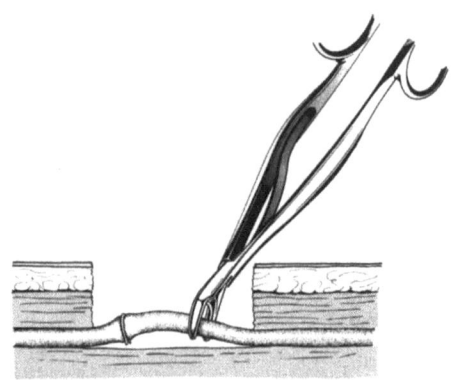

Abb.1.23. Instrumente zur Blutstillung. Vorbeugende Blutstillung mit Klemmen nach Pean

Abb.1.24. Instrumente zur Blutstillung. Vorbeugende Blutstillung mit Hemo-Clips

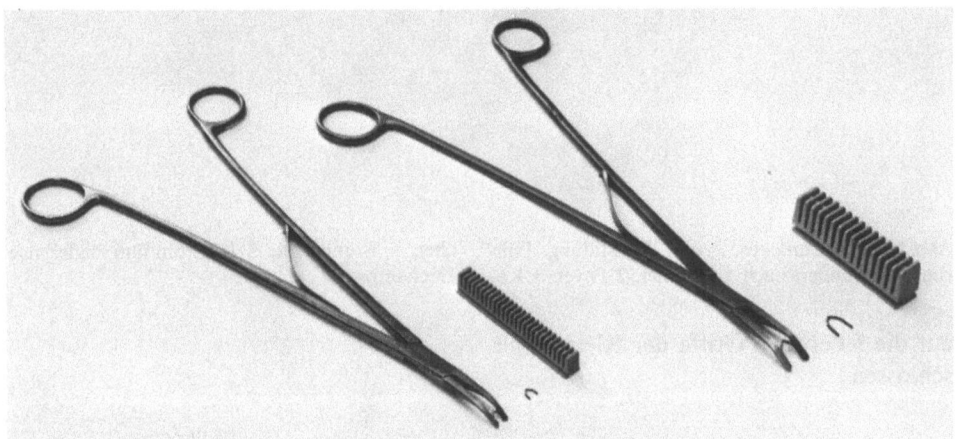

Abb.1.25. Instrumente zur Blutstillung. Clipanlegezangen nach Samuels mit Clipmagazinen

Der offene Nadelhalter nach Toennis unterscheidet sich von dem Nadelhalter nach Mathieu durch das Fehlen der Arretierung.

Der Nadelhalter nach Hegar gleicht einer Klemme, seine Branchen sind kürzer und je nach Ausführung feiner oder grober gestaltet. Die Arretierung an den Griffen entspricht dem Standardverschluß der Klemmen.

Ein Großteil der Nadelhalter hat an der Innenseite Greifbacken mit kreuzgeriffelten Hartmetallplättchen, die einen sicheren Halt der Nadel gewährleisten.

Chirurgische Nadeln
Je nach dem zu nähenden Gewebe werden chirurgische Nadeln mit verschiedenen Eigenschaften benötigt. Es variieren im einzelnen:

– Ausführung der Nadelspitze
– Ausführung des Nadelkörpers
– Ausführung des Nadelschaftes
– Nadeloberfläche
– Stichqualität.

Dadurch werden die erwünschte Biegsamkeit, Bruchfestigkeit, Korrosionsbeständigkeit, Einstichwiderstand, Durchzugsverhalten, das atraumatische Verhalten und

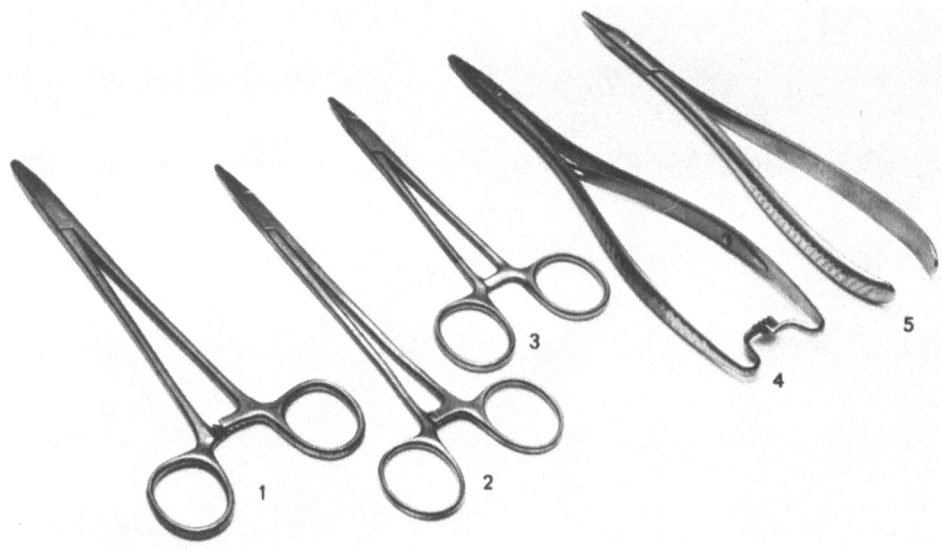

Abb. 1.26. Instrumente zur Gewebevereinigung. Nadelhalter. **1, 2, 3** Nadelhalter nach Hegar, **4** Nadelhalter nach Mathieu, **5** offener Nadelhalter

die Armierfestigkeit der Nadel-Faden-Verbindung erreicht.

Das traumatische oder atraumatische Verhalten einer Nadel hängt im wesentlichen von der Nadel-Faden-Verbindung ab. Es gibt stärker traumatisierende Öhrnadeln (Fädelöhr- und Federöhrnadeln), die einen breiteren Schaft und eine doppelte Fadenführung haben, und andererseits öhrlose oder atraumatische Nadeln. Bei diesen wird der Faden in einen axial gebohrten Kanal des Schaftes fixiert. Diese Verbindung kann fest oder leicht lösbar, wie bei den sog. Abziehnadeln, gestaltet sein. Zur Bezeichnung der Form, Ausführung und Länge der Nadel gibt es einen Code. Der erste Buchstabe gibt die Nadelform an, der zweite den Körperquerschnitt und der dritte die Nadelspitze. Dazu kommt die Nadellänge in gestrecktem Zustand in Millimetern. Die atraumatischen Nadeln sind immer Einmalnadeln, während die Öhrnadeln *zur Wiederverwendung geeignet sind.*

Hautklammern

Die Hautklammern ermöglichen eine Adaption der Wundränder ohne Stichkanäle.

1. Nadelform

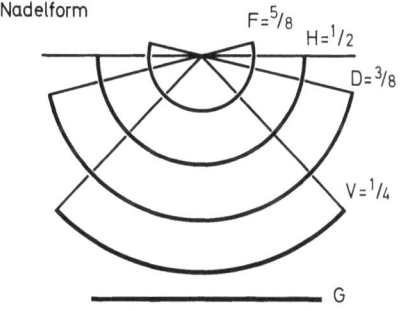

$F = {}^5/_8$ $H = {}^1/_2$ $D = {}^3/_8$ $V = {}^1/_4$ G

2. Querschnitt des Nadelkörpers

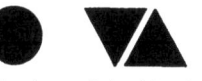

Rund   Schneidend   Spatel   Lanzette

3. Nadelspitze

Stumpf   Schneidend   Trokar

Mikro   Spatel   Lanzette

Abb. 1.27. Codesystem für chirurgische Nadeln

25

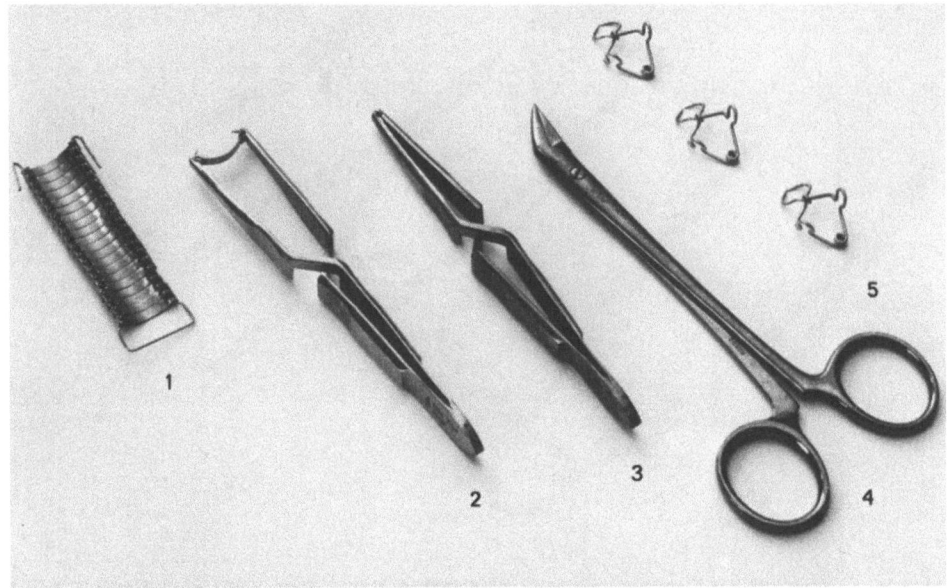

Abb. 1.28. Instrumente zur Gewebevereinigung. Hautklammern. **1** Hautklammern nach Michel, **2** eingesetzte Klammer im Setzinstrument, **3** Klammernsetzinstrument, **4** Klammerentferner, **5** Herff-Hautklammer

Die Hautklammern nach Michel werden mit einem Klammersetzgerät gesetzt und mit einer speziellen Klemme entfernt. Die *Herff-Klammer* wird nach Adaption der Wundränder mit einer Pinzette unter Druck von Zeigefinger und Daumen auf die Feder geöffnet oder geschlossen.

1.10.6 Instrumente zur Punktion und Biopsie

Zur Entnahme von Flüssigkeiten aus Hohlräumen wird mit einer Kanüle (Hohlnadel) der betreffende Hohlraum punktiert. Bei der Biopsie wird ein Gewebezylinder, z.B. aus Leber oder Lymphknoten, entnommen. Für diese Eingriffe werden spezielle Spritzen und Kanülen verwendet.
Kanülen und Spritzen werden heute im Operationssaal überwiegend als Einmalartikel verwendet.

Spritzen

Die Spritzen bestehen aus einem Zylinder mit Ansatz und einem Kolben. Internationnal übernommen ist der etwas weitere Luer-Ansatz. Der Ansatz kann zentral oder exzentrisch gelegen sein. Das Spritzenvolumen schwankt je nach Bedarf von 1–100 ml.
Anwendung: z.B. Gallenchirurgie, Punktion von Hohlorganen, Lokalanästhesie usw.

Kanülen

Die Kanülen weisen entsprechend ihrem Einsatz unterschiedliche Formen auf, die den betreffenden Geweben oder Organen angepaßt sind. Wir unterscheiden zwischen
- kurz oder lanzettenförmig geschliffenen Kanülenspitzen,
- Knopfkanülen: sie sind stumpf und mit einem Metallknopf versehen (z.B. zur Blauspritzung in Fistelgänge),
- Zystikuskanülen: sie sind stumpf, gebogen und haben an ihrem Ende auf eine kurze Strecke mehrere Perforationen (z.B. zur intraoperativen Gallengangsdarstellung, Gefäßchirurgie),
- kurzen und langen Kanülen,

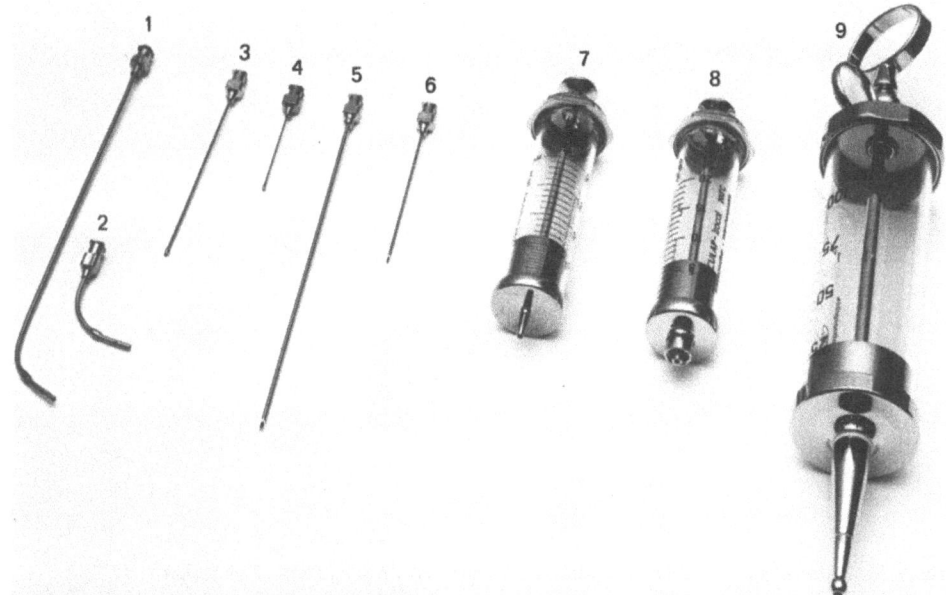

Abb. 1.29. Instrumente zur Punktion und Biopsie. Kanülen und Spritzen. **1, 2** Kurze und lange Zystikuskanüle, **3, 4** Knopfkanülen, **5, 6** Kanülen, **7** Rekordspritze, **8** Luer-Lock-Spritze, **9** Blasenspritze

– Metallkanülen zur öfteren Verwendung,
– Einmalkanülen,
– Kanülen mit Luer-Lock-Ansatz,
– Kanülen mit Rekordansatz.

Die Nadelstärke wird über einen Code angegeben. Für bestimmte Biopsien und Punktionen (z.B. Leberpunktion, Pleurapunktion) gibt es spezielle Spritzen mit Kanülen als Einmalset.

Trokare
Mit dem Trokar werden größere Hohlräume punktiert (z.B. Gallenblasenhydrops, Aszitespunktion). Der Trokar ist ein rundes Metallrohr mit einem genau passenden, an der Spitze dreikantigen, spitz zugeschliffenen Einsatz mit Handgriff. Der Saugtrokar ermöglicht durch einen speziellen Ansatz das Absaugen der Flüssigkeit im geschlossenen System.

1.10.7 Tastende Instrumente

Fistelgänge und Hohlräume können mit *Sonden* ausgetastet werden. Es sind meist lange, schmale, biegsame Metallstäbe mit einer knopfähnlichen Verdickung an ihrem Ende. Viele *Knopfsonden* sind doppelseitig geknöpft und können in beiden Richtungen verwendet werden.

Die Myrtenblattsonde hat an ihrer einen Seite einen Knopf und gegenüber einen myrtenblattähnlichen kleinen Griff.

Die Uterussonde wird auch in der Chirurgie verwendet. Sie ist eine 35 cm lange, biegsame Knopfsonde mit Längengraduierung und Handgriff.

Die kleine Hohlsonde hat zusätzlich eine Rinne und wird z.B. in der Analchirurgie verwendet.

Die starren und flexiblen *Dilatationssonden* werden im Kapitel der Gallenchirurgie erwähnt.

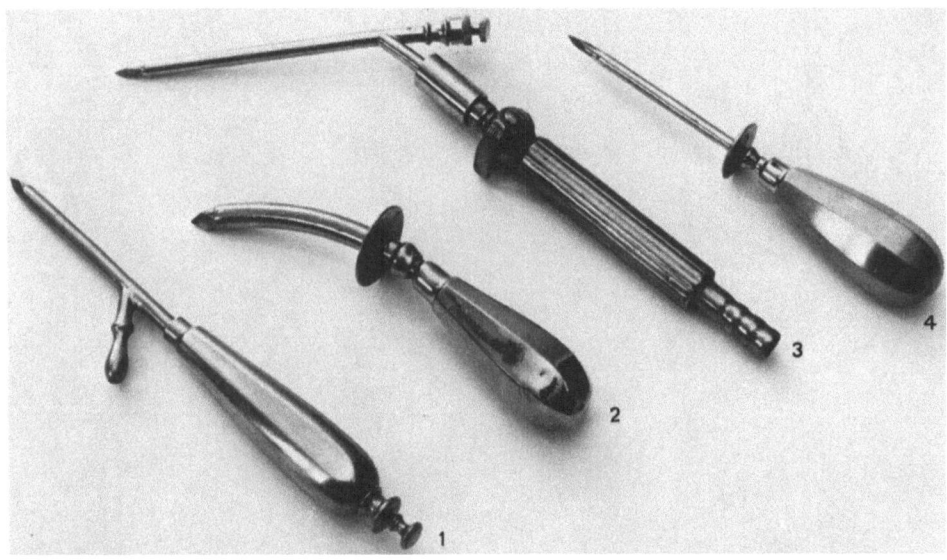

Abb. 1.30. Instrumente zur Punktion und Biopsie. Trokare. **1, 3** Saugtokare, **2, 4** Trokare

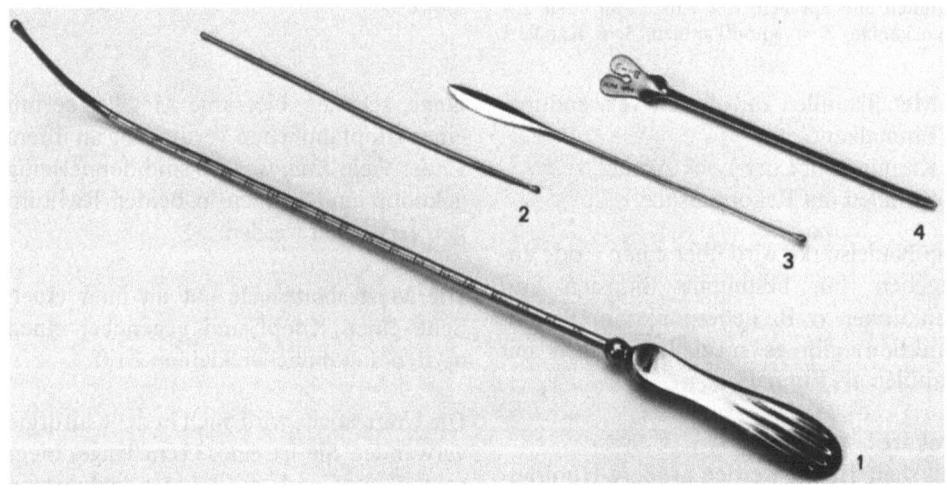

Abb. 1.31. Tastende Instrumente. Sonden. **1** Uterussonde, **2** Knopfsonde, **3** Myrtenblattsonde, **4** kleine Hohlsonde

1.10.8 Sonstiges Instrumentarium

Kornzange

Ihre Form entspricht der Grundform der Klemme. Die unterschiedliche Ausführung bestimmt den Einsatz.

Gerade oder leicht gebogene Kornzangen werden zum Einspannen von Tupfern, Präpariertupfern und gefalteten Mull-platten (Plattenstiel, Waschzangen) verwendet.

Die *stark abgewinkelte Kornzange* wird z. B. zum Einlegen der Thoraxdrainagen verwendet.

Überlange Instrumente

Überlange Instrumente für tiefe Operationsgebiete können als Set aus atraumati-

28

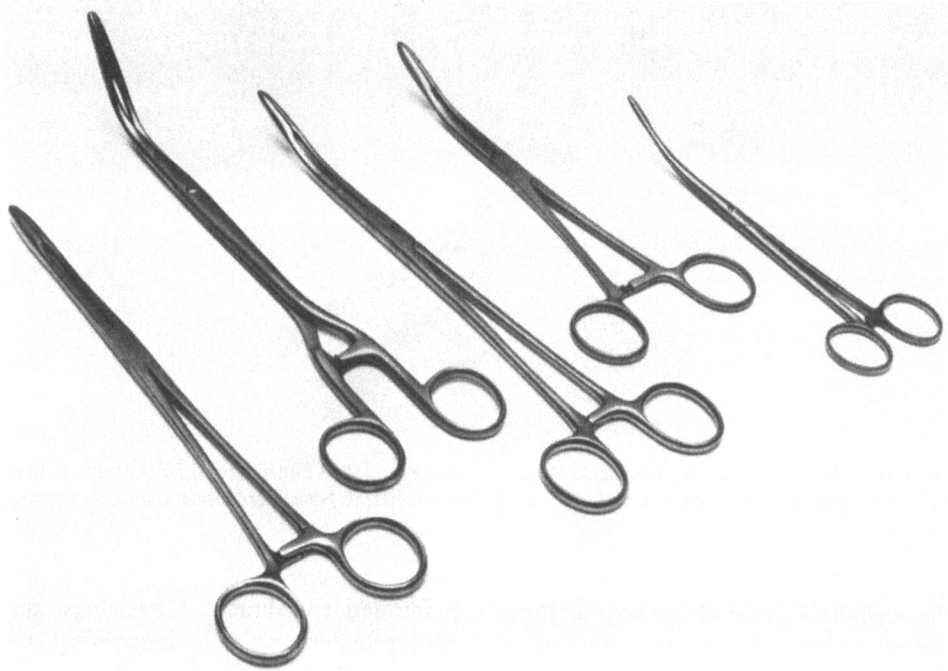

Abb. 1.32. Sonstige Instrumente. Gerade und verschieden gebogene Kornzangen

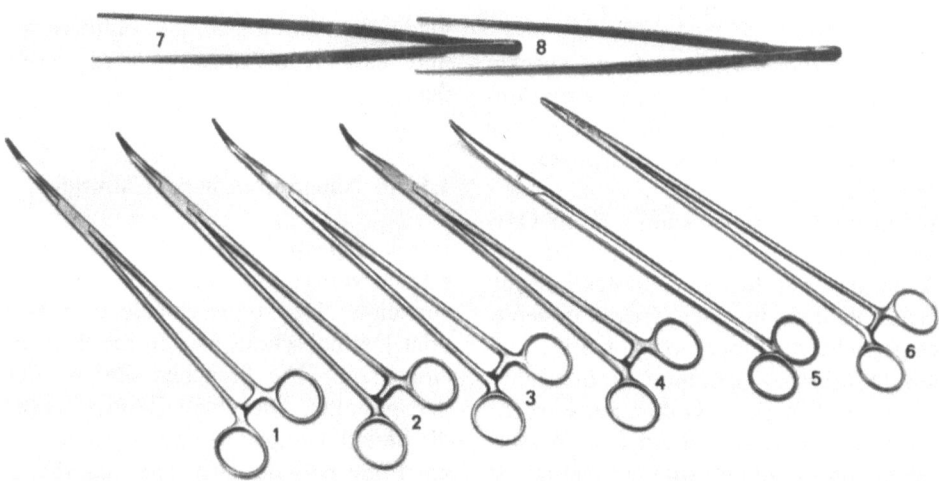

Abb. 1.33. Sonstige Instrumente. Überlange Instrumente. **1, 2, 3, 4** Klemmen nach Overholt, **5** Schere, **6** Nadelhalter, **7, 8** atraumatische Pinzetten

schen Pinzetten, Klemmen nach Overholt, Schere und Nadelhalter zusammengestellt werden.

Löffel

Die *scharfen Löffel* gibt es in verschiedenen Größen, die Löffelform kann oval oder halbkugelig gestaltet sein. Mit ihnen wird nekrotisches Gewebe, z. B. Abszeßhöhlen, Fistelgänge usw., ausgeräumt.

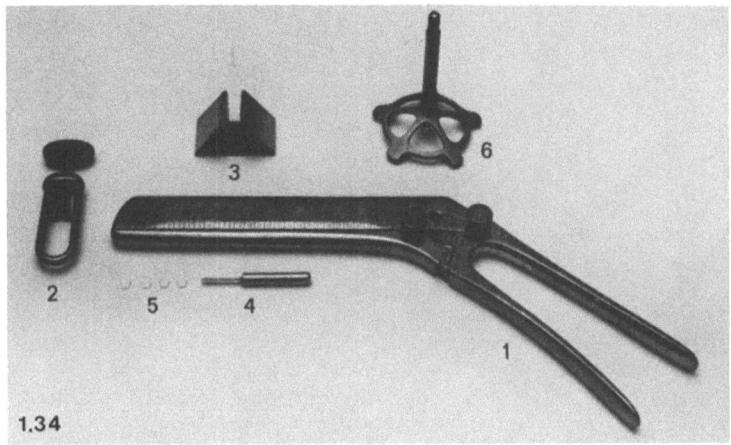

Abb. 1.34. Nähapparate in der Chirugie. Magen-Darm-Nähapparat nach v. Petz. **1** Nähapparat, **2** Zusatzschloß, **3** Füllständer, **4** Füllstift und Schraubenzieher, **5** Neusilbernahtklammern, **6** Handrad

Die *stumpfen Löffel* sind flexibel. Mit ihnen werden in der Gallenchirurgie die Gallensteine aus dem Choledochus entfernt.

1.10.9 Schalen und Töpfe zur Operation

Die *Nierenschalen* werden z. B. zur Aufnahme von Operationspräparaten, zum Auffangen von Flüssigkeit, zum Deponieren der Instrumente für die Schmutzphase usw. verwendet.

In den *runden Schalen* kann z. B. die Oxycyanatlösung für die Operation bereitgehalten, das Wasch- und Desinfektionsmittel zur Vorbereitung des Operationsgebietes gereicht, die Operationspräparate aufbewahrt oder das Gleitmittel für die Haken bei analen Eingriffen vorbereitet werden.

Die *Porzellanmensur* hat ein Fassungsvermögen von 100 ml und wird zur Aufnahme von Lokalanästhetikum oder in der Gefäßchirurgie zur Vorbereitung der Heparinlösung benutzt. Eine Graduierung ermöglicht die Kontrolle der verwendeten Flüssigkeitsmenge.

Die *große Schale* paßt mit ihrer Form und ihrer speziellen Bodenausrüstung auf die Heizplatte des Thermostates. In dieser Schale wird für die Operation physiologische Kochsalz- oder Ringer-Lösung zum Erwärmen eingebracht. Umlegungs- und Abstopftücher werden in dieser Schale vor dem Anreichen angefeuchtet.

Für die Spülflüssigkeit kann ein weiterer *ca. 15 cm hoher, runder Topf mit offenem Griff* in die große Schale gehängt werden. Dadurch erwärmt sich die Spülflüssigkeit, und eine Kontamination wird vermieden.

1.10.10 Nähapparate in der Chirurgie

Der *Nähapparat nach von Petz* wird zur Resektion von Hohlorganen (Magen, Darm) verwendet. Der zu verschließende Magen- oder Darmabschnitt wird in die Branchen eingebracht. Die Branchen sind verschieden gestaltet. Die obere Branche enthält die Metallklammern, eine Zahnstange, und am Ende befindet sich eine quadratische Öffnung für den Einsatz des Handrades. Die untere Branche dient als Druckplatte für die Silberklammern. Nach Anbringen des Zusatzschlosses werden durch Drehen des Handrades die Klammern zweireihig durch das Gewebe gegen die untere Branche gepreßt und dadurch geschlossen. Mit einer geraden Schere wird das Gewebe zwischen den Klammerreihen durchtrennt.

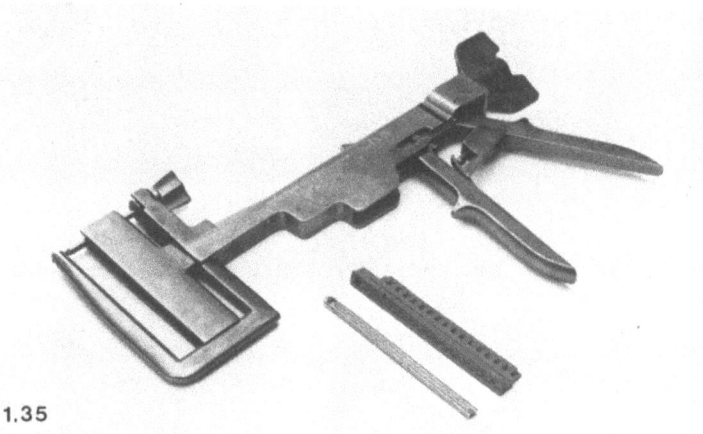

1.35

Abb. 1.35. Nähapparate in der Chirurgie. Klammerungsgerät Modell TA

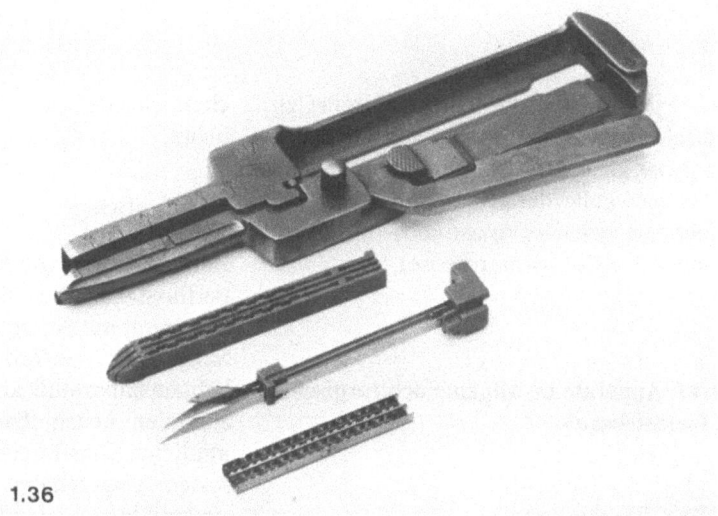

1.36

Abb. 1.36. Nähapparate in der Chirurgie. Nähapparat GIA

Die *neueren Klammernähgeräte* ermöglichen neben der einfachen oder der doppelten, versetzten Klammernaht eine gleichzeitige Durchtrennung oder eine Anastomosierung bei der Resektion von Hohlorganen. Die Klammernaht ersetzt die manuelle Naht. Die Klammern werden aus hochwertigem Stahl, Neusilber oder Tantal hergestellt und in gefüllten, zum Einmalgebrauch bestimmten Magazinen geliefert. In das Gerät werden das Klammermagazin und die Druckplatte eingebracht. Durch das Zusammendrücken der Griffe werden die Klammern durch das Gewebe gegen die Druckplatte gepreßt und dabei in eine B-Form gebracht (geschlossen). Je nach Magazineinsatz hat man eine einfache oder doppelte Klammernahtreihe.

In das GIA-Gerät kann zusätzlich ein Messer eingelegt werden, das das Gewebe zwischen den Nahtreihen gleichzeitig durchtrennt.

Das Modell EEA-31 (Stapler) hat eine runde Druckplatte, ein Klammermagazin und

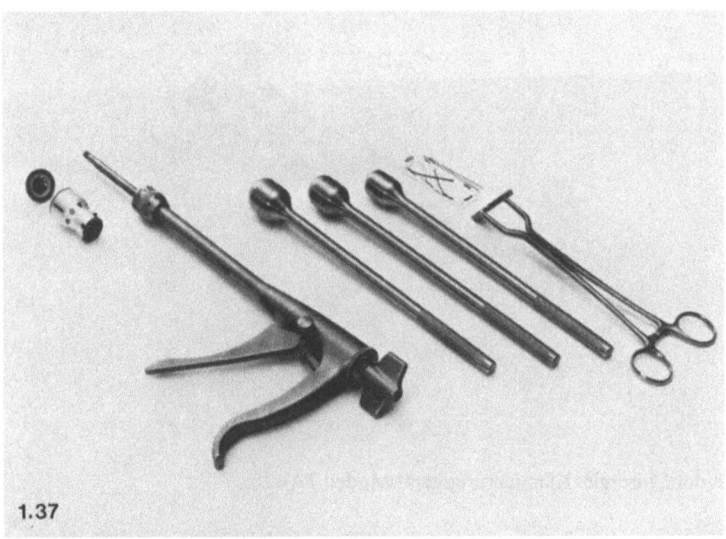

Abb. 1.37. Nähapparate in der Chirurgie. Klammerungsgerät EEA-31 (Stapler)

ein Messer. Eine doppelte Nahtreihe zur intraluminalen Verbindung von Hohlorganen bei gleichzeitiger Durchtrennung des Gewebes nahe der Klammerreihe ermöglicht eine zirkuläre Anastomose (z. B. tiefe, anteriore Rektumanastomose).

1.11 Apparate im allgemeinchirurgischen Operationsaal

1.11.1 Thermostat

Insbesondere beim Spülen der Bauchhöhle mit physiologischer Kochsalz- oder Ringer-Lösung, aber auch beim Anfeuchten von Bauch- oder Umlegungstüchern ist es wichtig, um größere Wärmeverluste des Patienten zu vermeiden, daß die Lösungen auf Körpertemperatur angewärmt sind. Dazu wird der Thermostat verwendet. Dieser besteht aus einem elektrischen Widerstand, der eine Metallplatte aufheizt. Darüber kommt ein speziell geformtes steriles Gefäß, in das die Flüssigkeit eingefüllt wird. Durch eine Bimetallplatte wird der Stromkreislauf geschlossen und unterbro-

chen, so daß die Temperatur konstant bleibt.

1.11.2 Absauggerät

Zum Absaugen von Blut und anderen Körperflüssigkeiten ist für jede Operation ein Sauggerät mit einem sterilen Schlauch und Sauganatz erforderlich, das einen Schlauchanschluß an das Vakuum in der zentralen Anschlußampel hat. Eine vakuumdichte Glasflasche ist in das Schlauchsystem eingeschaltet und fängt die abgesaugte Flüssigkeit auf.

Mit dem in die Saugleitung eingebauten Manometer und Ventil kann die Höhe des Unterdrucks kontrolliert und reguliert werden. Die Sauganätze sind je nach Bedarf verschieden gestaltet und sind aus Metall zur Wiederverwendung oder als Einmalartikel aus Kunststoff hergestellt.

Neuere Absauggeräte sind mit einem Einmalkunststoffbeutel als Auffangbehälter ausgerüstet, der eine problemlose und hygienische Entsorgung ermöglicht.

Nach dem oben genannten Prinzip funktioniert auch das Elektrosauggerät, das durch einen Elektromotor angetrieben wird.

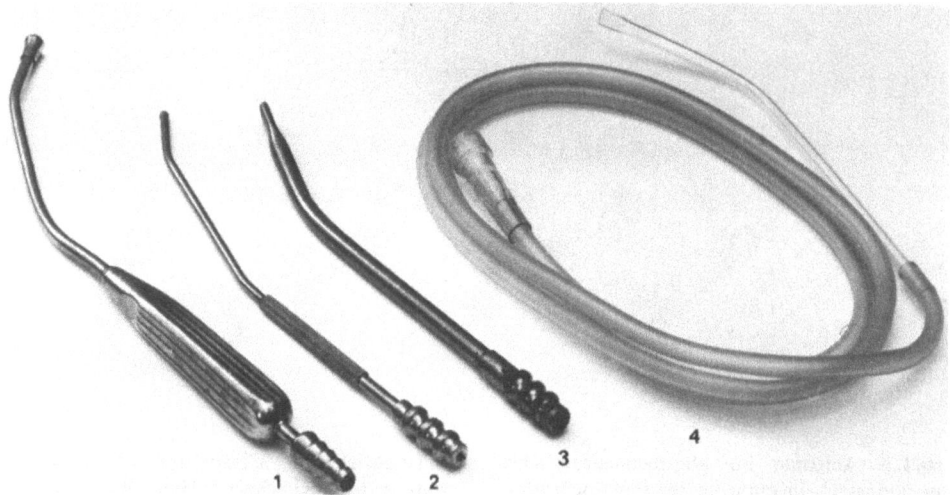

Abb. 1.38. Apparate im allgemeinchirurgischen Operationssaal. Saugansätze. 1 Saugansatz nach Durty, 2 Punktsaugansatz, 3 Saugansatz, 4 Einmalsaugansatz mit Absaugschlauch

1.11.3 Geräte für die Elektrochirurgie

Der Einsatz von Hochfrequenzstrom (HFS) in den Bereichen der Allgemein- und Spezialchirurgie ist bei operativen Eingriffen hauptsächlich für die Blutstillung eine wesentliche Hilfe. Die Elektrochirurgiegeräte können mit einem höhenverstell- und schwenkbaren Deckenstativ installiert bzw. in fahrbare Gerätewagen integriert werden.

Die Geräte sind mit einzelnen HFS-Generatoren für den monopolaren oder den bipolaren Einsatz oder kombiniert mit 2 HFS-Generatoren für beide Techniken ausgerüstet.

Universelle Geräte besitzen einen zusätzlichen Anschluß für die transurethralen Resektionen und eine Kaltlichtquelle. Die Stromstärke läßt sich stufenweise regulieren. Dadurch, aber auch durch die Dauer des Stromflusses läßt sich das Ausmaß der Elektrokoagulation steuern.

Für den *monopolaren Einsatz* des HFS sind erforderlich:

– Ein Elektrochirurgiegerät mit Netzanschlußkabel.
– Eine aktive Elektrode, Handgriff mit Fingerschalter und Anschlußkabel. Diese Elektrode ist die eigentlich wirksame Elektrode. Mit ihr können Gefäße über eine Klemme oder Pinzette koaguliert werden. Kapilläre Blutungen können durch Aufdrücken einer Kugel- oder Plattenelektrode koaguliert werden.

Die Messerelektrode nach Kirschner ermöglicht das Schneiden von Gewebe und die gleichzeitige Blutstillung kleinerer Gefäße. Die Elektrode und der Handgriff mit Anschlußkabel müssen steril sein.

– Eine neutrale Elektrode mit Anschlußkabel zum Gerät. Über diese Elektrode fließt der Strom aus dem Patienten in das Gerät zurück. Der Stromkreislauf wird dadurch geschlossen. Die große Fläche der Elektrode verhindert das Auftreten von Stromschäden (Verbrennungen) an der Elektrodenkontaktfläche. Die neutrale Elektrode wird mit einer Binde (Elastik oder Papier) in der Nähe des Operationsgebietes (z. B. Oberschenkel bei abdominellen Eingriffen) befestigt, um eine sichere breite Kontaktfläche zu erreichen. Patienten mit arteriellen Verschlußkrankheiten wird wegen der verminderten Durchblu-

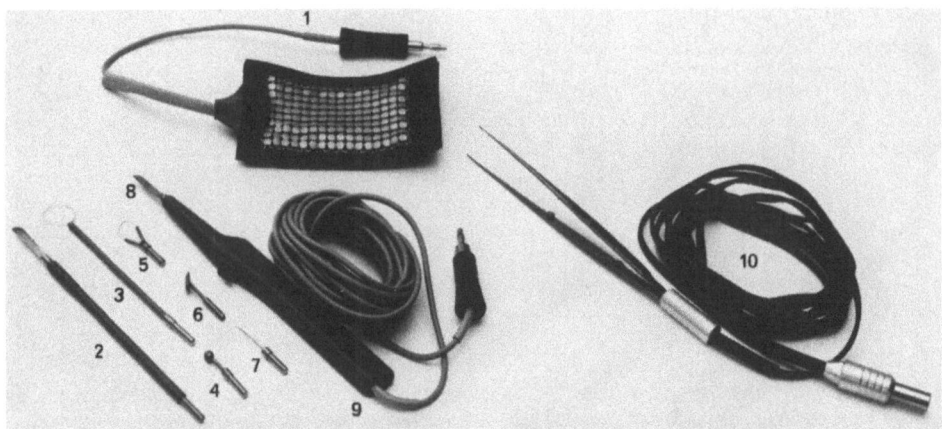

Abb. 1.39. Apparate im allgemeinchirurgischen Operationssaal. Instrumente zur Elektrochirurgie. **1** Neutrale Elektrode, **2** Messerelektrode mit langem Schaft, **3** Schlingenelektrode mit langem Schaft, **4** Kugelelektrode, **5** Schlingenelektrode, **6** Plattenelektrode, **7** Nadelelektrode, **8** Messerelektrode nach Kirschner, **9** Handgriff mit Fingerschalter und Anschlußkabel, **10** bipolare Pinzette mit Anschlußkabel

tung der Extremitäten die Elektrode unter die Schulter gelegt.

Da die Elektrode mit Anschlußkabel nicht mit dem Operationsgebiet in Kontakt kommt, kann sie unsteril bleiben. Nach der Benutzung sollte sie jedoch mit einer desinfizierenden Flüssigkeit abgerieben werden.

Besondere Aufmerksamkeit ist der isolierten Lagerung des Patienten zu widmen. Der Operationstisch muß mit einem Auflagepolster ausgerüstet und mit einer zusätzlichen Unterlage vorbereitet sein. Der Patient darf nicht mit den Metallteilen des Operationstisches in Berührung kommen.

Flüssigkeitsansammlungen (z. B. Desinfektionsmittel) unter dem Patienten, insbesondere im Bereich der Neutralelektrode, müssen vermieden werden, weil dadurch Hautschädigungen (z. B. Verbrennungen) auftreten können.

Für den *bipolaren Einsatz* des HFS sind erforderlich:

- Ein Elektrochirurgiegerät mit Netzkabelanschluß.
- Eine spezielle Koagulationspinzette mit einem Anschlußkabel zum Gerät und einem explosionsgeschützten Fußschalter.

Das Prinzip der bipolaren Koagulation beruht auf dem direkten Weg des HFS in die gegeneinander isolierten Branchen der Pinzette. Diese bilden die beiden Pole, zwischen deren Innenseite das Gewebe eng begrenzt koaguliert werden kann, ohne daß feinere Gewebestrukturen der unmittelbaren Umgebung (z. B. Nerven) in Mitleidenschaft gezogen werden.

Die Pinzette mit Anschlußkabel muß steril sein.

1.12 Allgemeiner Operationsbedarf

Bestimmte Gegenstände werden (fast) zu jeder Operation benötigt. Um eine Wiederholung im Text zu vermeiden, werden sie nachgehend aufgeführt:

Abdecktücher
Inzisionsfolie (Klebefolie)
Präpariertupfer
Tupfer
Mullplatten
Diathermie – Kabel und Griff mit Ansatz
Thermostat mit Schale und NaCl- oder Ringer-Lösung

Saugschlauch mit Saugansatz
Handschuhe
Rückenschürzen
Bauchtücher
Umlegungstücher
1 Metalltopf mit Oxycyanatlösung für alle Magen-Darm- und Tumoroperationen
1 Metalltopf mit Desinfektionslösung
1 Zusatztisch.

1.13 Allgemeinchirurgische Instrumentensiebe und Tische

Im folgenden sollen die wichtigsten Instrumentensiebe und Instrumententische beschrieben werden:
Das Grundsieb ist ausreichend für kleinere Eingriffe und erforderlich für alle größeren Operationen, zusammen mit den jeweiligen Spezialsieben.

1.13.1 Grundsieb

Es setzt sich zusammen aus:

4 Paar Wundhaken nach Langenbeck, verschiedene Größen
1 Paar Vierzinker, scharf
1 Paar Vierzinker, stumpf
1 Paar Sechszinker, scharf
1 Paar Achtzinker, scharf
1 Satz Haken nach Roux, Nr. 1 – 2 – 3
1 Gewebefaßzange nach Czerny
3 Klemmen nach Pean, gerade, 24 cm lang
6 Kornzangen, gebogen
4 Kornzangen, gerade
3 Klemmen nach Overholt
6 Arterienklemmen nach Heiss (halbgebogen)
10 Peritonealklemmen nach Mikulicz
2 Nadelhalter nach Hegar
3 offene Nadelhalter
20 Klemmen nach Pean, gebogen
5 Klemmen nach Pean, gerade
5 Klemmen nach Kocher, gerade

2 Baby-Kocher-Klemmen
20 Tuchklemmen nach Backhaus
3 Unterbindungsnadeln nach Dechamps
1 Führungshohlsonde nach Payer
1 Führungshohlsonde nach Kocher
1 Unterbindungsnadel, gerade
2 Hilushäkchen nach Cushing
2 Einzinkerhäkchen, stumpf
2 Vierzinkerhäkchen
3 Redonspieße Nr. 8 – 10 – 14
1 Schere nach Metzenbaum, 22 cm
2 Scheren nach Metzenbaum, 18 cm
1 Schere nach Toennis, gerade
1 kleine Präparierschere, leicht gebogen
1 kleine Präparierschere, gerade
2 Scheren nach Mayo-Lexer
2 Scheren nach Cooper
2 chirurgische Pinzetten
2 anatomische Pinzetten
3 atraumatische Pinzetten, mittellang, fein
2 atraumatische Pinzetten, mittellang, breit
2 atraumatische Pinzetten, kurz, fein
2 Skalpellgriffe
1 Knopfkanüle
2 Punktionskanülen
3 Sicherheitsnadeln
1 Nadeldose
1 Nierenschale
2 runde Metalltöpfe
4 scharfe Löffel, verschiedene Größen.

1.13.2 Magen-Galle-Sieb

1 Kardiahaken
2 Wundhaken nach Simon (Blasenhaken)
6 Wundhaken nach Mikulicz (Leberhaken), 2 kurz, 2 mittel, 2 lang
1 Wundhaken nach Fritsche
1 biegsamer Wundspatel nach Garrè
2 Arterienklemmen nach Heiss, lang
3 Kornzangen nach Maier, leicht gebogen
2 Kornzangen, gerade
1 Nierenstielklemme nach Guyen
2 Klemmen nach Pean, leicht gebogen („Abwurfklemmen", 24 cm)
2 weiche Darmklemmen nach Doyen, leicht gebogen

2 weiche Darmklemmen nach Doyen, gerade
2 Gallenblasenfaßzangen
2 Magenfaßzangen (bezogen)
1 Schere nach Metzenbaum, 24 cm
2 Nadelhalter nach Hegar, lang, 24 cm
2 atraumatische Pinzetten, lang, 1 fein, 1 breit
1 chirurgische Pinzette, lang
2 Klemmen nach Allis
1 abgewinkelte Darmklemme 90°
2 Klemmen nach Satinsky
2 Sauganätze nach Durty.

1.13.3 Thoraxsieb

6 Klemmen nach Overholt
3 Arterienklemmen nach Heiss (halbgebogen)
4 Klemmen nach Satinsky (verschiedene Größen)
4 Lungenfaßzangen nach Duval
2 atraumatische Klemmen nach Clover
2 atraumatische Gefäßklemmen, gerade
2 atraumatische Aortenklemmen, gebogen
1 Paar tiefe Wundhaken nach Körte (Skapulahaken)
1 Raspatorium
5 Scheren nach Metzenbaum (verschiedene Größen)
1 Schere nach Potts
2 Pinzetten chirurgisch, mittellang
2 Pinzetten chirurgisch, lang
3 Pinzetten atraumatisch, mittellang
2 Pinzetten atraumatisch, lang
1 Thoraxsperrer mit verschiedenen Valven
3 Wundspatel nach Garrè
1 Kardiahaken
2 Sauganätze nach Durty
1 Lungenspatel nach Allison
1 Rippenkontraktor
4 Nadelhalter nach Hegar, verschiedene Größen.

1.13.4 Rektumsieb – Instrumente für den sakralen Operationsteil

1 Paar Wundhaken nach Simon (Blasenhaken), mittel

1 Paar Wundhaken nach Langenbeck, mittel
2 Wundhaken nach Mikulicz, mittel (Leberhaken)
2 Wundhaken nach Mikulicz, kurz (Leberhaken)
1 Wundspreizer nach Weitlaner
2 Sechszinkerhaken, scharf
1 Vierzinkerhaken, scharf
2 Klemmen nach Overholt
4 Arterienklemmen nach Heiss (halbgebogen)
3 Klemmen für Stieltupfer
2 Klemmen für Präpariertupfer
2 Klemmen nach Kocher, kurz
4 Klemmen nach Pean, kurz, leicht gebogen
3 Pinzetten, chirurgisch, kurz
2 Pinzetten, chirurgisch, mittellang
1 Skalpell
1 Pinzette, atraumatisch, kurz
2 Pinzetten, atraumatisch, mittellang
2 Pinzetten, atraumatisch, lang
2 Scheren nach Cooper
2 Scheren nach Mayo-Lexer
3 Scheren nach Metzenbaum
1 Schere, gerade, grob
1 Nadelhalter nach Mathieu
1 Nadelhalter nach Hegar, lang
1 Nadelhalter nach Hegar, mittellang
2 offene Nadelhalter, kurz
1 Saugschlauch
1 Saugansatz nach Durty
1 Metalltopf
15 Tuchklemmen nach Backhaus.

1.13.5 Instrumentengrundtische

Für das situationsgerechte Instrumentieren ist die einheitliche Anordnung der Instrumente nach einem bestimmten Schema auf dem Instrumententisch und die Standardisierung der zur Operation notwendigen Instrumente von großer Wichtigkeit.

Grundtisch I (z. B. bei der Hernienchirurgie)
Aus dem Grundsieb:
6–10 Arterienklemmen nach Pean
1 Schere nach Cooper

2 chirurgische Pinzetten, kurz
2 Skalpelle
1 Pinzette, atraumatisch, kurz
2 Pinzetten, atraumatisch, mittellang
1 Schere nach Mayo-Lexer
1 Schere nach Metzenbaum, fein
2 Präpariertupfer
2–3 Stieltupfer
2–3 Paar Haken nach Langenbeck
1 Haken nach Roux
1 Paar scharfe Haken (Schnittgröße)
2 Klemmen nach Overholt-Geissendörfer
1 Saugschlauch mit Saugansatz
1 Diathermiekabel mit Ansatz.

Zusatztisch:
 2 offene Nadelhalter
20 Tuchklemmen nach Backhaus
 3 Waschzangen
Nahtmaterial
Nadeln.

Grundinstrumentarium zur Laparotomie
Aus dem Grundsieb und Magen-Galle-Sieb:
10 Arterienklemmen nach Pean
 1 Schere nach Cooper
 2 chirurgische Pinzetten, kurz
 2 Skalpelle
 1 atraumatische Pinzette, kurz
 2 atraumatische Pinzetten, mittellang,
   1 fein, 1 breit
 1 Schere nach Mayo-Lexer
 1 Schere nach Metzenbaum, 18 cm
 1 Schere nach Metzenbaum, 24 cm
 2 atraumatische Pinzetten, lang, 1 fein,
   1 breit
1–2 Kornzangen, gerade, 20 cm (Präpariertupfer)
2–3 Kornzangen, gebogen, 20 cm (Stieltupfer) (zum oberflächlichen Tupfen
   und Präparieren)
 2 Kornzangen, gerade, 24 cm (Präpariertupfer)
 3 Kornzangen, gebogen, 24 cm (Stieltupfer) (für die Tiefe)
 6 Arterienklemmen nach Heiss
 2 Klemmen nach Overholt
 2 Klemmen nach Kocher, kurz
 2 Klemmen nach Mikulicz
 1 Wundspatel nach Garrè

3–6 Wundhaken nach Mikulicz (Leberhaken)
 1 Paar Sechszinker, scharf (Schnittgröße!)
 2 Haken nach Roux.

Zum Verschließen des Abdomens werden
 2 chirurgische Pinzetten
 2 Haken nach Roux
 1 Präpariertupfer, kurz
 1 Stieltupfer, kurz
 1 Schere nach Cooper
 4 Klemmen nach Mikulicz
 1 Paar Sechszinken ein bereitgelegtes
   Tuch gepackt.

Zusatztisch:
 3 Waschzangen
20 Tuchklemmen nach Backhaus
 2 Nadelhalter nach Hegar
1–2 offene Nadelhalter nach Mathieu
 1 Nadelhalter nach Hegar, lang
Nadeln
Nahtmaterial.

*Auf dem Magen-Galle-Sieb werden für die
Operation die jeweiligen Zusatzinstrumente
für den späteren Einsatz bereitgehalten:* z. B.
2 Magenfaßzangen
Darmklemmen nach Doyen
Klemmen nach Satinsky
2 Abwurfklemmen
1 Saugansatz nach Durty.

Instrumentarium für die Schmutzphase:
 1 Nierenschale
 2 Stieltupfer
 1 Präpariertupfer
 1 Schere nach Tönnis, gerade
 1 Schere nach Mayo-Lexer
 1 Schere nach Metzenbaum, 18 cm
 1 atraumatische Pinzette, kurz
 2 atraumatische Pinzetten, mittellang,
   1 fein, 1 breit
 1 Skalpell
 2 anatomische Pinzetten, kurz
10 Arterienklemmen nach Pean
 2 Baby-Kocher-Klemmen, gebogen
 2 Nadelhalter nach Hegar oder
 1 offener Nadelhalter nach Mathieu

2 kleine Tücher und
2 Bündel Bauchtücher
in einer anderen Farbe zur Operationswäsche.

Grundinstrumentarium zur Thorakotomie
Aus dem Grundsieb und Thoraxsieb:
10 Arterienklemmen nach Pean
1 Schere nach Cooper
2 chirurgische Pinzetten, kurz
1 atraumatische Pinzette, kurz
2 atraumatische Pinzetten, mittellang,
  1 fein, 1 breit
1 Schere nach Mayo-Lexer
1 Schere nach Metzenbaum, 18 cm
1 Schere nach Metzenbaum, 24 cm
2 atraumatische Pinzetten, lang, 1 fein,
  1 breit
1–2 Kornzangen, gerade, 20 cm (Präpariertupfer)
2–3 Kornzangen, gebogen, 20 cm (Stieltupfer)
2 Kornzangen, gerade, 24 cm (Präpariertupfer)
3 Kornzangen, gebogen, 24 cm (Stieltupfer)
6 Arterienklemmen nach Heiss
2 Klemmen nach Overholt
2 Klemmen nach Kocher, kurz
2 Klemmen nach Mikulicz
1 Haken nach Roux

2 Sechszinker, scharf
1 Wundhaken nach Körte (Skapulahaken)
1 Lungenspatel nach Allison
1 Wundspatel nach Garrè
1 Thoraxsperrer
1 Raspatorium.

Bereitgehaltene Klemmen und Haken:
2 Lungenfaßzangen nach Duval
2 Klemmen nach Allis
2 Klemmen nach Satinsky
1 Kardiahaken.

Zusatztisch:
3 Waschzangen
20 Tuchklemmen nach Backhaus
2 Nadelhalter nach Hegar
1 Nadelhalter nach Hegar, lang
2 offene Nadelhalter
Nadeln
Nahtmaterial.

1.14 Nahtmaterialien

Je nach dem zu nähenden Gewebe oder
den zu ligierenden Strukturen werden vom
chirurgischen Nahtmaterial verschiedene
Eigenschaften gefordert. Die wichtigsten
Unterschiede betreffen das Resorptions-

Tabelle 1.1. Klassifikation von Nahtmaterialien

Ursprung	Resorbierbar		Nichtresorbierbar	
	Chemische Zusammensetzung	Handelsname	Chemische Zusammensetzung	Handelsname
Pflanzlich			Flachs	Zwirn
Tierisch	Kollagen	Softcat	Seide	NC-Seide
Synthetisch-organisch	Polyglycolsäure + Polylactin 910	Dexon Vicryl	Polyamid	Supramid Suturamid
			Polyester	Ethilon Prolene Mirafil Dagrofil Mersilene Ethibond Synthofil
Synthetisch-anorganisch			Stahl	Suturdraht u. a.

verhalten, die Gewebeverträglichkeit, die Elastizität, die Elongation, die Reiß- und die Knotensitzfestigkeit.

Die Nahtmaterialien können nach ihrem Ursprung resp. ihrer chemischen Zusammensetzung und dem Resorptionsverhalten wie folgt klassifiziert werden:

1.14.1 Resorbierbare Fäden

1. Katgut besteht aus reinem Kollagen, das aus der Darmwand von Schafen oder Rindern gewonnen wird. Die Kollagenstreifen werden im nassen Zustand verdreht und anschließend geschliffen. Der Faden erreicht so einen monofilen Charakter. Die Resorptionszeit bis zum Verlust der Reißfestigkeit ist mit 8–12 Tagen kurz, das Kraft-Dehnungs-Verhalten ist günstig, d.h. der Faden ist nicht zu rigide, aber auch nicht zu stark dehnbar. Da Katgut aber ein Fremdeiweiß ist, zeigt es eine starke Gewebsreaktion und wird über enzymatische Reaktionen abgebaut. Die Knotensitzfestigkeit ist nicht sehr gut. Dies ist insbesondere bei dickeren Fäden der Fall, bei welchen es durch Quellen des Fadens zu einem Auseinanderrutschen der Knotenschlingen kommt. Die Reißfestigkeit von Katgut ist die geringste aller chirurgischen Nahtmaterialien, und die Geschmeidigkeit ist etwas zu drahtig (Plainkatgut).

2. Chromkatgut wird durch Chromierung von Katgut hergestellt. Dadurch wird die Resorptionszeit auf das Doppelte verlängert.

3. Polyglycolsäure und Polyglactin-910-Fäden sind synthetische Polymere, die sich im Gewebe unabhängig von Gewebsfaktoren durch eine hydrolytische Reaktion auflösen. Diese Fäden haben keine Antigeneigenschaften und lösen somit nur eine geringe Gewebsreaktion aus. Deshalb treten Fadengranulome und Fisteln seltener als bei anderen Nahtmaterialien auf. Nach 21 Tagen hat ein Dexonfaden noch 20% seiner Reißfestigkeit. Das Kraft-Deh-

nungs-Verhalten und die Geschmeidigkeit sind gut; die Reißfestigkeit und der Knotensitz sind besser als bei den anderen Nahtmaterialien. Diese Fäden sind polyfil, geflochten. Vicryl ist wegen der sonst rauhen Oberfläche beschichtet. Neuerdings ist auch ein beschichteter Dexonfaden auf dem Markt (Dexon, Vicryl).

1.14.2 Nichtresorbierbare Fäden

1. Zwirn wird aus Flachsfasern hergestellt. Da es sich um einen pflanzlichen Stoff handelt, verursacht Zwirn eine starke Gewebsreaktion. Der Faden wird naturfarben oder gefärbt verwendet. Seine Vorteile sind eine gute Geschmeidigkeit und ein guter Knotensitz. Seine Nachteile sind die geringe Dehnbarkeit und Reißfestigkeit.

2. Seide wird aus Naturseide hergestellt und als geflochtener Faden verwendet. Der Faden zeigt eine gute Geschmeidigkeit, Knüpfbarkeit, Kraft-Dehnungs-Verhalten und Knotensitz.

3. Polyamidfäden (Supramid und Suturamid) sind synthetische Polyamide. Der Faden ist pseudomonofil, d.h. ein multifiler Faden, der mit einer Ummantelung versehen ist. Der Faden hat eine gute Geschmeidigkeit, einen guten Knotensitz und eine gute Reißfestigkeit.
Ethilon ist ein monofiler Polyamidfaden. Er hat ein gutes Gewebsdurchzugsverhalten.

4. Polyesterfäden sind ebenfalls synthetische, nichtresorbierbare Fäden. Wie alle synthetischen Fäden zeigen sie nur eine geringe Gewebsreaktion.
Monofile Fäden (Prolene, Mirafil) zeichnen sich insbesondere durch ihre Geschmeidigkeit und ihr gutes Gewebsdurchzugsverhalten aus. Sie haben wie alle Polyesterfäden eine gute Reißfestigkeit. *Geflochtene* Fäden *ohne Ummantelung* (Dagrofil und Mersilene) und *mit Ummantelung* (Ethibond und Synthofil) zeigen eine gute Knüpfbarkeit

Tabelle 1.2. Geschmeidigkeit von Nahtmaterialien

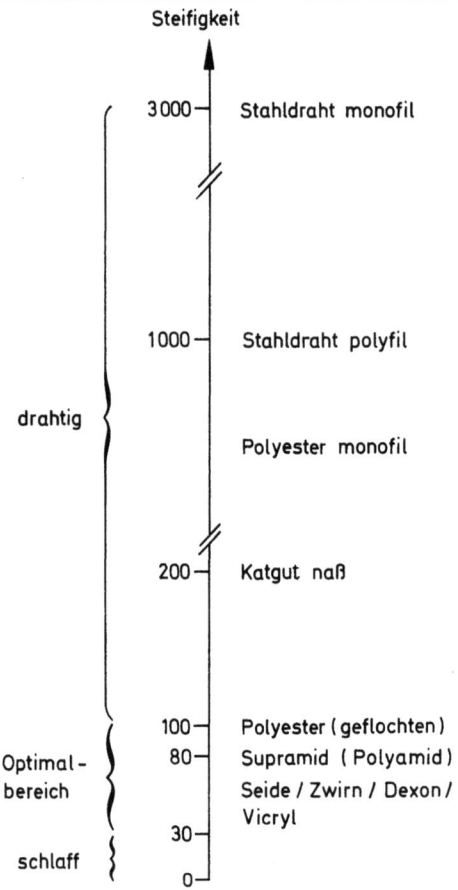

Tabelle 1.3. Code der Fadenstärke

∅ [mm]	Stärke metric	USP 19 Katgut	USP 19 Sonstige
0,001–0,009	0,1	/	/
0,010–0,019	0,1	/	/
0,020–0,029	0,2	/	10-0
0,030–0,039	0,3	9-0	9-0
0,040–0,049	0,4	/	8-0
0,050–0,069	0,5	8-0	7-0
0,070–0,099	0,7	7-0	6-0
0,100–0,149	1	6-0	5-0
0,150–0,199	1,5	5-0	4-0
0,200–0,249	2	4-0	3-0
0,250–0,299	2,5	/	/
0,300–0,349	3	3-0	2-0
0,350–0,399	3,5	2-0	0
0,400–0,499	4	0	1
0,500–0,599	5	1	2
0,600–0,699	6	2	3
	6	2	4
0,700–0,799	7	3	5
0,800–0,899	8	4	6
0,900–0,999	9	/	7

und Knotensitzfestigkeit sowie Reißfestigkeit. Durch ihre Hydrophobie zeigen diese Fäden nur einen geringen Kapillareffekt, was die Ausbreitung von Infekten behindert.

Zu dieser Gruppe gehört auch der aus Dacron hergestellte Dagrofil. Er hat einen geringen Gewebedurchzugswiderstand, er quillt nicht und hat keinen Kapillareffekt. Auch nach langer Zeit verursacht er keine Gewebsreaktion.

5. Stahldraht kann auch als Nahtmaterial verwendet werden. Er besitzt die größte Reißfestigkeit und eine sehr geringe Gewebsreaktion. Der Faden ist aber sehr rigide und schlecht knüpfbar. Er wird nur zu Sehnennähten und bei Entlastungsnähten der Bauchdecke verwendet.

Wichtig für die Reißfestigkeit eines Fadens, aber auch für die Knüpfbarkeit und den Knotensitz, ist auch die Fadenstärke. Diese wird in codierter Form angegeben. Es gibt einen neueren europäischen Code, der die Fadenstärke als Fadendurchmesser in mm mal 10 angibt. In der Praxis wird jedoch der amerikanische Code (USP) verwendet. Der Code unterscheidet sich etwas für Katgut einerseits und die anderen Nahtmaterialien andererseits.

Durch die oben beschriebenen Unterschiede in den einzelnen Eigenschaften ergeben sich für die einzelnen Fäden die verschiedenen Anwendungsmöglichkeiten. Diese sind nachfolgend tabellarisch zusammengefaßt.

1.15 Das Knoten

Das Knoten eines Fadens kann in verschiedener Weise geschehen. Außer der Knüpftechnik wechselt dabei die Fadenführung:

Tabelle 1.4. Die wichtigsten Indikationen für Nahtmaterialien

Gewebe/Organ	Nahtmaterial	Fadenstärke	Nadelcode	Handelsname (Beispiele)
Haut	Monofil-Polyester	6-0–3-0	DS-12/30	Prolene
	-Polyamid	5-0–2-0	DS-12/30 (auch traumatische Nadeln)	Supramid Ethilon
Subkutan	Polyglactin Polyglycolsäure	4-0–2-0	HR22/48	Dexon Vicryl
Faszie	Polyglactin- Polyglycolsäure	3-0–2	HR22/48	Dexon Vicryl
	Polyester	0-2		Mersilene
Muskel	Polyglycolsäure	3-0–1	HR22/37	Dexon Vicryl
	Kollagen	4-0–1		Catgut plain
Peritoneum	Polyglycolsäure	0-1	HR26/37	Dexon Vicryl
	Kollagen	0-2		Catgut plain
Mukosa des Magen-Darm-Traktes	Polyglycolsäure	3-0–4-0	HR10/43	Dexon Vicryl
	Chromkatgut	3-0–2-0		Softcat chrom
Seromusculäre oder Allschichtnaht des Magen-Darm-Traktes	Polyglycolsäure	4-0–2-0	HR10/43	Dexon Vicryl
	(Zwirn) (Seide)	3-0–2-0	HR22/37 mit Abziehnadel	(Zwirn) (Seide)
	Polyester	3-0–4-0		Mersilene

- Der einfache Knoten oder Schifferknoten besteht aus 2 gegenläufigen Schleifen.
- Der geworfene Knoten hat keinen festen Sitz nach der ersten Schleife. Er kann dadurch bei der zweiten Schleife nachgezogen werden.
- Der chirurgische Knoten hat eine doppelte erste Schleife und dadurch auch ohne Fadenzug einen festen Sitz.

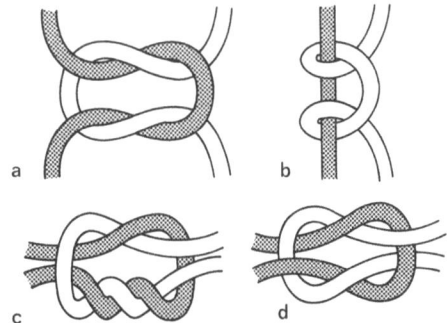

Abb. 1.40. Knotenformen. **a** Schifferknoten, **b** geworfener Knoten, **c** chirurgischer Knoten, **d** Weberknoten

1.16 Nahttechniken

Chirurgische Nähte werden mit einem Nadelhalter und einer Pinzette gelegt. Die Instrumentenlänge muß der Tiefe des Operationsgebietes angepaßt sein. Die Ligaturen dagegen werden nicht durch das Gewebe, sondern um Gewebsbrücken oder Gefäße, die mit Klemmen gefaßt sind, gelegt. Die

Ligaturen können mit dem freien Faden oder mit instrumenteller Hilfe gelegt werden. Dabei wird der Faden mit der Spitze einer Pean- oder Overholt-Klemme gefaßt. Dieses Einspannen des Fadens ist für Ligaturen in tiefliegenden Operationsgebieten unbedingt erforderlich. Die Gefahr des

Abgleitens beim Saugen oder Tupfen ist bei Ligaturen wesentlich größer als bei Nähten. Deshalb werden z. B. zum Verschluß größerer Gefäße Durchstichligaturen gelegt, d. h. das Gefäß wird durchstochen und um beide Seiten der Klemme verknotet.

Im folgenden sollen die gebräuchlichsten Nahttechniken kurz beschrieben werden.

1. Die Knopfnaht ist die am häufigsten angewandte Naht überhaupt. Sie ist bei 2 gleichen Hautlefzen oder Wundrändern gut geeignet. Ein- und Ausstichstelle sind in gleicher Entfernung vom jeweiligen Wundrand. In der Tiefe muß der Stich, bei der Hautnaht, bis in die Subkutis reichen.
Anwendung: Haut, Subkutis, Faszie, Darm usw.

2. Rückstichnaht nach Donati und McMillen oder die vertikale „U"-Naht: Bei dieser Naht erfolgt der erste Stich wie bei der Knopfnaht. Der Rückstich erfolgt in Gegenrichtung dicht am Wundrand und reicht nur bis in die obere Lederhaut. Dadurch wird eine sehr gute Adaptation erreicht.
Anwendung: Haut.

3. Die Allgöwer-Naht: Sie unterscheidet sich von der Donati-Naht dadurch, daß auf einer Seite die gesamte Haut und auf der Gegenseite nur Kutis und Subkutis gefaßt werden. Dadurch werden die Ein- und Ausstichstellen auf der einen Wundseite vermieden.
Anwendung: Haut.

4. Die fortlaufende Knopfnaht kann mit oder ohne Durchschlingung gelegt werden. Auch die Rückstichnaht kann fortlaufend genäht werden. Sie wird jedoch nur selten verwendet.
Anwendung: Gefäße, Darm, Peritoneum usw.

5. Die horizontale „U"-Naht nach Lexer. Bei dieser Nahttechnik werden sowohl beim Hin- als auch beim Rückstich beide Wundlefzen im gleichen Abstand vom Wundrand gesetzt. Es wird eine gute Adaptation und Blutstillung erreicht.
Anwendung: Bruchoperationen.

6. Die „Z"-Naht ist eine Achtertournaht. Sie wird z. B. zur Sicherung des eingestülpten Appendixstumpfes verwendet.

7. Die Intrakutannaht nach Chassaignac und Halsted ist eine fortlaufende Naht, die in der Kutisebene gelegt wird. Die Stichrichtung ist dabei meist parallel zum Oberflächenverlauf.
Anwendung: Gesicht, kosmetisch wichtige Hautstellen.

8. Wundklammern nach Michel werden mit einer speziellen Pinzette gesetzt. Vor Schließen der Klammer muß eine gute Wundrandadaptation mit 2 Pinzetten erreicht werden.

9. Die Subkutannaht: Bei dicker Subkutanschicht mit der Gefahr der Höhlenbildung wird das Subkutangewebe durch Einzelknopfnähte des Subkutangewebes adaptiert. Die Naht soll in der Tiefe bis an die Faszie heranreichen.

10. Die Tabaksbeutelnaht wird zum Verschluß von Bruchsäcken verwendet. An der Bruchsackbasis wird durch mehrmaliges Ein- und Ausstechen eine zirkuläre Naht gelegt. Durch deren Knüpfen wird ein sicherer Verschluß erreicht.

11. Magen-Darm-Anastomosen können 1- bis 3reihig durchgeführt werden. Je mehr Nahtreihen verwendet werden, desto größer wird die Gefahr der Stenosenbildung. Bei korrekter Durchführung bieten alle Nahttechniken etwa den gleichen Schutz vor dem Auftreten einer Nahtinsuffizienz.
Die Schleimhautnaht bei der zweischichtigen Anastomose wird als fortlaufende oder als Einzelknopfnaht gelegt. Da der Stichkanal ein potentieller Infektionsweg ist, soll für diese Naht ein resorbierbarer Fa-

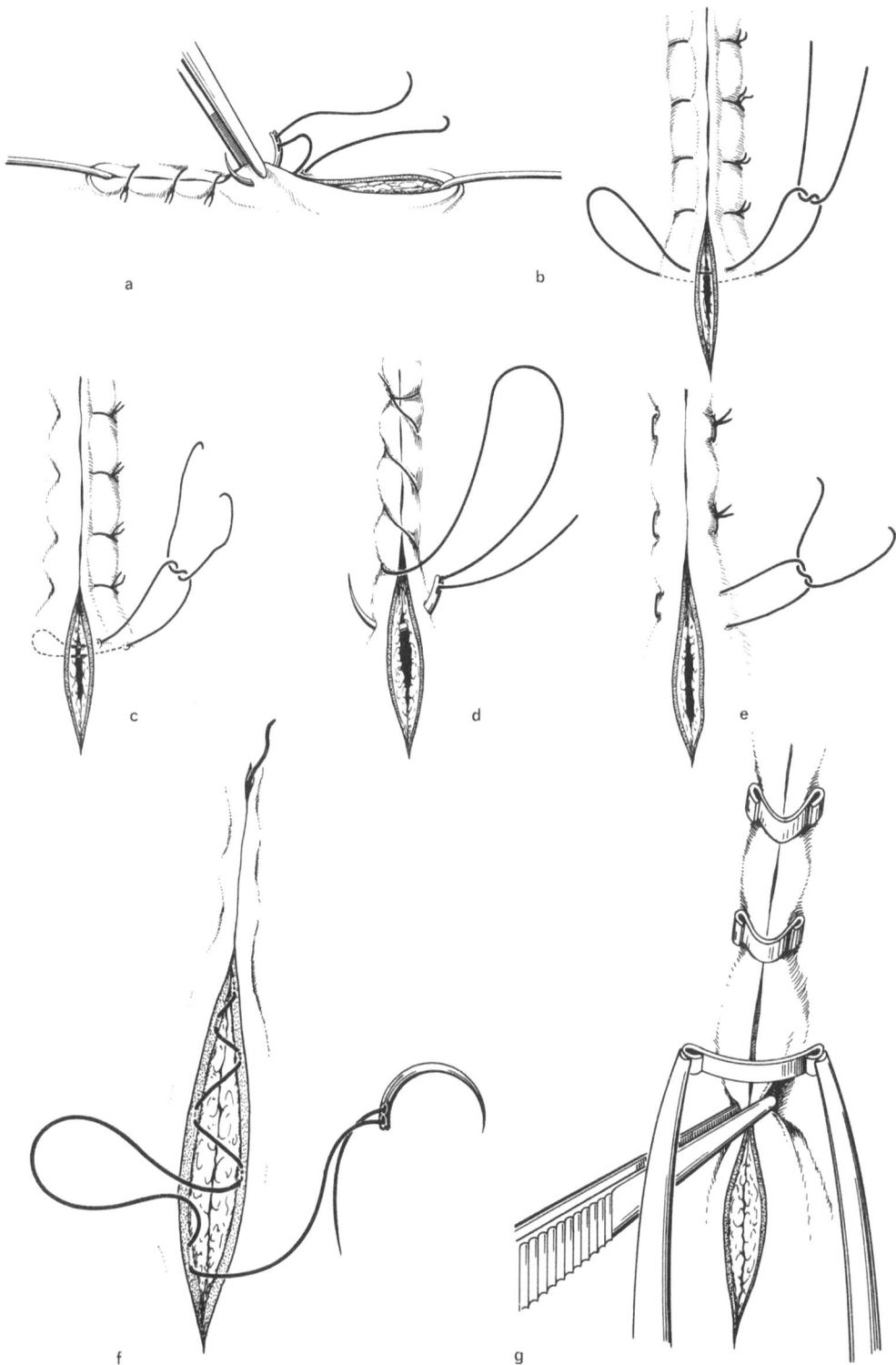

Abb. 1.41. Wundnähte. **a** Einzelkopfnaht, **b** Donati-Naht, **c** Allgöwer-Naht, **d** fortlaufende Kopfnaht, **e** horizontale „U"-Naht nach Leber, **f** Intracutannaht, **g** Hautklammern

43

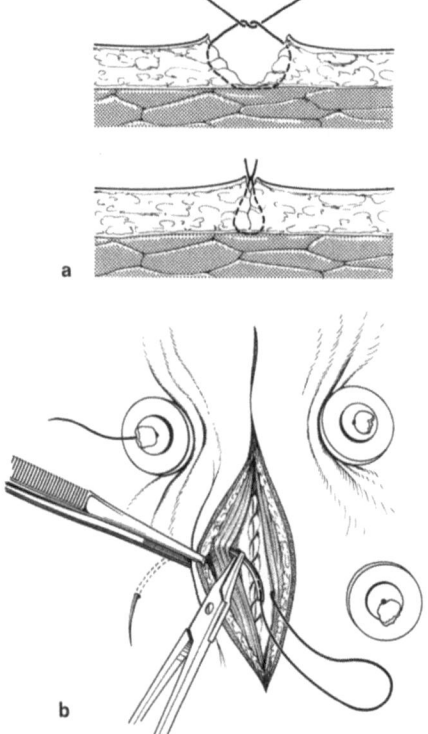

Abb. 1.42. a Subcutannaht, **b** Bleiplattenentlastungsnaht

den verwendet werden. Es soll auch kein multifiler Faden verwendet werden, da hier die Dochtwirkung unerwünscht ist. Es wird deshalb Dexon oder Chromkatgut verwendet (Tabelle 1.4).

Bei der seromuskulären Nahtreihe oder bei der einreihigen Anastomose werden meist Einzelknopfnähte verwendet. Auch für diese Naht eignet sich am besten Dexon (s. auch Magen-Darm-Operationen).

12. Bleiplattennähte werden zur Entlastung eines Wundverschlusses, z.B. nach einer schwer zu verschließenden Laparotomie, verwendet. Ein- und Ausstich befinden sich beidseits der Wunde in einigen Zentimetern Abstand. Die Naht durchsticht alle Bauchwandschichten mit Ausnahme des Peritoneums. Die Nahtführung wird nach Anheben der Bauchdecke optisch oder mit der tastenden Hand kontrolliert. Als Naht-

material dient ein kräftiger Stahldraht oder Mersilenefaden (Abb. 1.42).

1.17 Wunddrainagen

Wenn mit einer wesentlichen Blut- oder Gewebsflüssigkeitsansammlung im Operationsgebiet gerechnet wird oder die Gefahr einer Anastomoseninsuffizienz besteht und diese schnell erkannt werden muß, wird eine Drainage in das Operationsgebiet eingelegt (Drainage = Ableitung). Es gibt verschiedene Drainagemöglichkeiten.

1. Die Penrose-Drainage: Sie besteht aus einem dünnwandigen Gummischlauch, durch den ein Mullstreifen verläuft. Die Drainage beruht auf der Kapillarkraft des Mullnetzes.

Anwendung: Subkutan- und Subfaszialdrainagen.

2. Redondrainagen bestehen aus einem etwa 50 cm langen durchsichtigen Schlauch, der an einem Ende auf einer Länge von etwa 10 cm mit zahlreichen Perforationen versehen ist. Die Drainageausleitung geschieht in den meisten Fällen nicht durch die Operationswunde selbst, sondern mit Hilfe eines entsprechenden Redonspießes durch die Haut in der Nähe der Operationswunde. Mittels eines Zwischenstückes wird die Drainage an eine Vakuumflasche angeschlossen. Um ein unbeabsichtigtes Herausgleiten der Drainage zu verhindern, wird eine Fixationsnaht angelegt.

Anwendung: Hernien-, Strumaoperationen u.a.

3. Die Miniredovacdrainage entspricht der Redondrainage, ist jedoch wesentlich kleiner.

Anwendung: z.B. LK-Probexzision, Weichteilwunden.

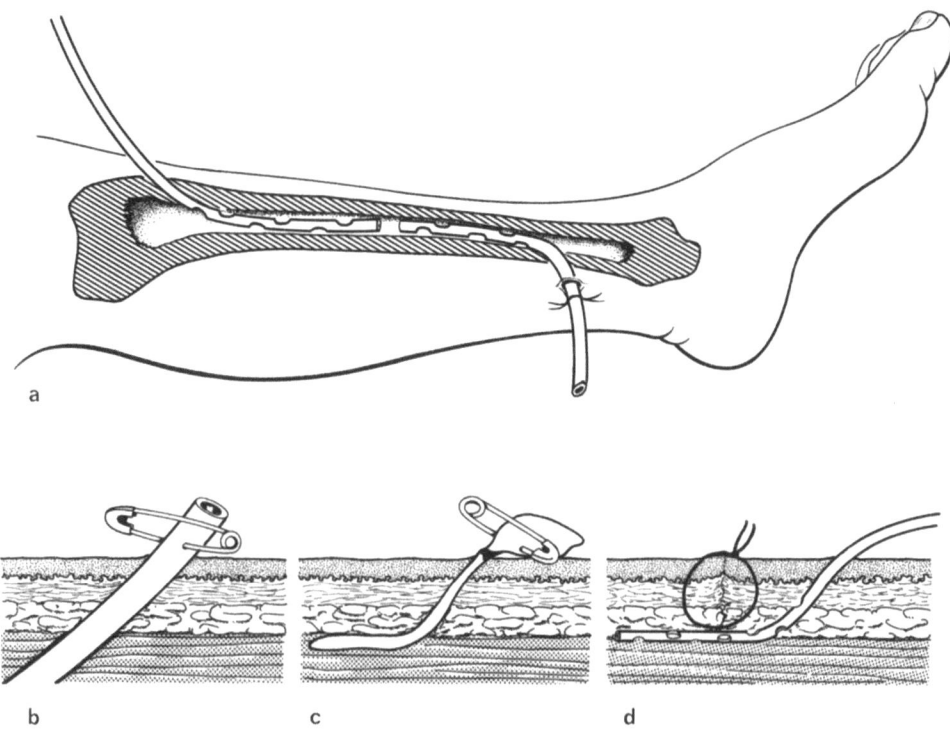

Abb. 1.43. a–d. Drainagemöglichkeiten. **a** Spul-Saugdrainage, **b** Sperrdrainage, **c** Penrose-Drainage, **d** Redondrainage

4. Gummischlauchdrainagen werden als Sperrdrains, z. B. bei subkutanen Eiterungen, verwendet. Sie verhindern das Verkleben der Wundränder und sichern somit den Abfluß. Um ein Hineinfallen der Drainage in die Wunde zu verhindern, werden auch hier, wie bei allen nicht mit einem Abflußsystem in Verbindung stehenden Drainagen, Sicherheitsnadeln durch die Drainage gestochen. Durch eine zusätzliche Annaht kann auch das Herausgleiten verhindert werden.

5. Silikondrainagen werden wegen ihrer geringen Gewebsreizung bei Operationen im Bauchraum verwendet, z. B. Gallenblasen- und Gallengangsoperationen, Magen- und Darmoperationen, Pankreasdrainage.

6. Die „T"-Drainage ist eine spezielle T-förmige Gummidrainage, die nach Operationen an den Gallenwegen in den Ductus choledochus eingelegt wird. Der Querteil wird in den Gallengang gelegt. Das freie Ende wird durch die Bauchdecke ausgeleitet und an ein steriles Ableitungssystem angeschlossen. Immer wird in unmittelbarer Nähe der „T"-Drainage eine Silikondrainage eingelegt, die erst nach der „T"-Drainage entfernt werden darf (s. Gallenblasenoperationen).

7. Bülau-Drainagen sind biegsame Kunststoffdrainagen mit abgerundetem Ende, die nach Thorakotomien oder bei Pneumo-, Hämato- und Pyothorax in die Pleurahöhle eingelegt werden. Sie werden über ein Zwischenstück an eine Saugpumpe angeschlossen. Der Sog soll etwa 20 cm H_2O entsprechen. Die Drainage wird mit kräftigen Nähten gegen Verrutschen gesichert. Die Einführungsstelle muß luftdicht verschlossen sein.

Sie wird auch zur Drainage des Retroperitonealraums verwendet.

8. Spül-Saug-Drainagen werden bei infektiösen oder nekrotisierenden Erkrankungen verwendet. Durch 2 nicht zu nahe aneinanderliegende Hautstellen werden 2 Drainagen in das Operationsgebiet eingelegt.

Durch eine Drainage wird Spülflüssigkeit eingeführt. Diese wird über die zweite Drainage wieder abgeleitet.

9. Flötedrainagen sind orgelpfeifenartig angeordnete Drainagen, die zur Drainage langer Wundgebiete angewendet werden.

2 Operationen der Halsregion

2.1 Anatomische Grundlagen

Der Hals reicht im anatomischen Sinn vom Unterkieferunterrand bis zum Sternum und den beiden Schlüsselbeinen. Funktionell, aber auch vom chirurgischen Standpunkt, wird der Bereich dorsal der Querfortsätze der Halswirbelsäule als Nacken von der eigentlichen Halsregion unterschieden.

Die vordere Halsregion zeigt in der Medianebene von kranial nach kaudal das Zungenbein, den Kehlkopf und in dessen Verlängerung die Trachea. Auch in der Medianebene, direkt dorsal der oben genannten Organe, befinden sich der Schlund und der Ösophagus.

Zu beiden Seiten des Kehlkopfes findet man die beiden Schilddrüsenlappen, die vor der Trachea durch den Isthmus miteinander verbunden sind. Dorsal der Schilddrüsenlappen findet man auf jeder Seite 2 Nebenschilddrüsen (Abb. 2.1).

Seitlich der Schilddrüse verlaufen die großen Halsgefäße: A. carotis, V. jugularis interna und der N. vagus. Von der A. carotis externa und der A. subclavia zieht je eine Arterie zu dem Schilddrüsenlappen. Die untere Arterie wird von den Stimmbandnerven gekreuzt (N. recurrens).

Weiter dorsal ist die Halswirbelsäule mit der prävertebralen Muskulatur.

Die großen Halsgefäße werden ventral und lateral vom M. sternocleidomastoideus gekreuzt. Zwischen Zungenbein einerseits und dem Sternum und den beiden Schlüsselbeinen zieht die untere Zungenbeinmuskulatur. Diese bedeckt den Kehlkopf und die Schilddrüse. Sie werden von der Zervikalfaszie bedeckt, in der die vorderen Jugularvenen verlaufen (Abb. 2.2).

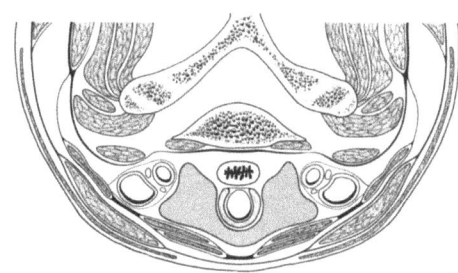

Abb. 2.1. Querschnitt des Halses in Höhe der Schilddrüse

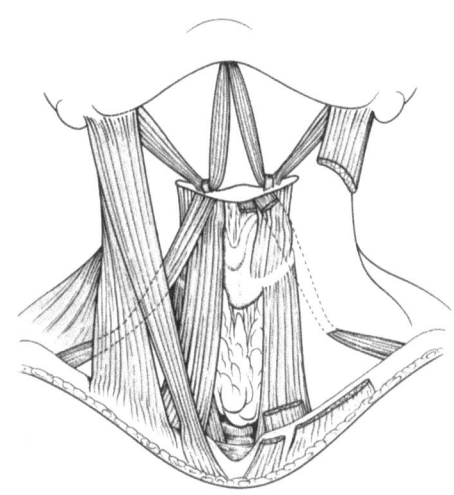

Abb. 2.2. Ansicht der vorderen Halsregion von vorn

Direkt unter der Haut befindet sich der Hautmuskel Platysma.

Die seitliche Halsregion wird durch das Schlüsselbein, den M. sternocleidomastoideus (Kopfnicker) und den Vorderrand des Kapuzenmuskels (M. trapezius) begrenzt (Abb. 2.3).

Hier verlaufen, über der ersten Rippe, von medial vorn nach lateral hinten die V. subclavia, A. subclavia und die Stränge des

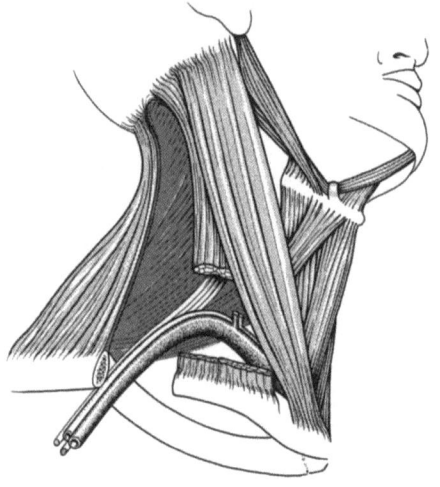

Abb. 2.3. Seitliche Halsregion

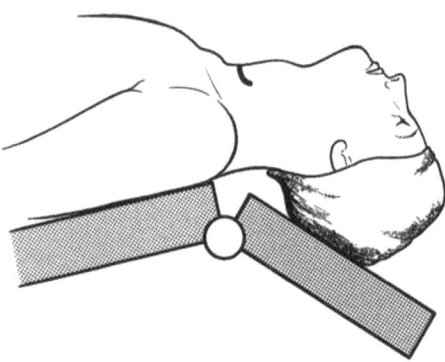

Abb. 2.4. Lagerung und Schnittführung bei den Strumaoperationen

Plexus brachialis. Die Arterie und die Vene werden durch den Ansatz des M. scalenus anterior voneinander getrennt. Auf der Vorderseite dieses Muskels verläuft der N. phrenicus. Am Hinterrand des M. sternocleidomastoideus treten die meisten Nerven des Zervikalplexus hervor.

Im Fettgewebe der seitlichen Halsregion befinden sich zahlreiche Lymphknoten.

2.2 Schilddrüsenoperationen

Operationsindikation. Struma, Adenom oder Karzinom der Schilddrüse. Jede Schilddrüsenvergrößerung wird, unabhän-

gig ihrer Ursache, als Struma bezeichnet. Die Strumahäufigkeit ist regional verschieden. Dies ist insbesondere durch Jodmangel des Trinkwassers in Endemiegebieten bedingt. Die chirurgische Behandlung einer Struma ist angezeigt, wenn

- es zu einer mechanischen Kompression der Trachea, ggf. zusätzlich auch der Speiseröhre kommt;
- eine konservativ nicht behandelbare Hyperthyreose besteht;
- das Szintigramm, die zytologische oder die klinische Untersuchung den Verdacht auf Malignität ergeben;
- schnelle Wachstumstendenz,
- retrosternale Ausbreitung,
- große rezidivierende Zysten
- oder eine kosmetische Indikation bestehen.

Lagerung. Bei allen Schilddrüsen- und Nebenschilddrüseneingriffen liegt der Patient in Rückenlage. Durch Absenken des Kopfendes oder durch ein unter die Schultern des Patienten gelegtes aufblasbares Luftkissen wird die Halswirbelsäule überstreckt (Abb. 2.4). Ein Gummiring, der unter den Kopf des Patienten gelegt wird, verhindert das seitliche Abrutschen des Kopfes. Der eine Arm wird auf eine Armschiene gelagert. Der andere bleibt am Körper anliegend. Durch eine Schaumstoffhülle wird eine Schädigung des N. radialis und N. ulnaris vermieden. Der Oberkörper des Patienten kann leicht angehoben werden. In diesem Fall werden die Beine des Patienten leicht angewinkelt. Die Oberkörperanhebung darf aber nicht so stark sein, daß in den Jugularvenen ein negativer Druck entsteht und dadurch die Gefahr der Luftaspiration auftritt.

Die Neutralelektrode der Elektroagulation wird unter das Gesäß oder an einem Oberschenkel angebracht.

Die Schilddrüsenoperationen können aber auch in normaler Rückenlage mit leicht überstrecktem Hals durchgeführt werden.

Abdeckung. Die Abdeckung kann z. B. wie bei einer Bauchoperation erfolgen. In diesem Fall wird am Kopfende ein großes Abdecktuch quer und ein zweites längs über den Körper des Patienten gelegt. Zu beiden Seiten des Operationsgebietes werden 2 doppelte kleine Abdecktücher gelegt.

Die Abdeckung nach kranial kann auch so geschehen, daß unter den Kopf ein doppeltes Sterntuch gelegt wird und das obere der beiden über dem Gesicht geschlossen wird. Ein weiteres Sterntuch wird quer über den Kopf bis zum Mandibulaunterrand gelegt. Im weiteren entspricht die Abdeckung dem oben beschriebenen Vorgehen.

Wenn eine große retrosternale Struma vorhanden ist und eine Sternotomie erforderlich werden kann, muß die Abdeckung nach kaudal entsprechend erweitert werden.

Die Abdecktücher können untereinander mit Tuchklemmen (Backhaus-Klemmen) fixiert werden. Ein Mitfassen der Haut ist meist nicht erforderlich.

Nach Abtrocknen wird das Operationsgebiet mit einer durchsichtigen selbstklebenden Folie abgedeckt. Dadurch wird das Einwandern von Keimen aus den Hautporen in die Operationswunde vermieden. Diese Folie wird praktisch bei allen allgemeinchirurgischen Eingriffen verwendet.

Eine Magnetgummiplatte kann kaudal des Operationsgebietes fixiert werden, um das Herabgleiten von häufig benötigten Instrumenten zu verhindern.

Stellung. Der Operateur steht rechts, der erste und zweite Assistent sowie die Operationsschwester stehen links am Patienten. Wenn bei Mitabdecken des Kopfes ein dritter Assistent vorhanden ist, so steht dieser kopfendwärts auf der Seite des Operateurs.

Anästhesie. Intubationsnarkose (ITN).

2.2.1 Subtotale Strumaresektion

Diese Operation ist die Methode der Wahl bei den meisten Schilddrüsenerkrankungen. Sie kann ein- oder beidseitig durchgeführt werden. Nur bei malignen Erkrankungen oder bei isolierten Adenomen ist ein anderes operatives Vorgehen angezeigt.

Zugang. Die Haut wird 1–2 Querfinger (QF) über dem Jugulum in einer Hautfalte bogenförmig inzidiert *(Kocher-Kragenschnitt)*. Der Hautschnitt und die Mittellinie werden vor der Operation in Normalstellung markiert, um eine symmetrische Schnittführung zu erreichen (Abb. 2.4)

Operationstechnik

Mit einem zweiten Skalpell, aber in der gleichen Ebene, wird der Platysmamuskel durchtrennt.

Die Blutstillung wird mit Pean-Klemmen und Ligaturen mit dünnem 3-0-Dexon/Vicrylfaden erreicht. Elektrokoagulationen sind hier wegen der Gefahr der Kutisnekrosen und der dadurch bedingten schlechteren Wundheilung zu vermeiden.

2 Umlegungstücher können nun mit Michel-Klammern an den beiden Wundrändern fixiert werden.

Am oberen und am unteren Wundrand wird nun der Haut-Platysma-Lappen von der Zervikalfaszie abgelöst.

In der vorderen Zervikalfaszie werden üblicherweise die vorderen Jugularvenen isoliert und mit 3-0-Dexonligaturen unterbunden.

Spaltung der unteren Zungenbeinmuskulatur in der Mittellinie (Abb. 2.5).

Bei kleineren Strumen reicht das Zur-Seite-Halten der unteren Zungenbeinmuskulatur mit jeweils einem Roux-Haken. Bei größeren Strumen kann sie teilweise oder auch ganz durchtrennt werden. Um Blutungen an der Durchtrennungsstelle zu vermeiden, wird vorher zu beiden Seiten der Durchtrennung je eine Kocher-Klemme angelegt. Die

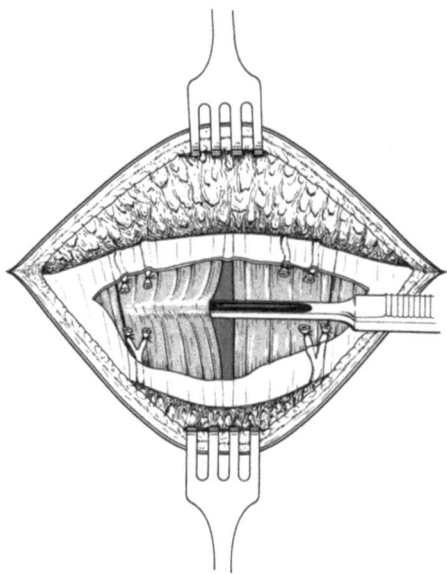

Abb. 2.5. Strumaresektion. Durchtrennung der unteren Zungenbeinmuskulatur

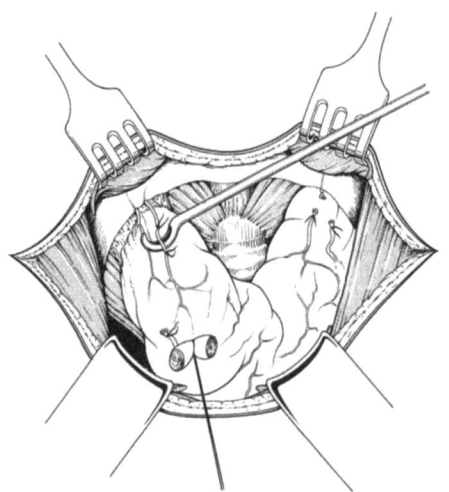

Abb. 2.6. Strumaresektion. Ligatur der oberen Polarterien

Durchtrennung selbst wird mit einem Messer auf einer geraden Kocher-Rinne durchgeführt.

Der freipräparierte Strumalappen kann mit Strumahaltenähten (mit dickem Zwirn über Mullröllchen geknüpft, um ein Einschneiden in das Strumagewebe zu verhindern) oder durch Fassen mit

einer Tuchklemme nach unten gezogen werden. Dadurch werden die oberen Polgefäße dargestellt. Diese werden zwischen 2 Overholt-Klemmen durchtrennt und mit Dexonligaturen unterbunden. Die Ligaturen können auch mit dem Dechamps und Rinne gelegt werden und anschließend die Durchtrennung des Gefäßes durchgeführt werden (Abb. 2.6).

Darstellung der seitlichen Teile und des unteren Schilddrüsenpols. Unterbindung der hier verlaufenden Venen. Die unteren Schilddrüsenarterien werden von manchen Operateuren immer, von anderen nur bei der Hyperthyreose ligiert. Dazu wird die Arterie möglichst nahe an der A. carotis dargestellt, um eine Verletzung des N. recurrens zu vermeiden. Die Arterie wird mit Dexon 2-0 ligiert, aber nicht durchtrennt.

Nun wird der obere und der untere Rand des Isthmus freipräpariert, mit einer Overholt-Klemme unterfahren und zwischen 2 Klemmen durchtrennt.

Der Schilddrüsenlappen wird auch an seiner Medialseite teilweise freipräpariert, ohne dabei aber zu tief zu gehen, da hier der N. recurrens in den Kehlkopf eindringt.

Die Resektionslinie wird mit kleinen Kocher-Klemmen oder mit 3-0-Dexonnähten markiert (Abstichnähte).

Resektion mit einem Skalpell, und zwar in einer nach dorsal verlaufenden Ebene sowohl von medial als auch von lateral. Es verbleibt ein daumenendgliedgroßer Drüsenrest. Bei stärkeren Blutungen in der Resektionsfläche können diese mit Pean-Klemmen gefaßt und mit Dexonligaturen versorgt werden. Kleinere Blutungen können, aber müssen nicht koaguliert werden.

Die medialen und lateralen Abstichnähte werden miteinander verknüpft. Dazwischen werden zur Blutstillung meistens noch Zwischennähte mit 3-0-Dexon gelegt. Falls vorher keine Abstichnähte gelegt wurden, wird nun mit dem gleichen Nahtmaterial eine fortlaufende Wundbettnaht durchgeführt. Diese Naht darf nicht zu tiefgreifend gelegt werden, da ansonsten der N.recurrens mitgefaßt werden kann (Abb.2.7). Gleiches Vorgehen auf der Gegenseite.

Falls ein Lobus pyramidalis vorhanden ist, muß dieser bis zu seinem kranialen Ende freipräpariert und entfernt werden. Ansonsten tritt ein kosmetisch störendes Rezidiv in der Mittellinie auf.

In die Loge jedes Schilddrüsenlappens wird eine Redon-Drainage (10 Ch.) eingelegt.

Naht der unteren Zungenbeinmuskulatur mit Dexoneinzelknopfnähten oder bei Fassen der Muskulatur mit Kocher-Klemmen mit fortlaufender Naht um die beiden Klemmen herum.

Subkutane Redondrainage. Alle Drainagen werden außerhalb der Wunde ausgeleitet (10 Ch.).

Subkutane Einzelknopfnähte mit 4-0-Dexon.

Hautrückstichnähte nach Allgöwer oder Intrakutannaht.

Komplikationen. Verletzung des N.recurrens, Nachblutung, Hypoparathyreoidismus.

Operationsinstrumente

Grundsieb
Zusätzlich werden benötigt:
1 mittlere Inzisionfolie
1 Blaustift zum Anzeichnen der Schnittlinie
1 Paar Wundhaken nach Parker (kleine Roux-Haken)
8 gerade Klemmen nach Kocher
1 Einmalspritze 20 ml mit Kochsalzlösung
2–3 Redrondrainagen 10 Ch. mit Spieß

Instrumententisch für die Strumaresektion:
15 Klemmen nach Pean
 2 Scheren nach Cooper
 2 kurze chirurgische Pinzetten
 2 Skalpelle
 1 kurze atraumatische Pinzette

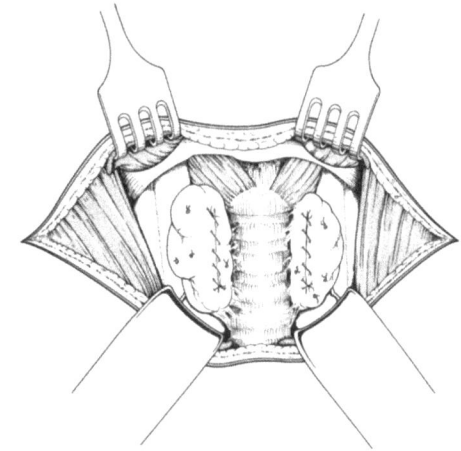

Abb.2.7. Endzustand nach subtotaler Resektion beider Strumalappen

 2 atraumatisch mittellange Pinzetten: einmal fein, einmal breit
 2 Scheren nach Mayo-Lexer
 1 feine mittellange Schere nach Metzenbaum
 2 Präpariertupfer
 2–3 Stieltupfer
10–12 Klemmen nach Kocher
 2 Klemmen nach Overholt-Geißendörfer
 2 Klemmen nach Backhaus
 3 Paar Haken nach Langenbeck, klein, mittel und groß
 1 Paar Sechszinkerhaken
 1 Paar scharfe Sechszinkerhaken
 1 Paar stumpfe Vierzinkerhaken
 1 Führungshohlsonder nach Kocher
 1 Paar Haken nach Roux
 1 Paar Haken nach Parker.

Zusatztisch für die Strumaresektion:
 4 Waschzangen
 1 Schale für das Präparat
 2 Nadelhalter nach Hegar
 1 feiner Nadelhalter nach Hegar
20 Tuchklemmen nach Backhaus.

2.2.2 Adenomenukleation

Bis zu der Schilddrüsendarstellung ist der Operationsverlauf wie unter 2.2.1 beschrieben.

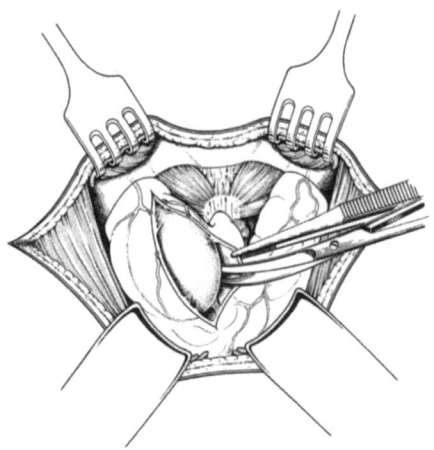

Abb. 2.8. Strumaadenomenukleation

Operationstechnik

Die untere Zungenbeinmuskulatur braucht nicht durchtrennt zu werden.

Durch eine Inzision des Parenchyms über dem Adenom oder durch eine kleine Exzision in diesem Bereich wird das Adenom dargestellt (Abb. 2.8).

Das Adenom läßt sich stumpf, durch Spreizen der Branchen einer Präparierschere, isolieren. Das umgebende Gewebe sollte jedoch bei nicht auszuschließender Malignität im Sinne einer partiellen Resektion mitentfernt werden, um ein infiltratives Wachstum erkennen zu können.

Die Inzision wird mit einer fortlaufenden Naht verschlossen.

Das weitere Vorgehen entspricht wieder dem unter 2.2.1 beschriebenen.

Es wird nur eine Redondrainage in die Schilddrüsenloge gelegt und zwar so, daß ein Teil der Perforationen im Subkutanbereich zu liegen kommt.

Komplikationen. Nachblutung.

Operationsinstrumente
Wie unter 2.2.1 beschrieben.

2.2.3 Thyreoidektomie

Die Thyreoidektomie wird bei malignen Erkrankungen der Schilddrüse durchgeführt. Sie wird meist beidseitig, bei bestimmten histologischen Befunden aber auch nur einseitig durchgeführt.

Operationstechnik

Es werden immer beide Schilddrüsenarterien ligiert (2-0-Dexon).

Nach Darstellung der Vorder- und Seitenflächen des Schilddrüsenlappens wird auch die Rückseite unter sorgfältiger Schonung des N. recurrens freipräpariert. Es wird dazu ein Präpariertupfer verwendet.

Bei der Präparation muß auch auf die gelb-bräunlichen Nebenschilddrüsen geachtet werden. Bei versehentlicher Entfernung müßten diese gleich in die Unterarmmuskulatur reimplantiert werden. Wenn die Schilddrüse weit in das Mediastinum reicht, ist eine partielle Sternotomie erforderlich. Diese wird mit einer oszillierenden Säge oder mit einem Osteotomiemeißel durchgeführt.

Die Drainagen und der Wundverschluß entsprechen der subtotalen Resektion.

Komplikationen. Insbesondere bei der Thyreoidektomie, aber auch bei der Resektion können auftreten: Verletzungen des N. recurrens, Strumarezidiv, Hypoparathyreoidismus durch Entfernung aller Nebenschilddrüsen sowie allgemeine Operationskomplikationen wie Nachblutung oder Infekt.

Operationsinstrumente
Wie unter 2.1.1 beschrieben. Bei der Sternotomie werden zusätzliche Instrumente benötigt (Abb. 2.9).

Zusätzliches Instrumentarium:
Sternumsäge mit Druckluftanschluß.

Sternumsieb, davon:
Lebsche-Meißel
Hammer

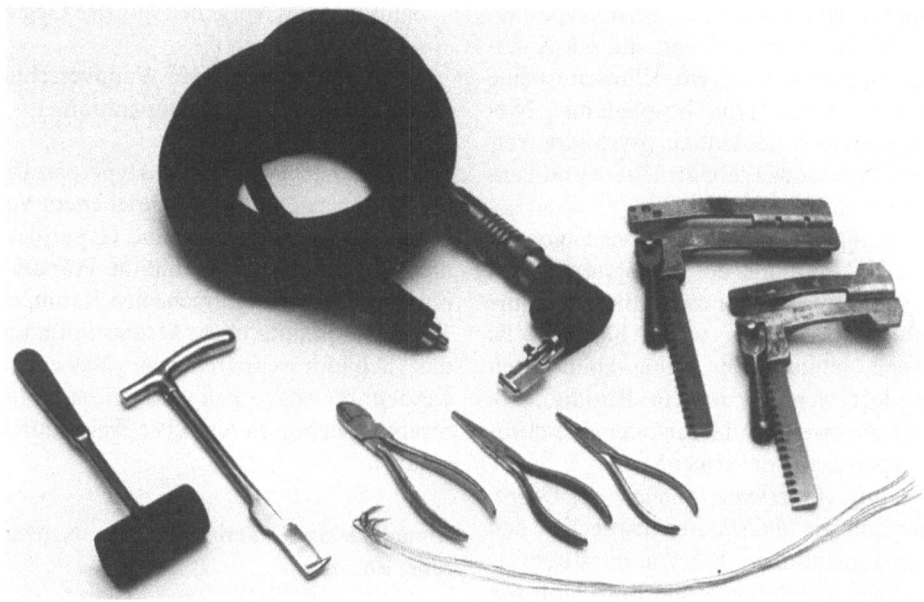

Abb. 2.9. Instrumentarium zur Sternotomie. **Oben:** Sternotomiesäge mit Druckluftschlauch. **Unten** von **links** nach **rechts:** Holzhammer, Lebsche-Sternum- meißel, Seitenschneider, Flachzange, Rundzange, Sternum- und kleiner Thoraxsperrer, Sternumdrähte

Sternumsperrer oder
kleiner Thoraxsperrer
1 Bündel Bauchtücher
2 Umlegungstücher
Knochenwachs
Kugelansatz für die Diathermie zur Koagulation.

Zum Verschluß des Sternums:
Drahtnähte
Kräftiger Nadelhalter
5–8 Klemmen nach Kocher, kurz, gerade
1 Flachzange zum Nachdrehen der Drähte
1 Zwickzange zum Abzwicken der Drähte
1 Rundzange zum Umbiegen der Drahtenden.

2.2.4 Strumarezidiv

Ein Rezidiv entsteht aus einem nicht entfernten Lobus pyramidalis oder aus Parenchymresten im Bereich der oberen Polgefäße. Durch die vorausgegangene Operation bestehen zahlreiche Verwachsungen, die das Präparieren und das Erkennen von anatomischen Strukturen erheblich erschweren. Dadurch ist die Komplikationshäufigkeit bei diesen Eingriffen erheblich höher.

Operationstechnik

Die Operationstechnik ist dem Vorgehen bei der Strumaresektion prinzipiell gleich, jedoch wird die Exstirpation intrakapsulär, d. h. im Schilddrüsengewebe selbst, durchgeführt. Die Präparation geschieht stumpf, mit einem Präpariertupfer, oder scharf, mit einer Präparierschere, je nach den Verhältnissen im Einzelfall.

Operationsinstrumente
Wie unter 2.1.1 beschrieben.

2.3 Nebenschilddrüsenoperationen

Operationsindikation. Die einzige chirurgische Erkrankung der Nebenschilddrüse stellt der Hyperparathyreoidismus dar. Er

53

kann auf einem Adenom, einer Hyperplasie oder, in seltenen Fällen, auf ein Karzinom zurückzuführen sein. Klinisch ist eine Hyperkalzämie, Hypophosphatämie, Nierensteine, Knochenumbau, psychische Veränderungen sowie gehäuft Ulzera und Pankreatitis vorhanden.

Die präoperative Lokalisationsdiagnostik ist, mit Ausnahme der Sonographie und der etagenweise venösen Blutentnahme aus den Halsvenen, wenig hilfreich. Es müssen immer alle Nebenschilddrüsen freigelegt werden, um ein Rezidiv, z.B. durch ein zweites Adenom oder eine diffuse Hyperplasie, zu vermeiden.

Lagerung, Abdeckung, Stellung der Operateure und die *Anästhesie* entsprechen den Strumaoperationen. Bei V.a. intrathorakaler Lage einer Nebenschilddrüse muß wie bei der retrosternalen Struma nach kaudal so abgedeckt werden, daß auch eine obere mediane Sternotomie möglich ist (s. Thoraxoperationen, S. 81).

Zugang und Darstellung der Nebenschilddrüsen wie bei der Strumaoperation.

Operationstechnik

Die Schilddrüsenlappen werden seitlich und dorsal freipräpariert. Wie bei den Strumaoperationen muß hier der N. recurrens geschont werden. Die Präparation geschieht stumpf mit einem Stieltupfer. Wenn seitliche Schilddrüsenvenen vorhanden sind, werden diese zwischen Overholt-Klemmen durchtrennt und mit 3-0-Dexonligaturen unterbunden.

Mit Haltefäden oder einer Faßzange wird der Schilddrüsenlappen zur Gegenseite gezogen. Nebenschilddrüsenadenome haben eine gelbbräunliche Farbe und sind weicher als die Strumaadenome.

Das Adenom der Nebenschilddrüsen wird freipräpariert, seine Blutzufuhr wird unterbunden, und zur Diagnosestellung wird eine sofortige histologische Untersuchung durchgeführt. Anschlie-

ßend gleiches Vorgehen auf der Gegenseite.

Die Drainage und der Wundverschluß entsprechen der Strumaoperation.

Wenn bei nachgewiesenem Hyperparathyreoidismus nach oben beschriebenem Vorgehen ein Adenom oder eine Hyperplasie nicht gefunden wurde, muß die Präparation auf den ösophagotrachealen Raum, die Thymusdrüse, das obere Mediastinum und das Schilddrüsenparenchym ausgedehnt werden. Im letzten Fall wird eine subtotale Strumaresektion in typischer Weise durchgeführt.

Komplikationen. Verletzung des N. recurrens, Rezidiv.

Operationsinstrumentarium
Wie unter 2.1.1 beschrieben. Zusätzlich Hemo-Clip mit Zange, Silikonzügel.

2.4 Zenker-Divertikel

Das Zenker-Divertikel ist eine Schleimhautausstülpung des Ösophagus durch eine Muskellücke am Ösophaguseingang. Es ist ein sog. Pulsationsdivertikel, d.h. es entsteht durch Druck von innen. Die typische Lokalisation ist links seitlich, jedoch kommt auch eine Lage dorsal und rechts vor. Durch die Ansammlung von Speisen kommt es zu einer Größenzunahme des Divertikels, was zur Kompression des Ösophagus führt und sich durch Schluckbeschwerden, Regurgitation von unverdauten Speisen und unangenehmen Mundgeruch äußert.

Operationsindikation besteht beim Auftreten von Beschwerden.

Lagerung. Der Patient ist in Rückenlage, der Kopf nach dorsal überstreckt und zur Gegenseite gedreht. Durch Unterlegen eines Gummiringes wird der Kopf in dieser Lage fixiert.

Lagerung der Arme, Abdeckung des Operationsgebietes und *Stellung* der Operateure wie bei der Strumaoperation.

Anästhesie. ITN.
Zugang. Der Hautschnitt wird entweder entlang des Vorderrandes des Kopfnickermuskels (M. sternocleidomastoideus) oder, kosmetisch günstiger, als seitlicher Kragenschnitt gelegt.

Operationstechnik

Platysmadurchtrennung mit einem zweiten Skalpell und sorgfältige Blutstillung mit Pean-Klemmen und 4-0-Dexonligaturen.

Umlegung mit 2 Abdecktüchern.

Darstellung des Vorderrandes des M. sternocleidomastoideus. Er wird mit einem Roux-Haken nach lateral gehalten.

Der M. omohyoideus erscheint nun am unteren Operationsgebietsrand. Er wird mit einem Gummizügel oder einem Langenbeck-Haken nach unten gezogen.

Die gerade untere Zungenbeinmuskulatur wird mit einem zweiten Roux-Haken nach medial gehalten.

Es stellt sich nun der Schilddrüsenlappen und die großen Halsgefäße dar. Durch Anheben des Schilddrüsenlappens spannt sich die untere Schilddrüsenarterie an. Sie wird möglichst weit lateral ligiert und durchtrennt, um eine Verletzung des N. recurrens zu vermeiden (Abb. 2.10).

Nun wird der Ösophagus und das Divertikel dargestellt. Das Divertikel wird mit einer breiten Faßzange angehoben.

Bei schmaler Divertikelbasis wird nach Anlegen von 2 Haltefäden eine Tabaksbeutelnaht um die Basis gelegt.

Abtragung des Divertikels mit einer geraden Schere und Einstülpen des Divertikelstumpfes. Einige Dexon-3-0-Einzelkopfnähte sichern die Einstülpungsstelle.

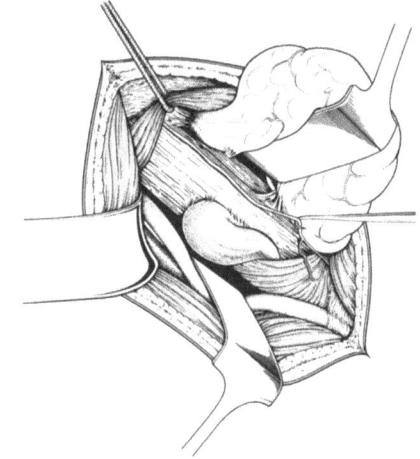

Abb. 2.10. Darstellung eines Zenker-Divertikels

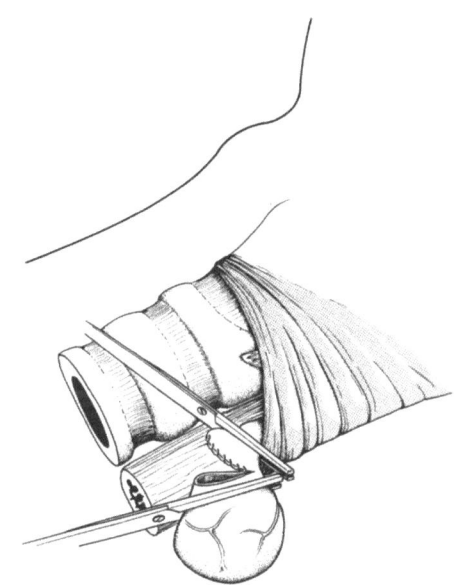

Abb. 2.11. Abtragung eines breitbasigen Zenker-Divertikels

Bei breiter Divertikelbasis wird ösophagusnahe eine weiche, gerade Darmklemme gesetzt. Eine zweite Klemme, die nicht weich zu sein braucht, wird in 1 cm Abstand von der ersten gesetzt (Abb. 2.11).

Mit einer geraden Schere wird das Divertikel zwischen den beiden Klemmen durchtrennt.

Fortlaufende oder einstülpende Einzelknopfnähte der Schleimhaut mit 3-0-Dexon.

Durch eine zweite Einzelknopfnahtreihe wird die Muskellücke verschlossen.

Eine Redondrainage wird bis zu dem tiefsten Wundpunkt eingelegt (12 cm). 3-0-Subkutaneinzelknopfnähte mit Dexon.

Intrakutan- oder Allgöwer-Rückstichnaht der Haut.

Komplikationen. Insuffizienz der Abtragungsstelle. Verletzung des N. recurrens.

Operationsinstrumente
Grundsieb
Magen-Galle-Sieb
Redondrainage mit Spieß.

Grundtisch I

Zusätzliches Instrumentarium:
2 Klemmen nach Allis
2 weiche Darmklemmen nach Doyen
2 atraumatische Klemmen nach DeBakey, klein
3 Arterienklemmen nach Heiss (halbgebogen)
1–2 Wundsperrer nach Weitlaner, klein
Instrumentarium für die *Schmutzphase* (s. S. 97).

2.5 Tracheotomie

Operationsindikationen. Die Tracheotomie ist eine Notoperation, die bei einer Verlegung der oberen Atemwege – bis einschließlich Kehlkopf – angezeigt ist. Auch bei langdauernder künstlicher Beatmung wird eine Tracheotomie durchgeführt, sie bietet den Vorteil der leichteren und besseren Bronchialtoilette, sie verkleinert den toten Raum des Atemzugvolumens und führt nicht wie die Langzeitintubation zu einer Schädigung der Stimmbänder und der Trachea.

Nach der Eröffnungshöhe der Trachea oder in Notfällen des Kehlkopfes unterscheidet man die Koniotomie (zwischen Schild- und Ringknorpel), die obere und die untere Tracheotomie.

Lagerung. Bei einem Wahleingriff wird eine horizontale Lage mit überstrecktem Kopf gewählt, dadurch wird die Trachea nach oben gezogen und ist somit zugänglicher.

Abdeckung. 2 große Abdecktücher und seitlich 2 doppelte Sterntücher, die untereinander mit Tuchklemmen fixiert werden.

Stellung der Operateure. Der Operateur steht rechts, der Assistent und die Schwester links vom Patienten.

Anästhesie. ITN.

Zugang. Der Hautschnitt kann entweder in der Mittellinie vom Schildknorpel bis in die Höhe des Schilddrüsenisthmus gelegt werden. Kosmetisch besser ist aber ein bogenförmiger Schnitt, entsprechend dem Kocher-Kragenschnitt 2 Querfinger über dem Jugulum. Blutstillung, Umlegung mit 2 Tüchern.

Operationstechnik
Spaltung der unteren Zungenbeinmuskulatur in der Mittellinie.
Spaltung der Prätrachealfaszie. Bei der oberen Tracheotomie wird der Isthmus nach unten und ein evtl. vorhandener Lobus pyramidalis – mit einem kleinen Roux-Haken – zur Seite gehalten. Bei der unteren Tracheotomie wird der Isthmus mit dem Roux-Haken nach oben gehalten (Abb. 2.12).
Bei der Koniotomie wird die Bandverbindung zwischen Schild- und Ringknorpel inzidiert. Dieser Zugang wird jedoch wegen der Gefahr der Stimmbandschädigung nur selten verwendet.
Bei der oberen Tracheotomie wird mit 2 scharfen Einzinkerhaken der 2. und 3. Trachealring angehoben. Diese beiden Trachealringe werden mit einem spitzen Messer gespalten. Querinzision des Ban-

des zwischen den beiden Trachealringen (Abb. 2.13).

Sorgfältige Blutstillung und Bronchialtoilette.

Einführung der Trachealkanüle.

Fixierung der Kanüle mit 2 Hautnähten oder mit einem Band um den Hals. Bei sicher nicht verschmutzter Wunde kann die Wunde durch einige subkutane Einzelknopfnähte, Dexon 3-0, und Hautrückstichnähten mit atraumatischen Polyesterfaden 4-0 verkleinert werden.

Eine eingeschnittene Gazeplatte wird zwischen Trachealkanülenring und Haut gelegt, um Mazerationen der Haut zu vermeiden.

Komplikationen. Infektion, narbige Stimmbandverziehung

Operationsinstrumentarium
Grundsieb
3 Umlegungstücher
1 Trachealkanüle
1 Einmalspritze.

Grundtisch I

Zusätzlich:
1 Paar Vierzinker, scharf
2 Trachealhäkchen nach Bergmann, scharf
1 Skalpell, spitz
1 Arterienklemme nach Heiss (halbgebogen)
1 Klemme nach Kocher
1 Hohlmeißelzange nach Luer, klein.

2.6 Halszysten und Halsfisteln

Diese entstehen aus entwicklungsgeschichtlichen Strukturen, die sich normalerweise vollständig zurückbilden, oder aus versprengten Epidermiszellen. Man unterteilt die Halszysten und Fisteln in mediale und laterale.

Die medialen Zysten und Fisteln sind oft Reste des Ductus thyreoglossus. Außerdem kommen hier Dermoidzysten vor.

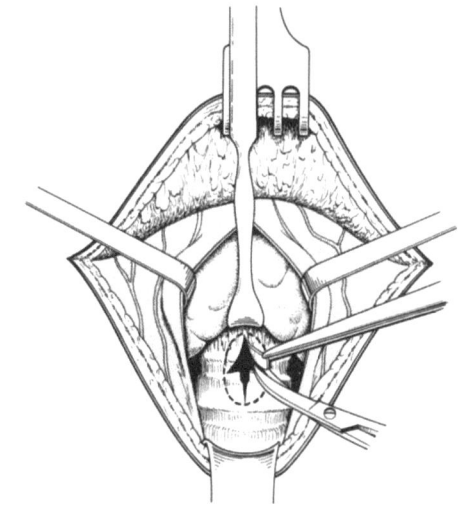

Abb. 2.12. Untere Tracheotomie

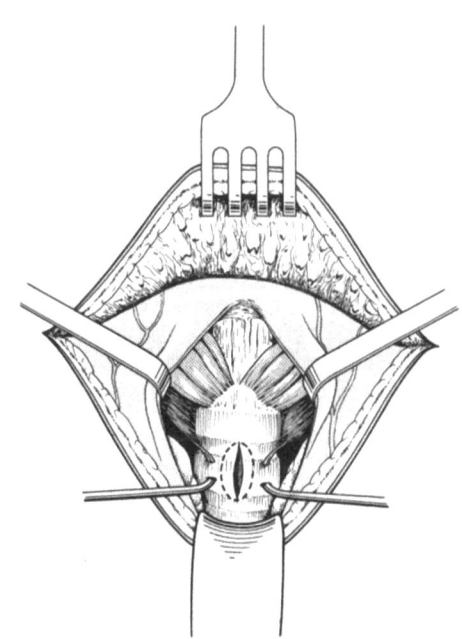

Abb. 2.13. Obere Tracheotomie

Die lateralen Halszysten und Fisteln entstehen aus Resten des 2. Kiemengangs. Sie verlaufen bei vollständiger Ausbildung von der Pharynxwand durch die Karotisgabel zur Haut am Vorderrand des M. sternocleidomastoideus. Sie werden auch branchiogene Zysten/Fisteln genannt. Im Gegen-

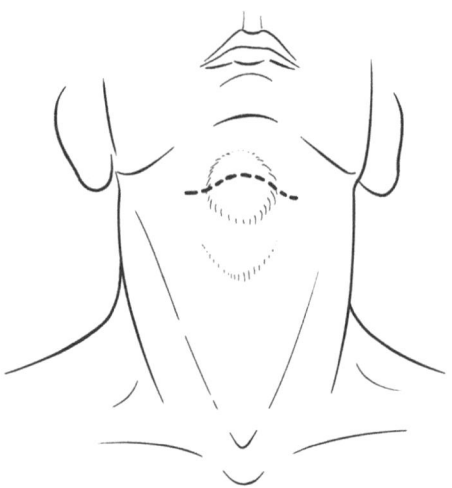

Abb. 2.14. Zugang bei der Operation einer medialen Halszyste

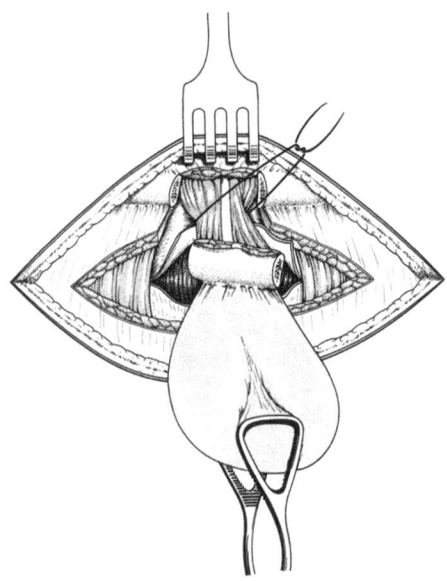

Abb. 2.15. Resektion des Zungenbeins und Ligatur einer medialen Halszyste und -fistel

satz zu den medialen haben sie eine Neigung zur malignen Entartung. Im seitlichen Halsdreieck tritt auch ein kavernöses Lymphangiom auf, das differentialdiagnostisch abgegrenzt werden muß.

Operationsindikation. Bei den lateralen Zysten und Fisteln ist wegen der Ent-

artungsgefahr immer eine Operation angezeigt. Auch mediale Zysten sollten sobald sie Beschwerden verursachen oder kosmetisch störend sind, entfernt werden.
Abdeckung, Stellung, Lagerung und Anästhesie entsprechen bei den medialen Zysten der Strumaoperation und bei den lateralen der Operation eines Zenker-Divertikels.

2.6.1 Mediale Halszysten und -fisteln

Zugang. Bogenförmiger Kragenschnitt in Höhe der Zystenkuppe. Durchtrennung des Platysma, Blutstillung, Umlegung mit 2 Tüchern (Abb. 2.14).

Operationstechnik
Die untere Zungenbeinmuskulatur wird in der Mittellinie gespalten und die Zyste freipräpariert.
Zyste oder Fistel ziehen immer in Richtung Zungenbeinkörper. Wenn dieser erreicht wird, muß dieser mit einer kräftigen Schere durchtrennt und das Mittelstück exzidiert werden. Der Ansatz des M. mylohyoideus in diesem Bereich wird vorher abgelöst (Abb. 2.15).
Wenn der Fistelgang weiter in Richtung Foramen caecum am Zungengrund zieht, muß die Fistel soweit wie technisch möglich aus der Zungenmuskulatur mit einer Präparierschere herausgelöst werden, um ein Rezidiv zu vermeiden. Falls hinter dem Zungenbein nur noch ein fibröser Strang vorhanden ist, wird dieser ligiert und durchtrennt.
Die beiden Zungenbeinteile werden mit kräftigen Dexonnähten und die obere Zungenbeinmuskulatur mit 3-0-Dexonnähten wieder vereinigt. Die Zungenbeinnaht kann auch mit einem nichtresorbierbaren Polyesterfaden, z. B. Mersilene, durchgeführt werden.
Redondrainage des Wundgebietes, Stärke 10–12 Ch.
Adaptationsnähte der unteren Zungenbeinmuskulatur.
Subkutannähte Dexon 3-0.

Atraumatische Hautnaht 4-0-Prolene oder analoger monofiler Polyesterfaden als Allgöwer-Rückstichnaht oder Intrakutannaht 3-0.

Komplikationen. Rezidiv.

Operationsinstrumentarium

Halszysten
Grundsieb
Redondrainage mit Spieß

Grundtisch I

Halsfisteln
Grundsieb
Silikonzügel
1 Ampulle Indigocarmin
1 Einmalspritze, 5 ml
1 Knopfkanüle
1 Redondrainage.

Grundtisch I

Zusätzlich:
1 Knopfsonde
2 Klemmen nach Allis
2 Klemmen nach Kocher.

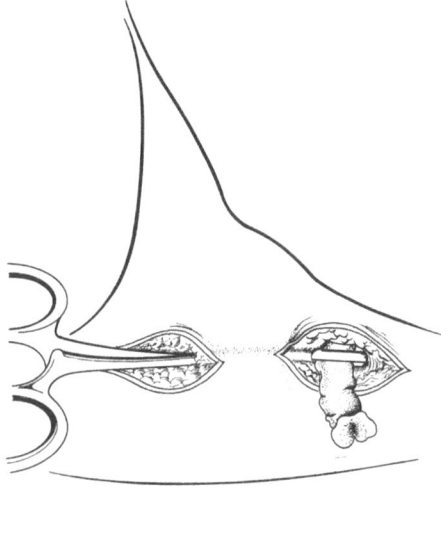
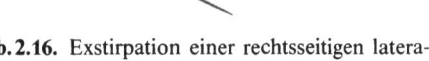

Abb. 2.16. Exstirpation einer rechtsseitigen lateralen Halsfistel. Hochziehen des Fistelganges

2.6.2 Laterale Halsfisteln

Operationstechnik

Es wird zunächst die äußere Fistelmündung umschnitten und der Fistelverlauf, soweit möglich, nach oben verfolgt. Durch Einspritzen einer Blaulösung wird die Präparation erleichtert.

Von einem zweiten Hautschnitt – in Höhe des Kieferwinkels – am Vorderrand des M. sternocleidomastoideus wird der Fistelstrang hochgezogen und weiter mit einer Präparierschere freigelegt (Abb. 2.16). Bei der Verfolgung des Fistelganges durch die Karotisgabel darf diese nicht verletzt werden. Es muß auf die hier verlaufenden N. hypoglossus

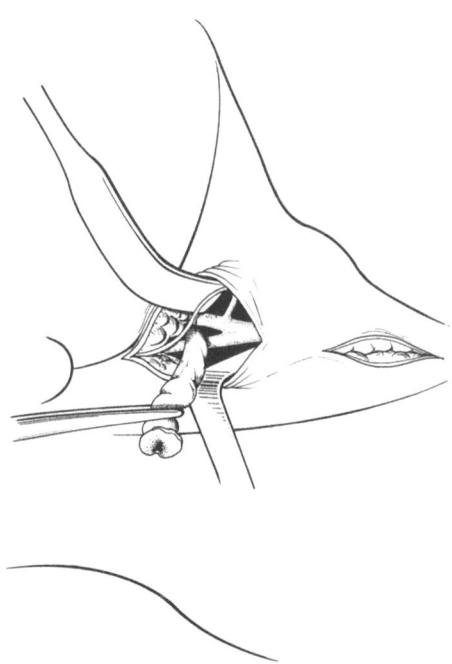

Abb. 2.17. Exstirpation einer rechtsseitigen lateralen Halsfistel. Präparation durch die Karotisgabel

und glossopharyngeus geachtet werden. Gegebenenfalls muß der Fistelgang bis zur Pharynxwand freipräpariert werden. In diesem Bereich verläuft die A. pharyngea ascendens zur Schädelbasis. Bei deren Verletzung tritt eine schwer zu stillende Blutung auf (Abb. 2.17).

Entlang des Fistelkanals wird eine Redondrainage 12 Ch. eingelegt. Sie wird außerhalb der Operationswunde ausgeleitet.

Subkutannähte 3-0-Dexon.

Hautrückstichnaht mit monofilem Polyesterfaden.

Komplikationen. Nachblutung durch Verletzung einer der oben beschriebenen Arterien, Verletzung des N. hypoglossus oder glossopharyngeus.

Operationsinstrumentarium
Wie unter 2.6.1.

2.7 Halsrippen und Scalenus-anterior-Syndrom

Eine Kompression der Stränge des Plexus brachialis oder der A. und V. subclavia können ihre Ursache in einer vorhandenen Halsrippe oder in der Hypertrophie des M. scalenus anterior haben. In den meisten Fällen ist eine Halsrippe nur ein Zufallsbefund und verursacht keine Beschwerden.

Operationsindikation. Nur bei nachgewiesenem Zusammenhang zwischen den Beschwerden und dem klinischen Befund durch eine genaue neurologische Untersuchung.

Lagerung. Bei der Operation von vorn wird die gleiche Lagerung wie bei der Entfernung eines Zenker-Divertikels gewählt. Bei der Operation von dorsal ist der Patient in Bauchlage und der Kopf zur befallenen Seite gewendet.

Abdeckung. Zum Kopf- und Fußende je ein großes Abdecktuch und zu beiden Seiten je ein doppeltes Sterntuch.

Stellung der Operateure: Der Operateur steht auf der zu operierenden Seite. Der erste und zweite Assistent und die Operationsschwester stehen gegenüber.

Anästhesie. ITN.

2.7.1 Operationstechnik von ventral

Zugang. Der Hautschnitt wird direkt oberhalb und parallel zum Schlüsselbein gelegt. Blutstillung. Umlegung mit 2 Tüchern.

Operationstechnik
Am medialen Wundrand wird der M. sternocleidomastoideus dargestellt und mit einem Roux-Haken nach medial weggehalten. Die hier kreuzende V. jugularis externa wird zwischen 2 Pean-Klemmen durchtrennt und mit Dexonligaturen unterbunden.

Die Zervikalfaszie des seitlichen Halsdreiecks wird gespalten und der M. omohyoideus wird mit einem Zügel oder einem weiteren Roux-Haken nach oben gehalten.

Nach stumpfem Abschieben des Fettgewebes mit einem Stieltupfer wird der M. scalenus anterior und die erste Rippe sichtbar. Direkt auf dem Muskel verläuft der N. phrenicus. Seine Verletzung führt zur gleichseitigen Zwerchfellähmung. Der Muskelansatz an der 1. Rippe trennt die davor verlaufende Subklaviavene von der dorsal verlaufenden Arterie und dem Plexus brachialis. Die Stränge des Plexus brachialis können durch eine lange Halsrippe, ein Band zwischen einer Halsrippe und der 1. Rippe und durch einen hypertrophen M. scalenus anterior komprimiert und damit gereizt werden, was zu entsprechenden neurologischen Störungen führt (Abb. 2.18).

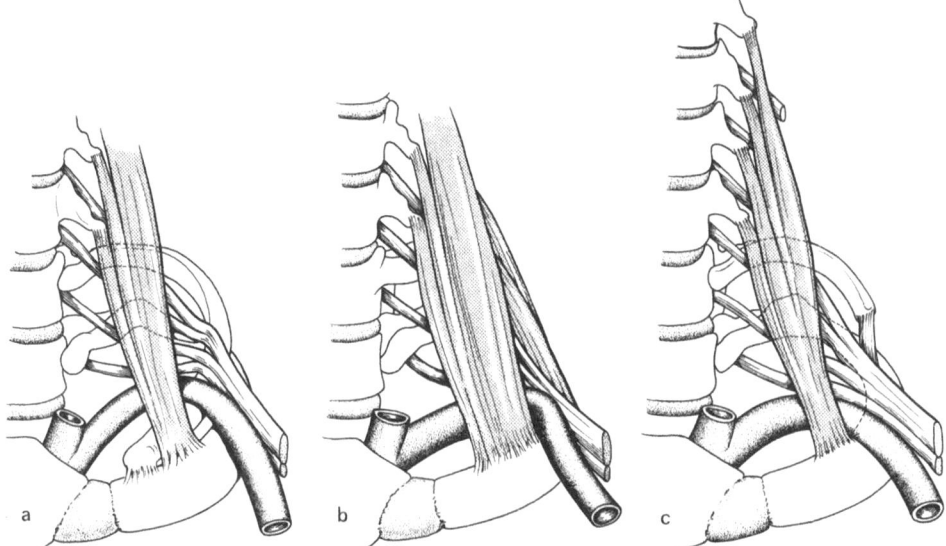

Abb. 2.18a–c. Anatomische Grundlagen des Scalenus-anterior und Halsrippensyndroms. **a** Lange Halsrippe, die an der 1. Rippe ansetzt, **b** Hypertrophie des M. scalenus anterior, **c** Kompression durch ein Band von der Halsrippe zur 1. Rippe

Der N. phrenicus wird freipräpariert und mit einem Nervenhäkchen oder einem Gummizügel hochgezogen.

Der M. scalenus anterior wird scharf durchtrennt und auf einer Strecke von etwa 1 cm reseziert. Dadurch wird eine narbige Wiedervereinigung vermieden (Abb. 2.19).

Bei einer voll ausgebildeten Halsrippe ist dies nicht ausreichend. Es wird dann eine Resektion der Halsrippe, nach entsprechender Darstellung, mit einer Hohlmeißelzange nach Luer durchgeführt.

Redondrainage 12–14 Ch.

Faszien- und Subkutannähte mit 3-0-Dexon.

Atraumatische Rückstichnähte der Haut mit monofilem Polyesterfaden.

Komplikationen. Verletzung des N. phrenicus oder Nachblutung durch Verletzung von Subklaviaästen. Thrombose der V. subclavia, z. B. durch versehentlichen Hakendruck auf die Vene.

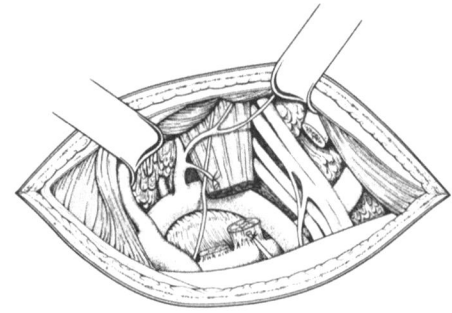

Abb. 2.19. Operation des Scalenus-anterior-Syndroms von ventral. Resektion des M. scalenus anterior

Operationsinstrumentarium
(Abb. 2.20).
Grundsieb
Rippenresektionssieb
Redondrainage mit Spieß
Wundspreizer nach Weitlaner

Grundtisch I

Zusätzlich:
1 Paar Sechszinker
3 Arterienklemmen nach Heiss

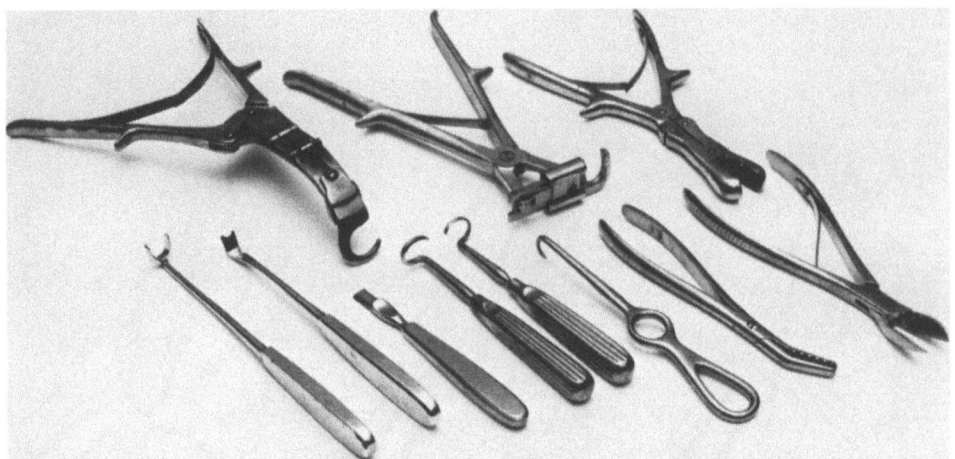

Abb. 2.20. Instrumentarium zur Rippenresektion. **Oben** von **links** nach **rechts**: Rippenschere nach Brunner, Rippenschere nach Sauerbruch, Hohlmeißelzange nach Luer. **Unten** von **links** nach **rechts**: 2 Rippenraspatorien, Raspatorium nach Farabeuf-Collin, Rippenraspatorien nach Doyen für rechts und links, scharfer Einzinkerhaken nach Volkmann, Knochenfaßzange nach Semb, Knochenschere nach Liston

1 Nervenhäkchen
2 Hohlmeißelzangen nach Luer
1 Rippenschere nach Brunner
2 Rippenraspatorien nach Doyen, rechts und links
2 Klemmen nach Kocher.

2.7.2 Operationstechnik von dorsal

Zugang. Der Hautschnitt ist etwa 10 cm lang und verläuft parallel zu dem Rand des M. trapezius (Kapuzenmuskel). Der Zugang bietet eine weniger gute Übersicht.

Operationstechnik
Nach Durchtrennung der Muskulatur in Faserrichtung wird die 1. Rippe sichtbar (Abb. 2.21).
Längsinzision des Periosts der 1. Rippe und subperiostale Resektion eines Teils der 1. Rippe. Dadurch wird die Gefahr der Pleuraeröffnung vermindert.
Nun kann die Halsrippe übersehen werden und mit einem Luer abgetragen werden. Ein evtl. vorhandenes Band zur

1. Rippe wird scharf durchtrennt (Abb. 2.22).
Einlegen einer Redondrainage 12–14 Ch.
Schichtweiser Wundverschluß mit Dexon 3-0 resp. Prolene für die Haut.

Komplikationen. Pleuraeröffnung.

Operationsinstrumentarium
Wie unter 2.7.1 beschrieben.

2.8 Neck-dissection-Operation

Operationsindikation. Dieser Eingriff wird bei nachgewiesener bösartiger Erkrankung zur kurativen Ausräumung der Lymphknoten und Lymphbahnen des Halses durchgeführt. Zu diesem lymphatischen Abflußgebiet gehören die Schilddrüse, die Lippen, der Kehlkopf sowie das branchiogene Karzinom.

Lagerung. Siehe Zenker-Divertikel (2.4).

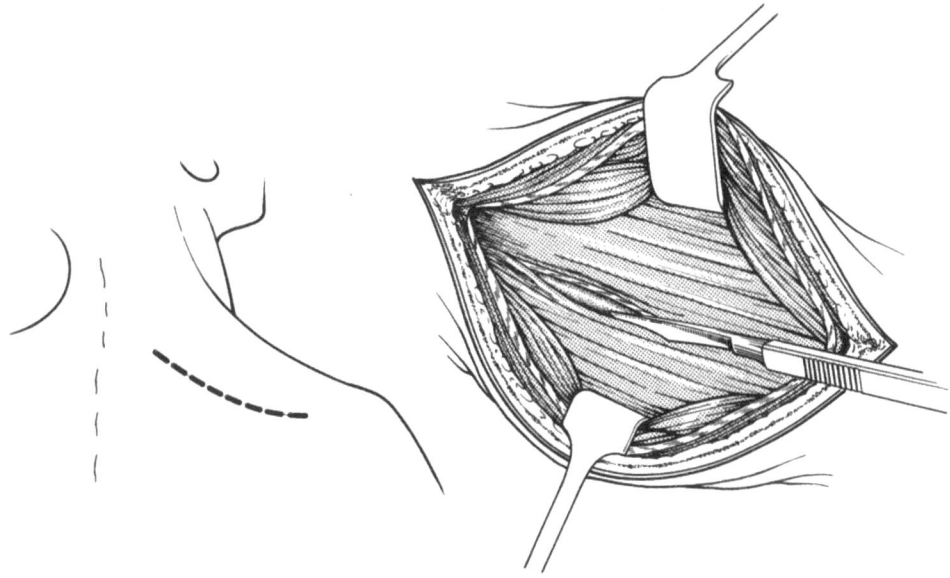

Abb. 2.21. Zugang bei der Resektion der 1. Halsrippe von dorsal

Abdeckung, Stellung und Anästhesie. Siehe Strumaoperation (2.2).

Zugang. Der Hautschnitt kann als ein modifizierter Türflügelschnitt gelegt werden. Falls dies jedoch nicht mehr möglich ist, weil z. B. intraoperativ bei einer Strumaoperation ein Karzinom festgestellt wurde, können auch andere Schnittführungen unter Einbeziehung des Kocher-Kragenschnittes gewählt werden (Abb. 2.23).

Operationstechnik

Die Hautlappen werden zusammen mit dem Platysma bis zum Unterkieferrand, Schlüsselbein und zum M. trapezius freipräpariert.

Nun wird der M. sternocleidomastoideus an seinem klavikulärem Ende durchtrennt. Nach seitlich wird die Zervikalfazie durchtrennt, die seitlichen Jugularvenen ligiert und durchtrennt (Abb. 2.24).

Das hinter dem M. sternocleidomastoideus und im seitlichen Halsdreieck befindliche Fettgewebe wird entfernt. Dadurch werden gleichzeitig die in diesem Gewebe befindlichen zahlreichen

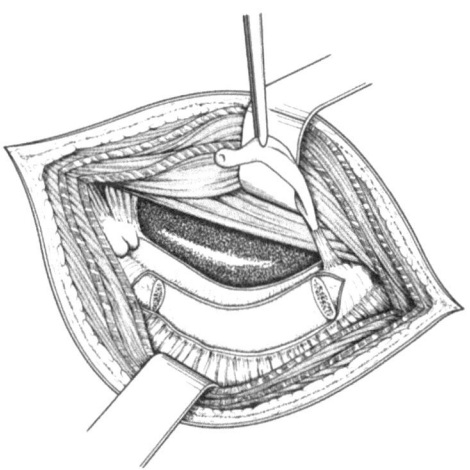

Abb. 2.22. Resektion der Halsrippe von dorsal nach Resektion eines Stücks der 1. Rippe

Lymphknoten und Lymphbahnen entfernt. Nach dorsal wird dieses Gewebe bis auf den M. scalenus anterior unter Schonung des N. phrenicus entfernt.

Nun wird die bindegewebige Umscheidung der Halsgefäße eröffnet. Die A. carotis und der N. vagus müssen geschont werden. Die V. jugularis interna wird meist doppelt ligiert (Dexon 2-0) und durchtrennt. Dies darf bei einer Throm-

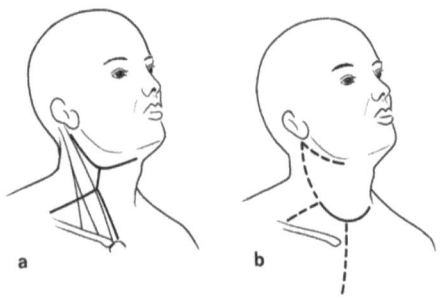

Abb. 2.23 a, b. Zugang bei der Neck-dissection-Operation. **a** Modifizierter Türflügelschnitt, **b** Hautschnitt unter Einbeziehung des Kocher-Kragenschnittes

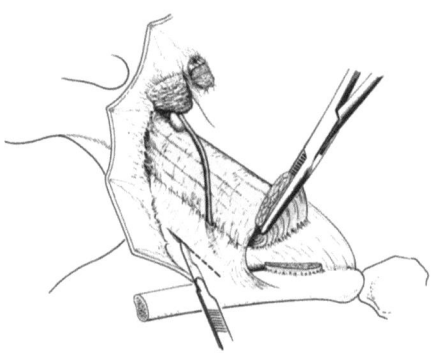

Abb. 2.24. Neck-dissection. Durchtrennung des Ursprungs des M. sternocleidomastoideus

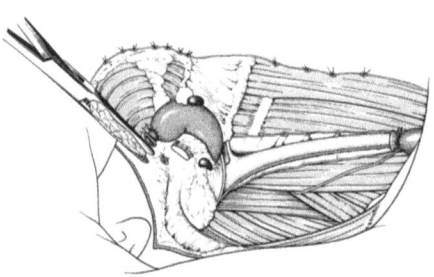

Abb. 2.25. Neck-dissection. Der M. sternocleido-mastoideus, die V. jugularis interna und das umgebende Fettgewebe sind nach oben freipräpariert

bose oder Hypoplasie der Gegenseite nicht geschehen, da ansonsten der venöse Abfluß des Gehirns nicht mehr gesichert ist (Abb. 2.25).

Weitere Präparation nach kranial. Nach Darstellung der Karotisbifurkation wird die submandibulare Region ausgeräumt. Dabei werden die hier befindlichen Lymphknoten, die Submandibulardrüse und das umgebende Bindegewebe entfernt. Der N. hypoglossus und der N. lingualis sind zu schonen.

Schließlich wird die V. jugularis interna an ihrem kranialen Ende doppelt ligiert und durchtrennt. Das Präparat hängt nur noch am M. sternocleidomastoideus, der nun an seinem Ansatz durchtrennt wird.

Einlegen von 2 Redondrainagen 12–14 Ch.

Subkutannähte Dexon 3-0.

Atraumatische Hautrückstichnähte Prolene 4-0.

Komplikationen. Apoplex, Nervenverletzungen.

Operationsinstrumentarium
Grundsieb
Redondrainagen mit Spieß
Silikonzügel.

Grundtisch I

Zusätzlich:
2 Nervenhäkchen
Hemo-Clip mit Anlegezange
2 atraumatische Gefäßklemmen (120°)
2 Wundspreizer nach Weitlaner, klein.

2.9 Entfernung von jugulären und supraklavikulären Lymphknoten

Operationsindikation. Bei derber Konsistenz, Wachstumsprogredienz und Ausschöpfung aller sonstigen diagnostischen Möglichkeiten kann zur Sicherung der Diagnose eine Lymphknotenexstirpation durchgeführt werden. Auch bei malignen Lymphomen, die häufig hier ihren Ursprung haben, ist eine Exstirpation zur Feststellung des histologischen Typs erforderlich.

Lagerung, Abdeckung, Stellung der Operateure entsprechen bei jugulären und submandibulären Lymphknoten der Strumaoperation, bei den supraklavikulären der Zenker-Divertikel-Operation.

Anästhesie. Lokalanästhesie bei einzelnen oberflächlich gelegenen Lymphknoten. Ansonsten Vollnarkose.

Zugang. Der Hautschnitt muß über dem Lymphknoten in Spaltlinienrichtung gelegt werden.

Operationstechnik

Blutstillung und Durchtrennung des Platysmas.

Freipräparieren des vergrößerten Lymphknotens mit der Präparierschere. Der Lymphknoten wird mit einer Gewebefaßzange hervorgezogen. Die sich anspannenden Lymphbahnen werden mit Overholt-Klemmen gefaßt und durchtrennt. Ligatur mit 3-0-Dexon. Dadurch werden Lymphfisteln vermieden.

Einlegen einer Redondrainage oder Miniredondrainage, deren Stärke sich nach der Größe des Operationsgebietes richtet.

Faszien-, Subkutan- und Hautrückstichnähte beenden den Eingriff.

Komplikationen

Lymphfisteln, Nachblutung oder bei ungenügender Übersicht Nervenverletzungen.

Operationsinstrumentarium

Grundsieb

Evtl. Redondrainage mit Spieß.

Grundtisch I

Zusätzlich:

2 Klemmen nach Kocher

1 Gewebefaßzange nach Czerny

2 Klemmen nach Allis.

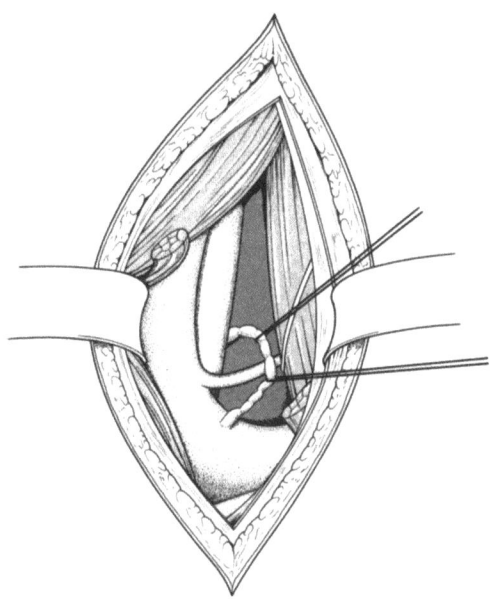

Abb. 2.26. Darstellung der Einmündungsstelle des Ductus thoracicus an der Vereinigungsstelle der linken V. subclavia und der V. jugularis interna

2.10 Ductus thoracicus

Der Ductus thoracicus mündet im Halsbereich an der Zusammenflußstelle der linken V. subclavia und V. jugularis interna. Er kann hier von einem Schnitt am hinteren Rand des M. sternocleidomastoideus aus dargestellt werden (z. B. bei einer Mündungsklappeninsuffizienz) (Abb. 2.26).

2.11 Weichteilverletzungen des Halses

In Friedenszeiten sind die häufigsten Ursachen von Halsverletzungen Verkehrsunfälle und Suizidversuche.

Wie bei allen Wunden ist eine sofortige Wundversorgung erforderlich.

Lagerung. Je nach Lokalisation der Verletzung entsprechend der Strumaoperation oder bei Lokalisation in den seitlichen Halsbereichen wie bei der Operation des Zenker-Divertikels.

Anästhesie. Bei kleinen Wunden Lokalanästhesie, bei großen Wunden Vollnarkose erforderlich.

Zugang. Man verwendet als Zugang immer die Verletzungsstelle der Haut selbst. Bei Bedarf kann diese entsprechend der Spaltlinie der Haut erweitert werden. Zur Freilegung tiefer gelegener Organe können ggf. auch Halsmuskel, entsprechend der in diesem Kapitel beschriebenen Operationen, durchtrennt werden.

Operationstechnik

Jede Halswunde mit Durchtrennung des Platysmas birgt die Gefahr der Luftaspiration durch Eröffnung der oberflächlichen Jugularvenen. Dies ist insbesondere im kaudalen Halsteil wegen der festen Verbindung der Venen mit der oberflächlichen Halsfaszie der Fall. Bei der Luftaspiration entsteht ein schlürfendes Geräusch. Ab 100 ml Luft besteht akute Lebensgefahr. Bei kleineren Mengen kann es zur Lungenembolie mit starkem Pleurareiz kommen. Bei offenem Foramen ovale kann auch eine Hirnembolie mit Hemiplegie entstehen. Deshalb muß die Verletzungsstelle sofort komprimiert werden.

Eine offene Verletzung der A. carotis oder A. subclavia ist meist schon am Unfallort tödlich. Bei gedeckten Verletzungen muß eine Gefäßnaht oder Gefäßrekonstruktion durchgeführt werden, wenn auch eine Ligatur der A. subclavia immer und der A. carotis communis bei jungen Patienten meistens ohne die Gefahr von Durchblutungsstörungen durchgeführt werden kann. Bei der Ligatur muß wegen der intrakraniellen Anastomosierung auch das periphere Arterienende sicher unterbunden werden (kräftiger Dexon- oder Mersilenefaden).

Kleinere Gefäßverletzungen werden ligiert, da immer eine ausreichende Durchblutung verbleibt.

Die Ligatur der V. jugularis interna wird meist ohne Schaden überstanden. Dies darf aber bei Thrombose oder Hypoplasie der Gegenseite nicht geschehen.

Bei gleichzeitiger Verletzung der Atemwege finden wir in der Wunde typischerweise blutigen Schaum. Die Verletzungsstelle muß freigelegt und nach Absaugen der Atemwege sorgfältig verschlossen werden.

Wegen der Gefahr der Mediastinitis muß bei tiefen Stichverletzungen immer auch an die Möglichkeit der Speiseröhrenverletzung gedacht werden. Die Verletzungsstelle wird freigelegt und zweischichtig mit Dexon 3-0 verschlossen.

Nervenverletzungen können primär oder sekundär genäht werden. Dies ist nur bei peripheren Verletzungen und nicht bei Wurzelverletzungen erfolgversprechend.

Muskelverletzungen werden mit Dexoneinzelknopfnähten adaptiert.

Bei größeren Wunden oder der Eröffnung von Hohlorganen muß eine oder mehrere Redondrainagen eingelegt werden.

Bei sauberen Wunden wird ein kompletter Wundverschluß wie bei den oben beschriebenen Halsoperationen durchgeführt.

Bei verschmutzten Wunden ist dies nicht erlaubt. Es müssen auch in die verschiedenen Schichten mehrere Drainagen eingelegt werden (Redon, Penrose).

Bei Atemwegs- und Speiseröhrenverletzung über 3–5 Tage Antibiotikatherapie.

Komplikationen. Infektion, Blutung, Mediastinitis usw.

Operationsinstrumentarium

Grundsieb
Redondrainagen mit Spieß.

Grundtisch I

Zusätzlich:
bei Gefäßverletzungen: Gefäßklemmen bzw. Gefäßsieb
bei Nervenverletzungen: Mikroinstrumentarium.

3 Brustwandoperationen

3.1 Anatomische Grundlagen

Die Brustwand oder Thoraxwand besteht aus den 12 Rippenpaaren und den inneren und äußeren Interkostalmuskeln, die zwischen 2 benachbarten Rippen verlaufen. Nach dorsal sind die Rippen gelenkig mit der Brustwirbelsäule verbunden. Nach ventral sind die ersten 7 Rippenpaare direkt und die Rippenpaare 8–10 über den Knorpel der 7. Rippe mit dem Brustbein verbunden. Diese Verbindungen sind Syndesmosen. Die 11. und die 12. Rippe enden ventral frei in der breiten Bauchmuskulatur.

Von außen her setzen an den Rippen Muskeln des Schultergürtels an, dorsal auch Rücken- und Nackenmuskeln.

Die Innenseite der Thoraxwand wird von dem parietalen (äußeren) Pleurablatt ausgekleidet. Parasternal beidseits, direkt auf der Innenseite der Brustwand, verlaufen die Mammaria-interna-Gefäße.

Im Thoraxinneren befinden sich beidseits in den Pleurahöhlen die beiden Lungenflügel. Der verbleibende Raum zwischen den beiden Lungenflügeln wird als Mediastinum bezeichnet. Hier findet man ventral das Herz, die großen Gefäße und den Thymus. Dorsal davon verlaufen die Trachea, der Ösophagus, die Azygosvene, die absteigende Aorta und der Ductus thoracicus (größtes Lymphgefäß). Entlang der Trachea, der Hauptbronchien, der Mammaria-interna-Gefäße und der Aorta befinden sich zahlreiche Lymphknotengruppen, die untereinander in komplizierten Verbindungen stehen.

Nach unten wird der Thoraxraum vom Abdomen durch das Zwerchfell abgegrenzt. Dieses hat 3 Hauptdurchtrittsstellen für den Ösophagus, die Aorta und die untere Hohlvene (V. cava inferior).

Sowohl die Interkostalmuskulatur als auch die anderen am Thorax ansetzenden Muskeln sind gegen das Subkutangewebe durch eine bindegewebige Faszie abgegrenzt. Im Subkutangewebe, in Höhe der 5. Rippe, entsteht aus der Milchleiste ein Brustdrüsenpaar. Während die Drüsenentwicklung beim Mann rudimentär ist, setzt bei der Frau in der Pubertät die Ausreifung der Brustdrüse ein. Sie entwickelt sich zwischen einem oberflächlichen und dem tiefen Blatt der Subkutanfaszie. Der subfasziale Raum zwischen der lateralen Brustwand, der Oberarminnenseite, dem M. pectoralis major und M. latissimus dorsi ist die Achselhöhle oder Axilla. Durch sie verlaufen die Nerven und Gefäße des Armes. Hier befinden sich auch zahlreiche Lymphknotengruppen mit den dazugehörenden Lymphbahnen. Sie sammeln die Lymphe des Armes, der lateralen und teilweise der vorderen Brustwand mit der Brustdrüse.

3.2 Operationen an der Brustdrüse

Verschiedene *Brustdrüsenerkrankungen* bedürfen einer chirurgischen Behandlung. Diese sind bei *der Frau:*

Mastopathie. Die Brustdrüsen zeigen einen gestörten Aufbau mit Bindegewebsvermehrung, nodulärer Struktur und je nach der Ausprägung der Zellatypien ein erhöhtes Karzinomrisiko. Die Umbaustörung beruht auf einer hormonellen Dysregulation.

Adenome sind lokale, gutartige Vermehrungen von normalem Brustdrüsengewebe. Sie können einzeln oder multipel auftreten. Sie treten gehäuft – wie auch die *Brustdrüsen-zysten* – bei der Mastopathie auf.

Papillome. Polypen, die sich aus den Milchgangepithelien bilden und in das Lumen der Milchgänge hineinragen, werden als Papillome bezeichnet. Das multiple Auftreten wird als *Papillomatose* bezeichnet. Nur bei der Papillomatose besteht ein erhöhtes Karzinomrisiko und somit eine Operationsindikation.

Das Mammakarzinom ist eines der häufigsten Karzinome der Frau. Es wird nur noch vom Uteruskarzinom übertroffen. Etwa 5% aller Frauen erkranken an Brustdrüsenkrebs, mit einem Häufigkeitsmaximum zwischen 40–50 Jahren. Es stellt 15–20% aller bösartigen Erkrankungen der Frau.

Mikromastie, Makromastie, Ptosis mammae und **Zustand nach Ablatio** stellen kosmetische resp. psychologische Indikationen für eine operative Therapie dar. Bei der Makromastie können auch statische Beschwerden auftreten.

Brustdrüsenerkrankungen des Mannes
Gynäkomastie bedeutet eine Brustdrüsenvergrößerung beim Mann, als Folge einer vermehrten Hormonansprechbarkeit, einer vermehrten weiblichen Hormonproduktion (z. B. bei Hodentumoren) oder eines verminderten Östrogenabbaus bei eingeschränkter Leberfunktion (Leberzirrhose).

Adenome und das Brustdrüsenkarzinom treten auch beim Mann auf. Das Karzinom ist aber 80- bis 100mal seltener.

3.2.1 Ablatio mammae nach Halstedt (radikale Mastektomie)

Indikation. Gesichertes Mammakarzinom durch Schnellschnitt oder durch klassische pathologisch-histologischer Untersuchung. Die Operation kann auch beim Mann erforderlich sein.

Operationsziel. Radikale Entfernung des Karzinoms, des gesamten Drüsengewebes mit dem umgebenden Fettgewebe, der Mamille sowie der Haut mit einem allseitigen Abstand von 4 cm vom Karzinom. Gleichzeitig werden die Lymphabflußbahnen und die axillären Lymphknoten entfernt (Axillaausräumung).

Lagerung. Die Patientin ist in Rückenlage. Der gleichseitige Arm ist abduziert. Der Bügel am Kopfende der Patientin muß an der Operationsseite etwas schräg zum Kopfende gedreht sein, da zwischen diesem und dem abduzierten Arm der zweite Assistent stehen muß. Die neutrale Elektrode wird am Oberschenkel oder unter dem Gesäß fixiert. Der Arm der Gegenseite wird ebenfalls abduziert und dient als venöser Zugang für den Anästhesisten.

Abdeckung. Ein doppeltes kleines Abdecktuch wird unter den abduzierten Arm und unter die entsprechende Thoraxseite gelegt. 2 große Abdecktücher (kranial und kaudal) sowie 2 weitere Sterntücher zu beiden Seiten vervollständigen die Abdeckung des Operationsgebietes.

Stellung des Operationsteams. Der Operateur steht an der zu operierenden Seite der Patientin, der erste Assistent auf der anderen Seite, der zweite Assistent oberhalb des abduzierten Armes der Patientin und die Operationsschwester gegen Tischende auf der Gegenseite.

Anästhesie. ITN.

Operationstechnik
Es gibt zahlreiche Hautschnittführungen. Halstedt umschneidet die Brust kreisförmig und legt am oberen und unteren Ende einen Verlängerungsschnitt. Wesentlich häufiger wird die technisch einfachere und kosmetisch bessere spindelförmige Umschneidung der Brustdrüse durchgeführt. Sie kann längs, quer oder schräg angelegt werden. Die quer geführte hat das kosmetisch beste Ergeb-

nis. Sie bietet auch die bessere Voraussetzung für eine Wiederaufbauplastik. Die Übersicht in der Axilla ist bei schräger Schnittführung besser (Abb. 3.1).

Das Subkutangewebe wird mit einem zweiten Skalpell durchtrennt und die Blutstillung mit der Elektrokoagulation durchgeführt, oder das Subkutangewebe wird direkt mit der Elektrokoagulationselektrode durchtrennt.

Die Wundränder werden mit 2 Umlegungstüchern abgedeckt.

Die Hautlappen werden nun mit dem elektrischen Messer im Subkutangewebe bis zur Klavikula, dem Brustbein, der Rektusscheide und nach lateral bis zum Latissimus dorsi freipräpariert.

Die Pektoralisfaszie und der Ansatz des Pektoralismuskels an der Rektusscheide, am Brustbein und am Schlüsselbein werden durchtrennt.

Die Ansatzstelle des M. pectoralis minor am Rabenschnabelfortsatz der Skapula wird durchtrennt und anschließend auch die Ansatzstelle des gleichen Muskels an der 2.–4. Rippe.

Die gesamte Brustdrüse, die beiden Brustmuskeln und das interpektorale Fettgewebe mit den Rotter-Lymphknoten hängen jetzt nur noch nach kranial-lateral an dem Axillafettgewebe und dem Sehnenansatz des großen Brustmuskels am Humerus. Das Präparat wird mit einem Umlegetuch umwickelt und kann somit leicht in die gewünschte Richtung gespannt werden.

Die Pektoralissehne wird bis zu ihrem Ansatz verfolgt. Dieser wird mit einer kräftigen Präparierschere durchtrennt.

Es folgt nun die Axillaausräumung. Das gesamte Fettgewebe unterhalb der Subklaviagefäße wird entfernt. Vorher müssen aber 2 wichtige Nerven aus dem Fett freipräpariert werden. Diese sind der N. thoracicus longus, der den M. serratus anterior (vorderer gezähnter Muskel) innerviert, und der N. thoracodorsalis, der den großen runden Muskel und den Latissimus dorsi innerviert. Die Lähmung des ersteren hätte ein Flügelschulterblatt

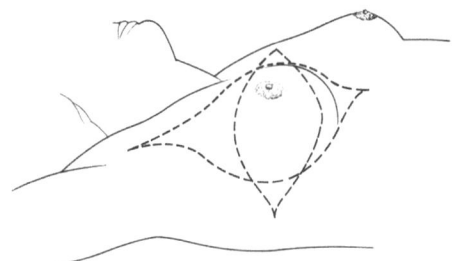

Abb. 3.1. Schnittführungsmöglichkeiten bei der Ablatio mammae

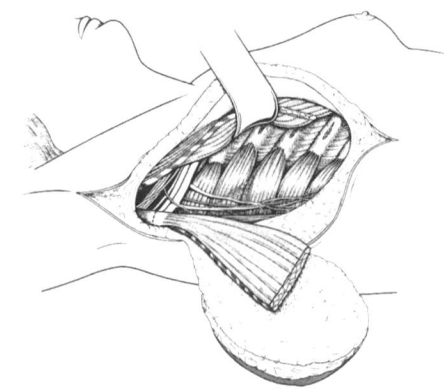

Abb. 3.2. Abtragung der Brustdrüse und eines Teils des M. pectoralis major bei der modifizierten radikalen Mastektomie

zur Folge. Die Lähmung des zweiten würde den Griff nach hinten innen kraftlos werden lassen.

Nun wird noch die Verbindung zum Subkutangewebe am lateralen Wundrand durchtrennt und das Präparat in toto entfernt (Abb. 3.2). Heute wird meistens entsprechend den Regeln der Tumorchirurgie zunächst die Axillaausräumung durchgeführt und danach en-bloc die Brustdrüsenamputation weitergeführt.

Einlegen je einer Redondrainage 12–14 Ch. in die Axilla und eine in den medialen Wundbereich. Diese werden an der Haut mit einer Naht fixiert (multifiler Faden wie Supramid oder multifiler Polyesterfaden, um ein Verrutschen zu verhindern).

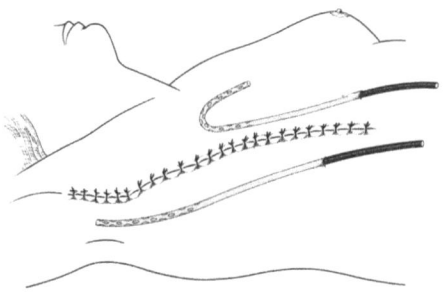

Abb.3.3. Zustand nach Beendigung der Ablatio mammae

Subkutannähte mit Dexon 3–0 können, aber müssen nicht gelegt werden.

Die Hautnähte werden mit atraumatischem, monofilem Polyesterfaden oder Polyamidfaden gelegt. Es wird eine Einzelknopf- oder Rückstichnahttechnik angewandt (Abb.3.3).

Elastischer Kompressionsverband.

Operationsinstrumentarium

Keine Inzisionsfolie
Grundsieb
2 Redondrainagen mit Spieß
2 Umlegungstücher
1 Bündel Bauchtücher.

Grundtisch I

Zusätzlich:
1 Nervenhäkchen
3 Arterienklemmen nach Heiss
2–3 Tuchklemmen (für die Adaption der Haut)
1 Paar Wundhaken nach Parker.

3.2.2 Modifizierte Ablatio-mammae-Methoden

Indikation, Lagerung, Abdeckung, Stellung des Operationsteams, Anästhesie und das Operationsziel sind die gleichen wie bei der klassischen Ablatio mammae.

Operationstechnik

Der Eingriff unterscheidet sich von dem oben beschriebenen durch die verschiede-

ne Radikalität. Es gibt einerseits die supraradikalen Methoden und andererseits Methoden mit eingeschränkter Radikalität.

1. *Die supraradikale Mastektomie* besteht aus der klassischen Ablatio und zusätzlich der Ausräumung der Lymphknoten entlang der Mammaria interna. Dies wird durch eine Resektion des parasternalen Anteils der Rippenknorpel 2–5 erreicht. Diese Methode wird heute kaum noch durchgeführt, da sie nicht zur Verbesserung der Überlebenschancen der Patientin führte.

2. *Die Methoden mit eingeschränkter Radikalität* sind zahlreich. Bewährt hat sich ein stadiengerechtes Vorgehen. So wird bei einem Tumor, der an der Pektoralisfaszie adhärent ist, diese aber noch nicht erreicht, der M. pectoralis major mitentfernt, aber der M. pectoralis minor belassen. Es kann auch der klavikuläre Anteil des großen Brustmuskels belassen werden.

Wenn der Tumor die Pektoralisfaszie nicht ganz erreicht, wird die Faszie mitentfernt, aber der Muskel selbst belassen. Dies bietet den kosmetisch entscheidenden Vorteil der Erhaltung der vorderen Axillarfalte. Bei noch oberflächlicherem Tumorsitz kann auch die Pektoralisfaszie belassen werden, was die operative Präparation wesentlich erleichtert (modifizierte radikale Mastektomie). Bei all diesen Methoden schließt sich die Axillaausräumung der eigentlichen Brustamputation an.

Komplikationen der Ablatiooperationen

Verletzung der Axillagefäße, insbesondere der V. subclavia, mit nachfolgender Thrombose.

Verletzung des N. thoracodorsalis und des N. thoracicus longus mit Lähmung der entsprechenden Muskeln.

Lymphödem bei zu radikaler Axillapräparation, kranial der Axillärgefäße.

Lymphfisteln und Nachblutungen.

Operationsinstrumentarium

Wie unter 3.2.2 beschrieben.

3.2.3 Subkutane Mastektomie

Indikation. Die Indikation ist in letzter Zeit wesentlich eingeengt worden. Für eine Karzinombehandlung ist der Eingriff nicht ausreichend, für eine Mastopathie nicht erforderlich. Es verbleiben heute das Carcinoma lobulare in situ, das Carcinoma ductale in situ, die Mastopathie mit schweren Epithelatypien und die Mastopathie mit schwer beurteilbarem klinischen und mammographischen Befund.

Operationsziel. Möglichst vollständiges Entfernen des Brustdrüsengewebes. Dieses Ziel ist jedoch durch diesen Eingriff nie vollständig zu erreichen. Es verbleibt immer Drüsengewebe unter der Mamille und auch im Subkutangewebe (10–20% des Gewebes). Das Drüsengewebe kann recht weit vom eigentlichen Drüsenkörper in das Fettgewebe reichen. Deshalb werden bei der radikalen Mastektomie die Wundränder, soweit wie oben beschrieben, subkutan präpariert.

Lagerung. Im Gegensatz zu den Ablatiooperationen, bei denen auch die Axilla mitausgeräumt wird, muß hier der gleichseitige Arm nicht abduziert werden. Ansonsten Lagerung wie bei der Ablatio mammae.

Abdeckung. 2 große Abdecktücher und seitlich 2 kleine Tücher.

Stellung. Wie bei den oben beschriebenen Eingriffen.

Anästhesie. ITN.

Operationstechnik
Als Hautschnitt wird der sog. Bardenheuer-Schnitt in oder etwas unter der submammären Falte gewählt.
Nach Durchtrennung des Subkutangewebes wird der Brustdrüsenkörper von der Pektoralisfaszie freipräpariert.
Allseitige Freipräparation des Drüsenkörpers vom Subkutangewebe und Durchtrennung des submamillären Gewebes. Es wird eine etwa 0,5 cm dicke

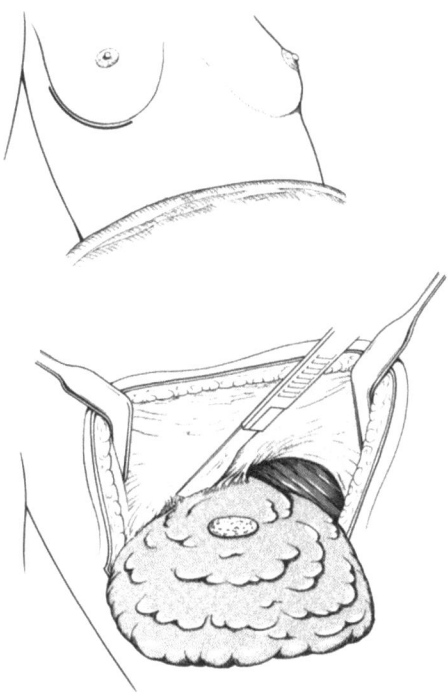

Abb. 3.4. Schnittführung und Exstirpation der Brustdrüse bei der subkutanen Mastektomie

Gewebsschicht unter der Mamille belassen, um ihre Ernährung nicht zu gefährden (Abb. 3.4).
Es kann sofort – oder in einem Zweiteingriff nach 4–6 Wochen – eine Silikonprothese in die entstandene Höhle eingelegt werden.
Einlegen einer Redondrainage 12–14 Ch.
Subkutannähte 3-0-Dexon.
Atraumatische Hautrückstichnähte mit monofilem Polyesterfaden oder Polyamidfaden (Supramid).
Nach steriler Abdeckung elastischer Kompressionsverband zur Vermeidung eines Hämatoms in der großen Wundhöhle.

Komplikationen. Mamillennekrose, Nachblutung.

Operationsinstrumentarium
Grundsieb
2 Redondrainagen mit Spieß
Keine Inzisionsfolie.

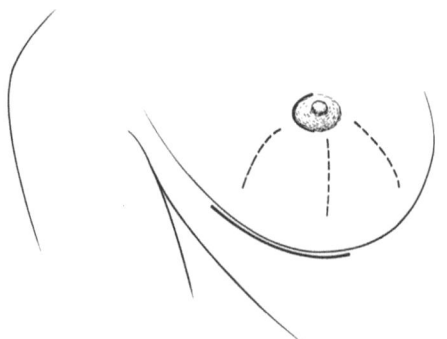

Abb. 3.5. Schnittführung bei der Tumorexstirpation und Biopsie der Brustdrüse

Grundtisch I

Zusätzlich:
2 Gewebefaßzangen nach Czerny
2 Sechszinker, scharf
2 Klemmen nach Kocher.

3.2.4 Tumorexstirpation und Brustdrüsenkeilexzision

Indikation. Benigne Tumoren, Probeexzision zur Sicherung einer Karzinomdiagnose, mit anschließender Ablatio.

Operationsziel. Entfernung eines Brustdrüsengewebeanteils zur Diagnosesicherung oder zur Entfernung einer schmerzhaften Zyste. Als Behandlung – auch früher Karzinomformen – ist die Operation ungeeignet.
Lagerung, Abdeckung, Stellung des Operationsteams und *Anästhesie* wie bei der subkutanen Mastektomie.
Falls eine Schnellschnittuntersuchung durchgeführt wird, entspricht die Lagerung der Ablatiooperation, da bei Karzinomnachweis eine Ablatio erforderlich ist.

Operationstechnik
Der Hautschnitt wird meistens perimamillär gelegt. Er bietet die kosmetisch besten Ergebnisse. Nur bei sehr großen Brustdrüsen und weit peripher oder nahe an der Pektoralisfaszie gelegenen

Tumoren wird ein Radiärschnitt oder ein Bardenheuer-Schnitt angewandt (Abb. 3.5).
Subkutane Präparation bis zur Darstellung des Tumors. Dieser wird nun mit einer Gewebezange gefaßt, und das umgebende Drüsengewebe wird mit einem Messer oder einer kräftigen Papierschere durchtrennt.
Sorgfältige Blutstillung mit der Elektrokoagulation, bei größeren Gefäßen auch mit Pean-Klemmen und Dexonligaturen.
Einlegen einer Redondrainage 10–12 Ch.
Subkutane Dexonnähte 3-0.
Hautrückstichnähte atraumatisch nach Allgöwer, wobei die Stiche nur durch die Mamille gelegt werden sollen.

Komplikationen
Nachblutung.

Operationsinstrumentarium
Grundsieb
Keine Inzisionsfolie
Redondrainage mit Spieß.

Grundtisch I

Zusätzlich:
2 Klemmen nach Kocher
1 Gewebefaßzange nach Czerny
1 Paar Vierzinker, klein, scharf
2 Hilushäkchen nach Cushing.

Für die Ablatio mammae in gleicher Sitzung:
Handschuhwechsel und neues Instrumentarium, wie bei der Ablatio mammae beschrieben

3.2.5 Gynäkomastie

Operationsindikation. Die Operation bei einer Gynäkomastie ist meist nur aus kosmetischer Sicht indiziert. Eine Gynäkomastie kann bei disponierten Personen zu psychischem Fehlverhalten führen und hat dann auch eine medizinische Operationsindikation. Dagegen ist ein Karzinom der Brustdrüse des Mannes keine Indikation für diesen Eingriff. In diesen Fällen wird, wie bei der Frau, eine modifizierte radikale Mastektomie durchgeführt.

Operationsziel. Totale Entfernung des Brustdrüsengewebes bis auf einen kleinen retromamillären Rest, um ein Rezidiv zu vermeiden.

Lagerung, Stellung und Abdeckung wie bei der subkutanen Mastektomie.

Anästhesie. Der Eingriff kann in Lokalanästhesie durchgeführt werden. Bei großen Drüsen ist jedoch eine ITN günstiger.

Zugang. Bei kleineren Drüsen ist ein perimamillärer Schnitt ausreichend. Dieser sollte etwa 180° der Mamillenzirkumferenz ausmachen. Bei großen Drüsen ist der Bardenheuer-Schnitt geeignet.

Operationstechnik
Das operative Vorgehen entspricht dem der subkutanen Mastektomie.
Die Präparation kann mit dem elektrischen Messer, aber auch mit einer Präparierschere durchgeführt werden.
Sorgfältige Blutstillung.
Redondrainage 12 Ch.
Hautrückstichnähte nach Allgöwer mit 5-0-Prolene oder Ethilon beim perimamillären Schnitt. Ansonsten entspricht auch der Wundverschluß dem Vorgehen bei der subkutanen Mastektomie.

Komplikationen. Wie bei der subkutanen Mastektomie.

Operationsinstrumentarium
Wie unter 3.2.3 beschrieben.

3.2.6 Mammareduktionsplastiken

Operationsindikation. Makromastie und Ptosis mammae sowie Mammaasymmetrie.

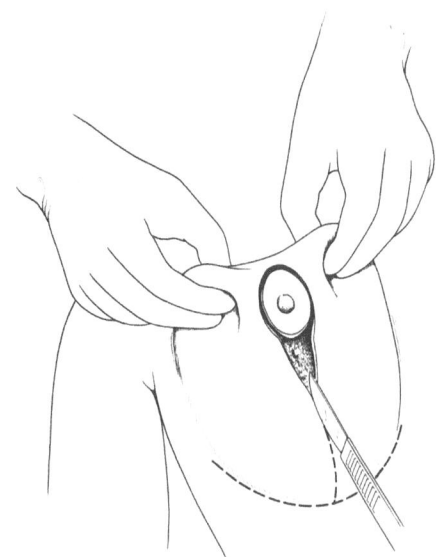

Abb. 3.6. Schnittführung bei der Mammareduktionsplastik nach Lotsch u. Gohrbandt

Operationsziel. Reduktion des Brustdrüsenkörpers und gleichzeitige Beseitigung einer Ptose (Hängebrust).
Lagerung, Abdeckung, Stellung des Operationsteams und *Anästhesie* entsprechen der subkutanen Mastektomie. Der Oberkörper ist leicht angehoben.

Operationstechnik
Es werden im folgenden 2 Techniken schematisch dargestellt.

1. *Mammaplastik nach Lotsch und Gohrbandt*
Die Mamille wird zirkulär umschnitten und der Schnitt senkrecht nach unten verlängert. Senkrecht zu dieser Schnittverlängerung wird in der Submammärfalte ein weiterer Schnitt gelegt (Abb. 3.6).
Der Drüsenkörper wird teils stumpf, teils scharf – unter sorgfältiger Blutstillung – von der Haut abgelöst. Dabei ist an der Haut eine ausreichende Subkutangewebsschicht zu belassen, um eine Ernährungsstörung zu verhindern.
Nun wird am oberen Drüsenrand ein querer Keil exzidiert. Mit 2 Dexonnaht-

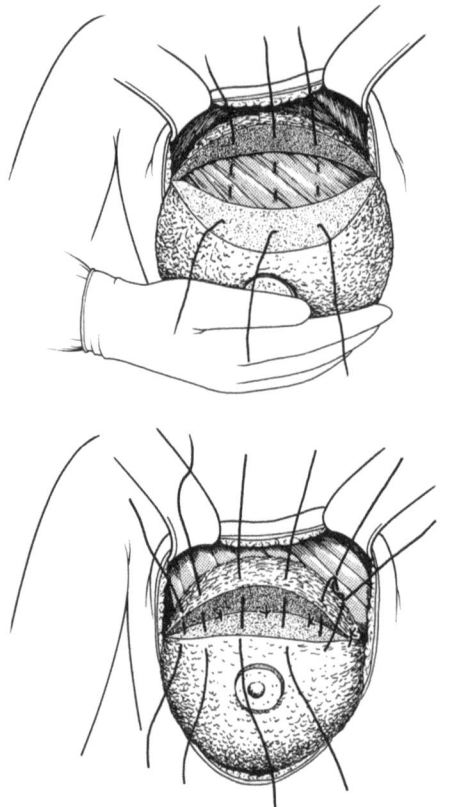

Abb. 3.7. Resektion des oberen Brustdrüsenanteils und Fixation des Drüsenkörpers an der Pektoralisfaszie

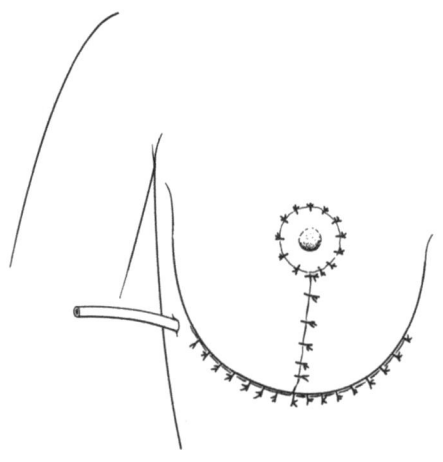

Abb. 3.8. Abschluß der Reduktionsplastik

reihen wird der Drüsenkörper an der Pectoralisfaszie und der Subkutanfaszie fixiert (Abb. 3.7).

Bei sehr großem Drüsenkörper kann zusätzlich am unteren Drüsenanteil ein senkrechter Keil exzidiert werden. Die Exzision wird mit queren Nähten verschlossen und zusätzlich an der Pektoralisfaszie fixiert.

Die Brustdrüse wird nun in ihre endgültige Lage gebracht. Die Mamille soll etwa in Oberarmmitte und leicht nach lateral gerichtet sein.

Die überschießenden Hautlappen der unteren Längsinzision werden mit einer Darmklemme gefaßt. Die überschießende Haut wird reseziert und die Wundränder werden mit „U"-Nähten vereint.

Kreisrunde Exzision, entsprechend dem künftigen Mamillensitz. Feine 5-0-atraumatische Allgöwer-Nähte verbinden die Mamille mit dem Hautrand.

Einlegen einer Redondrainage 12–14 Ch. Vollständiger Hautverschluß (Abb. 3.8).

2. Mammaplastik nach Strömbeck

Diese Methode hat den Vorteil, daß die Mamille medial und lateral gestielt bleibt und somit nur eine geringe Nekrosegefahr besteht.

Nachdem präoperativ der Mamillensitz bei der stehenden Patientin angezeichnet wurde, wird durch eine Schablone – je nach gewünschter Brustgröße – die Schnittführung angezeichnet. Diese Markierungen müssen waschfest sein, um nicht bei der Operationsgebietsdesinfektion entfernt zu werden.

Die Haut in einem trapezförmigen Bereich um die Mamille wird in der Ebene der Kutis exzidiert. Dabei werden die subkutan verlaufenden Gefäße und sensiblen Nervenfasern nicht verletzt.

Unterhalb dieses Bereiches werden nun die Haut und das darunterliegende Subkutan- und Drüsengewebe exzidiert. Die Haut im Bereich des künftigen Mamillensitzes wird in gleicher Weise mit dem darunterliegenden Gewebe exzidiert.

Der dorsale Brustdrüsenkörperanteil hinter und zu beiden Seiten der Mamille wird mit einem Amputationsmesser soweit exzidiert, daß die Masse des verbliebenen Drüsengewebes der gewünschten Brustgröße entspricht. Es ist darauf zu achten, daß die Resektion beider Brustdrüsen gleich groß ist. Deshalb wird auch das Gewicht des resezierten Gewebes mit einer Waage gewogen.

Die Mamille wird in ihre neue Lage gebracht. Die Hautresektionsränder werden so miteinander vernäht, daß die mediale und die laterale Resektionsgrenze in der Mitte – unterhalb der Mamille – miteinander vernäht werden.

Die Ecknähte werden mit kräftigem Faden – z. B. Supramid 0 – gelegt, die Mamillennähte mit einem Polyesterfaden 5–0, sonst 4–0.

Operationsinstrumentarium
Grundsieb
Redondrainagen mit Spieß.

Grundtisch I

Zusätzlich:
2 Gewebefaßzangen nach Czerny
1 Zentimetermaß
4 Klemmen nach Kocher
3 Arterienklemmen nach Heiss
2 Darmklemmen nach Doyen, gebogen
2 Lappenmesser nach Langenbeck
Zusätzliche Skalpelle
1 Blaustift
2 Bündel Bauchtücher.

3.2.7 Augmentationsplastiken und Aufbauplastiken

Indikation. Mikromastie, Mammaasymmetrie resp. Zustand nach Mammaablatio.

Operationsziel. Vergrößerung der Brustdrüse, Beseitigung der Asymmetrie resp. Wiederaufbau einer Brustdrüse aus kosmetischen und psychologischen Gründen. Bei letzterer Indikation kann es – bei sehr großer Brustdrüse der Gegenseite – erforderlich werden, auf der Gegenseite eine Reduktionsplastik durchzuführen.

Lagerung, Abdeckung, Stellung des Operationsteams und *Anästhesie* wie bei der subkutanen Mastektomie.

Operationstechnik
1. *Augmentation* durch Einbringen einer *Silikonprothese.*
   Hautschnitt an der Submamärfalte oder am lateralen Pektoralisrand (Bardenheuer).
   Ablösen des Drüsenkörpers von der Muskelfaszie und sorgfältige Blutstillung bei subkutaner Protheseeinlage. Von manchen Autoren wird die Lage dorsal des M. pectoralis major bevorzugt. Die Prothesengröße muß der gegenseitigen Brust angepaßt werden.

2. Bei der *Aufbauplastik* kann einerseits ein Hautmuskellappen aus dem Bereich des M. latissimus dorsi verwendet werden (insbesondere bei schlechten lokalen Verhältnissen im Ablatiobereich) oder – im Regelfall – ebenfalls eine Silikonprothese eingelegt werden. Falls bei den modifizierten Ablatiomethoden der M. pectoralis major erhalten wurde, kann die Prothese retromuskulär eingelegt werden. Ansonsten wird sie subkutan eingelegt (Abb. 3.9). Schnittführung wie bei der Augmentationsplastik.

Komplikationen. Kapselfibrose, Haut und Mamillennekrose bei 2-Kammer-Prothesen, schlechtes kosmetisches Resultat, Dislokation der Prothese.

Operationsinstrumentarium
Wie bei der subkutanen Mastektomie. Zur Verfügung stehen außerdem verschiedene Größen von Silikonprothesen.
Grundsieb
Redondrainagen mit Spieß
Silikonprothesen zur Implantation.

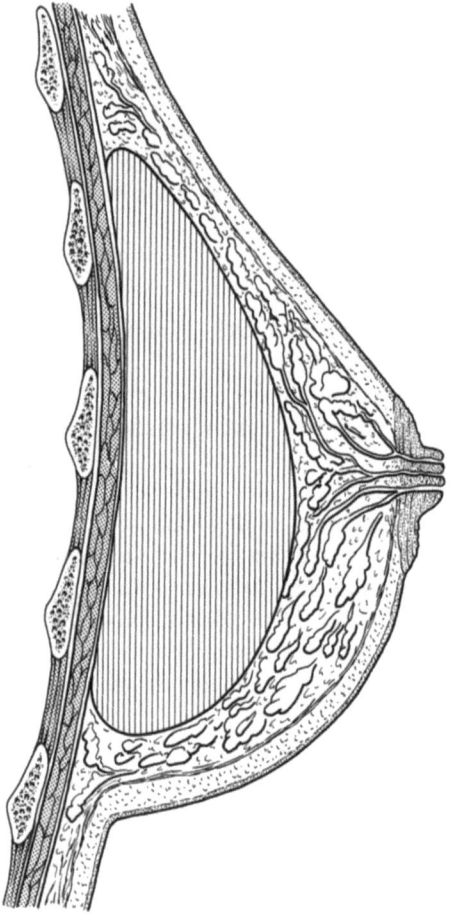

Abb. 3.9. Schema der Augmentationsplastik mit subkutaner Prothesenimplantation

Grundtisch I

Zusätzlich:
1 Paar Haken nach Langenbeck, groß
1 Schere nach Metzenbaum, lang
3 Arterienklemmen nach Heiss
2 feine, chirurgische Pinzetten, mittellang.

3.2.8 Mastitischer Abszeß

Operationsindikation. Der Abszeß entsteht meist in der Stillperiode. Es ist immer eine operative Therapie erforderlich.

Operationsziel. Schaffung eines freien Abflusses für den Eiter und das nekrotische

Material. Damit wird die Ausheilung des Abszesses ermöglicht.

Lagerung, Abdeckung, Stellung des Operationsteams und *Anästhesie* wie bei der subkutanen Mastektomie.

Operationstechnik

Je nach Lokalisation des Abszesses sollte die kosmetisch günstigste Schnittführung gewählt werden: perimamillär und Bardeheuer-Schnitt. Der radiäre Schnitt ist insbesondere bei Abszeßspaltungen kosmetisch unschön.

Der Abszeß muß vollständig entleert und die Nekrosen mit einem scharfen Löffel ausgeräumt werden.

Der Abszeß wird durch eine Gummisperrdrainage offen gehalten. Die Hautränder werden höchstens teilweise locker adaptiert.

Komplikationen. Rezidiv bei ungenügender Drainage.

Operationsinstrumentarium

Grundsieb
Drainagen
Abstrichröhrchen für die bakteriologische Untersuchung.

Grundtisch I

Zusätzlich:
2–3 scharfe Löffel, verschiedene Größen
Sicherheitsnadeln für die Drainagen.

3.3 Armlymphödem

Als Folge der Axillaausräumung kann ein Armlymphödem auftreten. Dies ist insbesondere dann der Fall, wenn die Ausräumung der Lymphknoten und Lymphbahnen auch oberhalb der A. und V. subclavia fortgesetzt wird. Hier verlaufen die wichtigsten Lymphbahnen des Armes, die Verbindungen zu den supraklavikulären Lymphknoten aufweisen. Da eine Metasta-

sierung aus der Brustdrüse in diese Lymphbahnen primär nicht auftritt, bringt ihre
Entfernung keine zusätzliche Sicherheit für
die Patientin. Deshalb wird dieser Bereich
über den Subklaviagefäßen geschont.
Auch als Folge einer zusätzlichen Bestrah-
lung kann es zu einem Verschluß der verbleibenden Lymphbahnen kommen und
somit zu einem Lymphödem des Armes.
Diese beiden Lymphödemformen des Armes werden als benigne Lymphödeme von
den malignen Lymphödemen, die infolge
von Karzinominfiltration der Lymphbahnen und Lymphknoten auftreten, abgegrenzt.
Die Behandlung ist in den weitaus meisten
Fällen konservativ. Nur bei Versagen dieser Therapie kommt eine operative Behandlung in Frage.
Diese Methoden sind: der versenkte Kutislappen, die Exstirpation des gesamten subkutanen Fettgewebes des Armes, oder
möglicherweise in der Zukunft die heute
im Experimentalstadium befindliche
Lymphgefäßtransplantation im Sinne eines
Bypass. Diese Operationen erfordern eine
spezielle Erfahrung und sind wenigen Zen-
tren vorbehalten.

3.4 Trichterbrust

Die häufigste und funktionell wichtigste
Thoraxwandmalformation ist die Trichterbrust. Bei ihr besteht eine Abwinkelung des
Sternums nach dorsal, so daß die Sternum-
spitze nahe an die Brustwirbelsäule reicht.
Auch relativ schwere Formen bleiben meist
ohne funktionelle Störungen.

Operationsindikation. Sie besteht bei mittlerer oder starker Ausprägung bei dadurch
bedingten funktionellen oder psychischen
Störungen.

Operationsziel. Anhebung des Sternums.

Lagerung. Rückenlagerung.

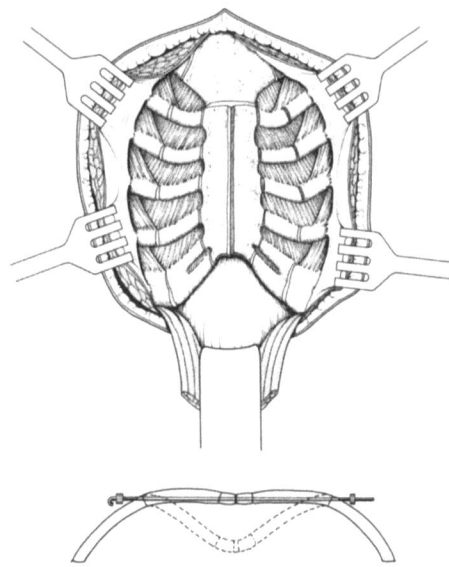

Abb. 3.10. Operative Korrektur der Trichterbrust

Abdeckung. 2 große und 2 kleine Abdecktücher.

Stellung bei der Operation. Der Operateur
und der zweite Assistent stehen auf der
rechten Seite des Patienten. Der erste Assistent und die Operationsschwester stehen
links.

Anästhesie. ITN.

Operationstechnik
(nach Brown).
   Medianer Hautschnitt über dem Brustbein.
   Ablösen des Pektoralisansatzes und der
geraden Bauchmuskeln von Sternum,
Rippen und Rippenbogen.
   Die Rippenknorpel 4–7 werden subperiostal durchtrennt und ein Stück reseziert.
   An der Abwinkelungsstelle wird das
Sternum bis auf die dorsale Kortikalis
durchtrennt, das Sternum wird mobilisiert und nach vorne angehoben
(Abb. 3.10).
   Die resezierten Knorpelstücke werden
zerkleinert in den Periostschlauch zu-
rückgelegt und dieser verschlossen.

Redondrainage substernal und subkutan. Hautrückstichnähte 3-0 Prolene
atraumatisch. Durch die Haut werden
die Enden der Extensionsnaht, die an
dem abgewinkelten Teil des Sternums
ansetzt, ausgeleitet. Es wird ein Zug von
0,2-2 kg angebracht.

Komplikationen. Nachblutung, Osteomye-
litis.

Operationsinstrumentarium
Grundsieb
Rippenresektionssieb
Redondrainagen mit Spieß
Evtl. Thoraxdrainagen.

Grundtisch I

Zusätzlich:
1 Paar Sechszinker, scharf
3 Arterienklemmen nach Heiss
1 Rippenschere nach Brunner
1 Hohlmeißelzange nach Luer
2 Rippenraspatorien nach Doyen, rechts
  und links
2 Einzinkerhaken nach Volkmann, scharf
  Oszillierende Säge mit Druckluftanschluß
Drahtnähte
Knochenwachs.

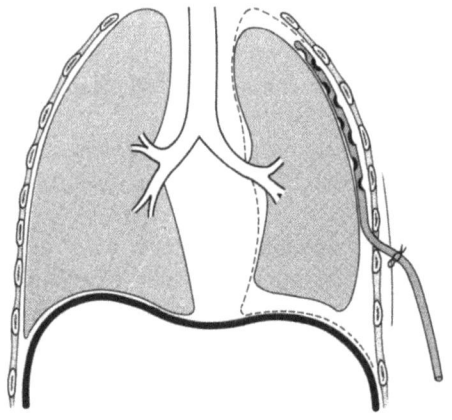

Abb. 3.11. Schema einer Bülau-Drainage linksseitig

3.5 Bülau-Saugdrainage

Indikation. Jede Ansammlung von Luft,
Blut, Eiter oder serösem Erguß stellt ein
mechanisches Hindernis für die Lungen-
funktion dar. Falls eine Punktion keinen
Erfolg hat, oder es aufgrund der Diagnose
sicher ist, daß eine Punktion keine dauern-
de Besserung erzielen wird, ist immer
das Anlegen einer Bülau-Drainage angezeigt.

Lagerung. Rückenlage oder Lagerung auf
der gesunden Seite.

Abdeckung. 2 große und 2 kleine Abdecktücher.

Stellung des Operationsteams. Operateur
an der zu behandelnden Seite, die Operationsschwester auf der gegenüberliegenden
Seite.

Anästhesie. Lokalanästhesie ausreichend.
Vollnarkose möglich.

Operationstechnik
Wir lehnen im allgemeinen eine blinde
Punktion mittels eines Trokars ab. Damit
besteht immer die Gefahr der Lungen-
perforation, falls es an der punktierten
Stelle zu einer Verklebung der Lunge mit
der Pleura parietalis gekommen ist. Außerdem sind durch diese Methode nur
insuffizient dünne Drainagen einzufüh-
ren, und schließlich ist eine genaue Plazierung des Drains nach oben bis zur
Pleurakuppe nicht möglich.
Von einem 2-3 cm kleinen Hautschnitt
im 5.-6. Interkostalraum in der vorderen
oder mittleren Axillarlinie wird das Subkutangewebe mit einer Präparierschere
auseinandergespreizt.
Nach Erreichen der Interkostalmuskulatur wird diese am Oberrand der Rippe
mit einer Präparierschere gespreizt. Nun
wird die Öffnung mit einer gebogenen
Kornzange etwas erweitert.

Mit der abgewinkelten Kornzange wird die Drainage eingeführt.

Die Hautwunde wird mit 2–3 kräftigen Supramid- oder geflochtenen Polyesterfäden verschlossen, und mit den freien Fadenenden wird die Drainage 2mal fixiert (Abb. 3.11).

Luftdichter, steriler Verband. Anschluß einer Saugung mit 20 cm H_2O Sog.

Komplikationen. Lungenverletzung, Interkostalarterienblutung.

Operationsinstrumente

Bülau-Besteck
3 Paar Haken nach Langenbeck
1 Paar Vierzinker, scharf
1 Präpariertupfer
2 Stieltupfer
2 Klemmen nach Overholt
2 Arterienklemmen nach Heiss
1 Kornzange, stark abgewinkelt
1 kleine Kornzange, leicht gebogen
2 Kornzangen, gerade (Waschzangen)
1 Schere nach Cooper
1 Schere nach Mayo-Lexer
1 Schere nach Metzenbaum, 18 cm
4 Klemmen nach Pean, leicht gebogen
1 Skalpellgriff
2 chirurgische Pinzetten, kurz
2 anatomische Pinzetten, kurz
6 Tuchklemmen nach Backhaus
  Nadelkissen
2 Nadelhalter nach Mathieu.

Instrumententisch zur Bülau-Drainage

Aus dem Bülau-Besteck:
4 Klemmen nach Pean
1 Schere nach Cooper
1 Schere nach Mayo-Lexer
2 chirurgische Pinzetten, kurz
1 Skalpell
2 Vierzinker, scharf
2 Paar Haken nach Langenbeck
1 Präpariertupfer
1–2 Stieltupfer
1 Kornzange, kurz, leicht gebogen
1 Kornzange, stark abgewinkelt

2 Waschzangen
1 Nadelhalter
1 Thoraxdrainage mit Verlängerung

3.6 Brustwandverletzungen

Bei stumpfen wie bei perforierenden Verletzungen kann der Thorax betroffen sein. Dabei kann die Verletzung auf die Brustwand beschränkt bleiben oder auch die Lunge, das Herz oder die großen Gefäße und Atemwege betreffen.

Hier soll nur die Problematik der Brustwandverletzungen erläutert werden, wenn auch eine scharfe Grenze nicht zu ziehen ist. Oft ist ein interdisziplinäres Vorgehen erforderlich: Allgemein-, Lungen-, Herz-, Unfall- und Gefäßchirurgie.

1. *Bei stumpfen Thoraxtraumen* kann es zu einer multiplen Rippenfraktur, der sog. *Serienfraktur* kommen. Diese kann zu einer paradoxen Atmung mit ungenügender Ventilation führen. Dies kann einen thoraxwandstabilisierenden Eingriff (z. B. Rippenbogenextension oder Rippenosteosynthese) oder eine künstliche Beatmung erforderlich machen.

2. Wenn es infolge der Rippenverletzungen zu einer *Lungenmitverletzung* kommt, kann ein einfacher oder ein Spannungspneumothorax auftreten. Die Behandlung ist in beiden Fällen eine Bülau-Drainage. Nur bei ganz akutem und massivem Spannungspneumothorax ist eine notfallmäßige Punktion erforderlich.

3. *Bei gleichzeitiger Blutung in die Pleurahöhle* ist eine Punktion (z. B. mit einer Rotanda-Spritze oder Einmalpunktionsbesteck) oder eine Bülau-Drainage erforderlich. Bei anhaltender Blutung ist eine Thorakotomie im entsprechenden Interkostalspalt erforderlich. Als Blu-

tungsquelle findet sich eine Lungen-, Interkostalarterien- oder obere Zwerchfellgefäßverletzung.

4. *Bei scharfen Thoraxverletzungen* kann jedes Thoraxorgan verletzt werden. Wenn durch den Unfallmechanismus und die Klinik die Verletzungsausdehnung nicht sicher festzulegen ist, muß eine Angiographie vor dem operativen Eingriff erfolgen. Das Vorgehen muß dem Einzelfall angepaßt werden.

4 Mediastinumoperationen

4.1 Mediastinum – anatomische Grundlagen

Als Mediastinum wird der Raum bezeichnet, der sich zwischen den beiden medialen Lungenflügelseiten befindet. Nach vorne wird er durch das Sternum und nach dorsal durch die Brustwirbelsäule begrenzt.

Die frontale Ebene, die durch die Trachea und die beiden Stammbronchien verläuft, unterteilt das Mediastinum in ein vorderes und ein hinteres Mediastinum.

Im vorderen Mediastinum befinden sich oben der Thymus und die großen Venen der oberen Körperhälfte, im unteren Teil das Herz, im hinteren Mediastinum die Aorta descendens und der Ösophagus sowie der Ductus thoracicus (größtes Lymphgefäß des Körpers).

Dazwischen befindet sich die Trachea mit den Stammbronchien. Entlang dieser Atemwege, aber auch entlang der A. mammaria interna, liegen zahlreiche Lymphknotengruppen, die untereinander multiple Verbindungen aufweisen. Sie können bei verschiedenen benignen, entzündlichen und malignen Erkrankungen oder Metastasen vergrößert sein.

4.2 Thorakotomien in der Allgemeinchirurgie

Unter Thorakotomie versteht man die operative Eröffnung des Brustkorbes. Je nach Befund und Lokalisation sind verschiedene Zugangswege erforderlich. Bei jeder Thorakotomie mit Pleuraeröffnung muß eine Bülau-Drainage in diese gelegt werden.

4.2.1 Mediane Thorakotomie

Sie wird bei Operationen im vorderen Mediastinum, z. B. tiefe retrosternale Struma, aber auch in der Herzchirurgie verwendet. Der Patient befindet sich in Rückenlage.

Hautinzision in der Medianlinie unter gleichzeitiger Durchtrennung des Subkutangewebes bis auf das Periost. Nach Blutstillung und Spaltung des Periostes wird das Sternum mit einer oszillierenden Säge, einem Meißel oder einer Sternumschere in Längsrichtung in gewünschter Länge durchtrennt. Am Ende der Längsspaltung wird das Sternum quer durchtrennt.

Das vordere Mediastinum liegt nach Auseinanderziehen der beiden Sternumhälften und Abschieben der Pleura frei.

Beim Thoraxverschluß werden einzelne Drahtnähte und doppelt gelegte, nichtresorbierbare Polyesterfäden verwendet.

4.2.2 Anteriore Thorakotomie

Der Patient ist in Rückenlage oder die zu operierende Seite ist leicht angehoben. Der Hautschnitt reicht vom Sternumrand bis zum Vorderrand des M. latissimus dorsi und wird in Höhe der Submammärfalte angelegt. Nach Durchtrennung der Mm. pectoralis major, minor und serratus anterior liegt die Rippe und die Interkostalmuskulatur frei. Es gibt nun 2 Möglichkeiten der Thoraxeröffnung.

Beim Eingang durch das Rippenbett wird das Periost inzidiert und mit einem Raspatorium nach oben und nach unten abgeschoben. Anschließend wird das Periost auch von der Rippeninnenseite mit einem Raspatorium nach Doyen abgelöst. Die Rippe wird mit einer Rippenschere durch-

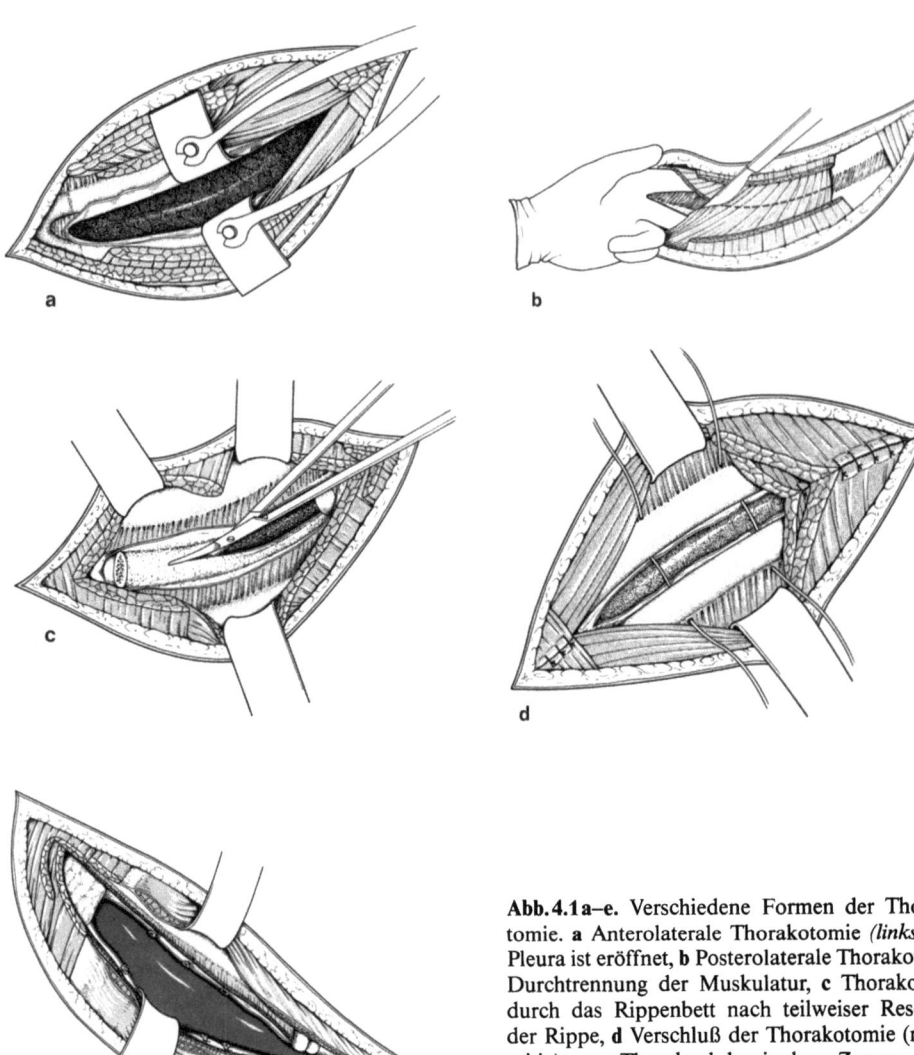

Abb. 4.1 a–e. Verschiedene Formen der Thorakotomie. **a** Anterolaterale Thorakotomie *(links)*. Die Pleura ist eröffnet, **b** Posterolaterale Thorakotomie. Durchtrennung der Muskulatur, **c** Thorakotomie durch das Rippenbett nach teilweiser Resektion der Rippe, **d** Verschluß der Thorakotomie (rechtsseitig), **e** Thorakoabdominaler Zugang. Das Zwerchfell ist gespalten und die Leberoberseite sichtbar

trennt und auf dieser Strecke entfernt. Durch Inzision des Periostes und der parietalen Pleura wird die Thorakotomie vervollständigt (Abb. 4.1 c).

Beim Verschluß werden das Periost und die Pleura mit fortlaufenden oder Einzelknopfnähten verschlossen.

Bei der Thorakotomie ohne Rippenresektion wird die Interkostalmuskulatur am Rippenoberrand durchtrennt, um das interkostale Nervengefäßbündel zu schonen. Gleichzeitig wird auch die Pleura eröffnet. Der Thoraxverschluß wird mittels 3 Perikostalnähten durchgeführt. Diese umfahren die beiden benachbarten Rippen. Um Interkostalneuralgien zu vermeiden, sollte die Naht am unteren Rippenrand nach Möglichkeit subperiostal geführt werden. Die Muskeln werden mit adaptierenden Einzelknopfnähten rekonstruiert (Abb. 4.1 a und d).

4.2.3 Anterolaterale Thorakotomie

Der Patient befindet sich in Seitenlage, der gleichseitige Arm ist nach ventral und kra nial gelegt. Der Operateur steht an der Rückenseite des Patienten. Der Hautschnitt reicht von der Mamillarlinie bis zu der hinteren Axillarlinie. Das weitere Vorgehen entspricht dem unter 4.2.2 angegebenen. Die zu durchtrennenden Muskeln sind: ventral der M. serratus anterior und dorsal der M. latissimus dorsi. Letzterer kann auch mit einem Roux-Haken nach dorsal weggezogen werden (Abb. 4.1 b und c).

4.2.4 Posterolaterale Thorakotomie

Sie wird aus der gleichen Lagerung durchgeführt. Der Hautschnitt beginnt in der vorderen Axillarlinie, umkreist das Schulterblatt und endet in der Mitte zwischen oberem Skapulawinkel und Wirbelsäule. Es müssen der M. latissimus dorsi und der M. serratus anterior durchtrennt werden. Der Thoraxschluß wird wie bei der anterioren Thorakotomie durchgeführt.

4.2.5 Thorakoabdominale Eröffnung

Dieser Zugang ermöglicht ein übersichtliches Operieren im Oberbauch, insbesondere an der Oberseite der Leber, aber auch am Magen und dem distalen Ösophagus. Der Patient befindet sich in gleicher Lagerung wie in 4.2.3 und 4.2.4 beschrieben. Der Hautschnitt verläuft über dem 8. Interkostalraum von der Medianebene ventral (Mitte zwischen Schwertfortsatz des Sternums und Nabels) bis zur hinteren Axillarlinie oder noch weiter bis zur Mitte zwischen Skapula und Wirbelsäule. Am Abdomen kann dieser Schnitt durch eine mediane Verlängerung nach kaudal erweitert werden.

Die Muskulatur – Mm. latissimus dorsi, serratus anterior, obliquus externus und teilweise rectus abdominis – werden schichtweise durchtrennt. Die Interkostalmuskulatur wird am Rippenoberrand und distal werden 1–2 Rippen des Rippenbogens durchtrennt. Nach Durchtrennung

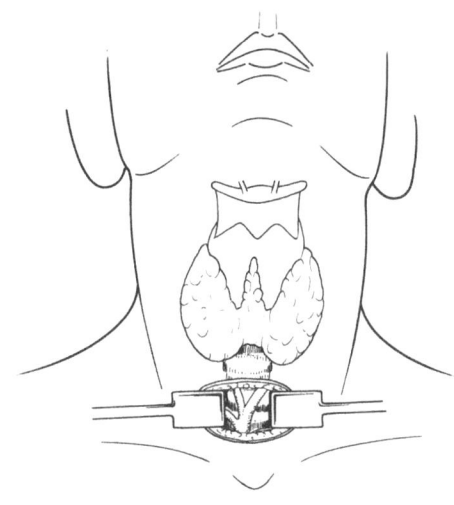

Abb. 4.2. Kollare Mediastinotomie

des Zwerchfells – zwischen Ligaturen – sind die Leber, aber auch die anderen Oberbauchorgane, gut zu übersehen (Abb. 4.1 e). Der Schnitt wird je nach Operation rechts- oder linksseitig angelegt. Beim Thoraxverschluß werden ebenfalls Perikostalnähte angewandt. Das Zwerchfell und die anderen Muskeln werden mit Einzelknopfnähten verschlossen.

4.2.6 Kollare Mediastinotomie

Im Jugulum wird ein bogenförmiger Schnitt gelegt. Dieser entspricht dem Kocher-Kragenschnitt, verläuft aber etwas distal dazu. Nach Durchtrennung des Subkutangewebes und des Platysmas wird die untere Zungenbeinmuskulatur in der Mittellinie gespalten. Die Prätrachealfaszie wird durchtrennt und dann mit dem Finger stumpf entlang der Trachea in die Tiefe vorgegangen. Der Zugang wird z. B. bei der Mediastinoskopie, aber auch bei der Drainage einer Mediastinitis verwendet (Abb. 4.2 und Abb. 16.3).

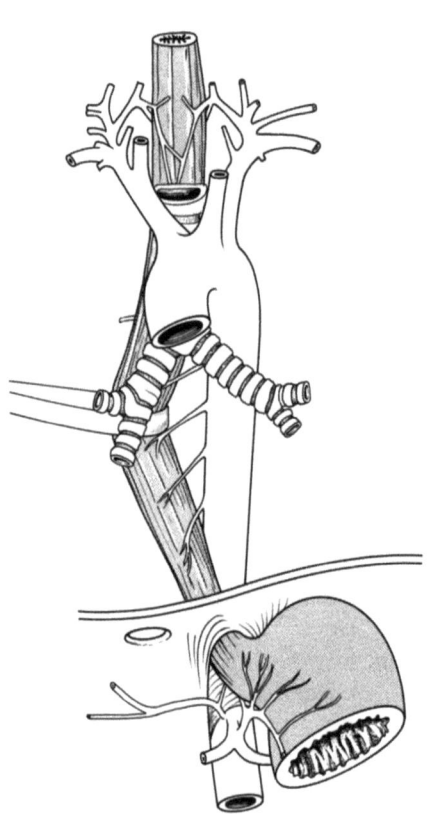

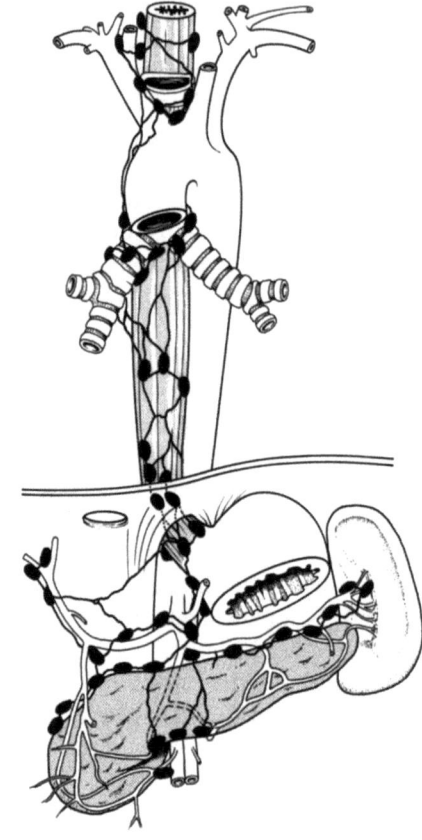

Abb. 4.3. Topographie und Blutversorgung des Ösophagus

Abb. 4.4. Lymphabflußbahnen und Lymphknoten von Ösophagus, Magen und Pankreas

4.3 Ösophaguschirurgie

Sie stellt den größten und wichtigsten Teil der intrathorakalen allgemeinchirurgischen Operationen. Die Ösophaguseingriffe zeigen einen fließenden Übergang zu der Magenchirurgie. Auch in der Operationstechnik gibt es zahlreiche Analogien.

4.3.1 Anatomische Grundlagen

Der Ösophagus ist ein schlauchförmiges Hohlorgan, das vom Schlund bis zum Magen verläuft. Er verläuft durch das hintere Mediastinum, hinter der Trachea und dem Herzen. Um ihn bilden die beiden Vagusnerven ein Geflecht, aus dem an der Kardia ein vorderer und ein hinterer Vagusstamm hervorgehen. Die Blutversorgung erfolgt durch sehr viele kleine Äste aus der A. thyreoidea inferior, der A. carotis communis und insbesondere aus der Aorta descendens (Abb. 4.3). Entlang des Ösophagus befinden sich zahlreiche Lymphknoten und Lymphbahnen (Abb. 4.4).

Am ösophagopharyngealen Übergang, in Höhe der Tracheabifurkation und in Höhe des Zwerchfells gibt es die 3 physiologischen Engen des Ösophagus. Dazwischen ist das Ösophaguslumen etwas weiter.

Am Ösophagus-Magen-Übergang besteht physiologischerweise mit dem Magenfundus ein spitzer Winkel (His-Winkel). Dieser und der Verlauf der Muskelfasern ist wichtig für die Refluxverhinderung.

Der Ösophagus verläuft also proximal im Halsbereich, in seinem größten Teil im

Thorax und ein kurzes Stück im Abdomen. Es werden deshalb, dem topographischen Gesichtspunkt entsprechend, 3 Ösophagusabschnitte unterschieden. Sie sind auch von praktischer chirurgischer Bedeutung, da die operativen Zugänge jeweils verschieden sind.

Die Freilegung des zervikalen Ösophagus und die Operationen in diesem Bereich wurden mit den anderen Halsoperationen beschrieben.

Der thorakale Abschnitt wird von einer meist rechtsseitigen Thorakotomie freigelegt. Der abdominale Teil kann entweder thorakoabdominal oder auch rein abdominal freigelegt werden.

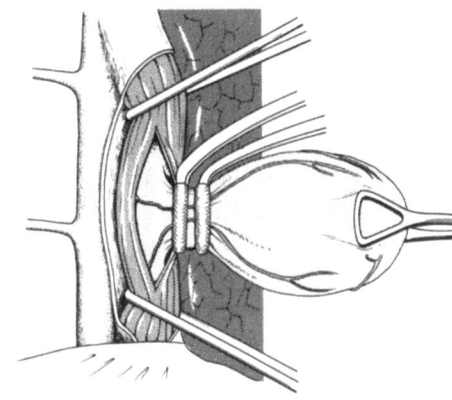

Abb. 4.5. Abtragung eines supradiaphragmalen Pulsionsdivertikels des Ösophagus

4.3.2 Ösophagusdivertikel

Indikation. Ein Traktionsdivertikel, das infolge von Narbenzug von außen entsteht, ist nur dann eine Operationsindikation, wenn es zu einer ösophago-trachealen Fistel geführt hat oder Verdrängungsbeschwerden auftreten. Die Pulsationsdivertikel dagegen haben eine dünne Wand, die nur aus Schleimhaut besteht, und in Folge der Füllung mit Speisen verursachen sie mechanische Verdrängungen. Außerdem kann es zu Perforationen in diesem Bereich kommen. Sie sollten operativ beseitigt werden.

Lagerung. Seitenlage zur posterolateralen Thorakotomie.

Abdeckung. 2 große Abdecktücher und 2 doppelte kleine Abdecktücher.

Stellung. Der Operateur steht an der Rückenseite des Patienten, der erste Assistent und die Operationsschwester auf der gegenüberliegenden Seite und der zweite Assistent neben dem Operateur.

Operationstechnik
In den meisten Fällen rechtsseitige, posterolaterale Thorakotomie.

Inzision der mediastinalen Pleura, Anschlingen des Ösophagus, Freipräparation des Divertikels.

Bei kleinen Divertikeln kann man diese einstülpen und die Basis mit einer Reihe Einzelknopfnähte vernähen. Bei größeren Divertikeln geschieht die Abtragung in der gleichen Weise wie beim Zenker-Divertikel beschrieben (Abb. 4.5).

Bülau-Drainage, Wundverschluß.

Operationsinstrumentarium
(posterolaterale Thorakotomie)
Grundsieb
Thoraxsieb
Silikonzügel, lang
Thoraxdrainage mit Verlängerung
Überlange Instrumente.

Grundinstrumentarium zur Thorakotomie!

4.3.3 Gutartige Ösophagustumoren

Indikation. Eine absolut sichere Abgrenzung benigner von malignen Ösophagustumoren ist präoperativ nicht möglich. Eine Operationsindikation ist deshalb immer gegeben. Am häufigsten sind Zysten und Leiomyome.
Lagerung, Abdeckung, Anästhesie und Stellung wie oben beschrieben.

Operationstechnik

Meistens wird eine rechtsseitige, posterolaterale Thorakotomie durchgeführt.
Im unteren Teil kann auch ein linksseitiger Zugang gewählt werden.
Inzision der mediastinalen Pleura und
Anschlingen des Ösophagus.
Eine Zyste wird exzidiert. Es entsteht
nur ein geringer Defekt.
Die Muskulatur des Ösophagus kann direkt mit Einzelknopfnähten verschlossen
werden. Zur Sicherung kann ein Pleuralappen oder Lungenlappen aufgenäht
werden. Im unteren Teil der Speiseröhre
kann auch ein Zwerchfellzipfel oder ein
hochgezogenes Netz verwendet werden.
Bei einem Leiomyom muß der Tumor
vollständig freipräpariert und entfernt
werden. Der Defekt muß immer mit einem Lungenlappen oder Pleura gedeckt
werden. Ein direktes Vernähen der Muskulatur verbietet sich wegen der dadurch
hervorgerufenen Stenosen.
Bülau-Drainage und Wundverschluß.

Operationsinstrumentarium

Grundtisch zur Thorakotomie. Siehe Ösophagusdivertikel (4.3.2).

4.3.4 Fremdkörper in der Speiseröhre und Speiseröhrenverletzungen

Indikation. Wenn ein Fremdkörper endoskopisch nicht zu entfernen ist oder wenn
er zu einer Perforation der Ösophaguswand geführt hat, ist eine operative Behandlung erforderlich.
*Lagerung, Abdeckung, Anästhesie und Stel-
lung* wie oben beschrieben.

Operationstechnik

Rechtsseitige Thorakotomie.
Nach Inzision der Pleura mediastinalis
wird der Ösophagus angeschlungen. Der
Fremdkörper ist bei Perforation sichtbar
oder durch die Wand tastbar.
Die Muskulatur und die Schleimhaut
werden längszidiert und der Fremdkör-

per entfernt. Beim Verschluß wird die
Schleimhaut fortlaufend oder mit Ein-
zelknopfnähten mit Dexon oder Chrom-
katgut und die Muskularis mit Einzel-
knopfnähten mit Dexon oder multifilem
Polyesterfaden genäht. Eine zusätzliche
Deckung mit Pleura, mit einem Lungen-
lappen, oder im supradiaphragmalen
Teil mit einem Zwerchfellappen oder
Netz, kann zur Sicherheit gegen eine
Nahtinsuffizienz durchgeführt werden.
Bülau-Drainage, Wundverschluß.

Komplikationen. Mediastinitis durch Nahtinsuffizienz. Narbige Stenosen.

Operationsinstrumentarium

Grundtisch zur Thorakotomie.

Die Ösophagusverletzungen

Ösophagusverletzungen sind entweder iatrogen oder bei suizidalem Verschlucken
von scharfen Gegenständen entstanden.
Spontane Ruptur, z. B. bei heftigem Erbre-
chen, und traumatische Verletzungen sind
selten. Sie werden analog dem Verschluß
nach Fremdkörperentfernung versorgt.

4.3.5 Verätzungen der Speiseröhre

Schwere Verätzungen mit weitgehender
Nekrose des Ösophagus werden in den sel-
tensten Fällen überlebt. Zur Vermeidung
der Perforation und der damit verbundenen Mediastinitis muß eine Resektion des
gesamten Ösophagus durchgeführt werden. Wenn es nach leichteren Verätzungen
des Ösophagus zu Stenosen gekommen ist,
müssen diese durch Bougierung oder operativ beseitigt werden. Die Bougierung
muß 4 Wochen nach der Verätzung begonnen werden. Eine geringere Perforationsge-
fahr und leichtere Durchführbarkeit zeichnet die *Bougierungsmethode nach Rehbein*
aus. Bei dieser Methode wird von einer
medianen Oberbauchlaparotomie und Gastrotomie ein Faden an eine vorher einge-
legte transnasale Magensonde fixiert und
über diese durch die Speiseröhre, Schlund

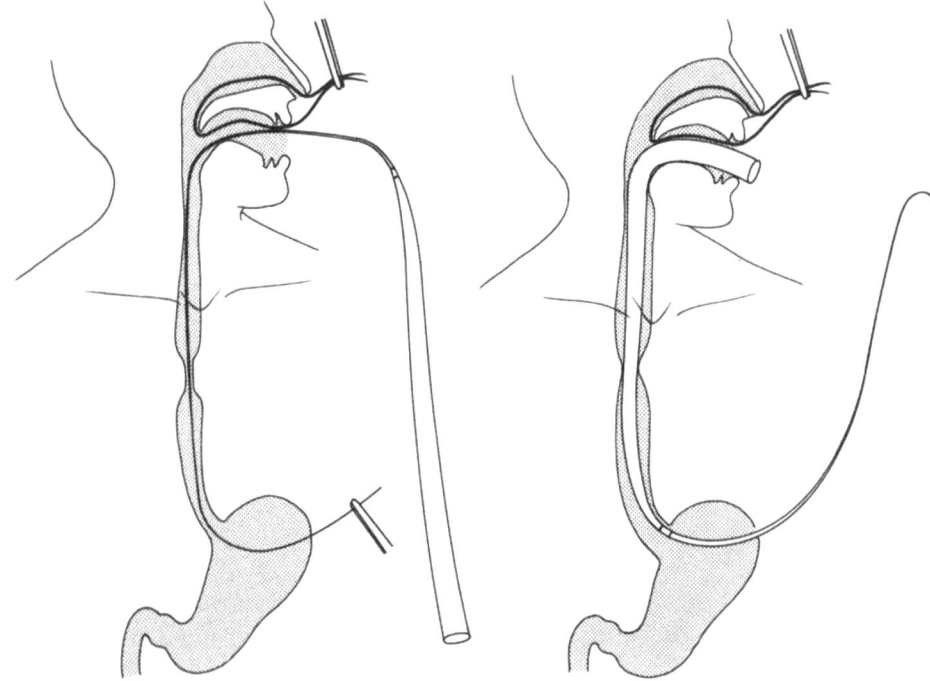

Abb.4.6. Bougierung des Ösophagus nach Rehbein

und Nase hochgezogen. An diesem Faden wird der Bougie angeknüpft und durch Zug am unteren Ende die Stenose gedehnt (Abb.4.6).

Außerdem kann eine endoskopische Bougierung unter Röntgenkontrolle durchgeführt werden (s. S. 214).

Falls diese Methoden nicht zum Erfolg führen, ist eine *operative Stenosenerweiterung* angezeigt.

Bei kurzen Stenosen wird die Ösophaguswand in diesem Bereich längs gespalten und wieder quer vernäht. Die Naht erfolgt 2-schichtig, wie oben beschrieben (Abb. 4.7). Bei längeren Stenosen wird die Wand ebenfalls auf ganzer Länge gespalten (Abb. 4.8) und das Lumen durch Aufnähen eines gestielten Zwerchfellappens (Abb. 4.9) oder Magenfundus erweitert. Bei höhergelegener Stenose kann man zu diesem Zweck einen Lungenlappen verwenden (Abb. 4.10). In einer zweiten Schicht kann zusätzlich ein Pleuralappen aufgesteppt werden (Abb. 4.11).

Bülau-Drainage. Wundverschluß.

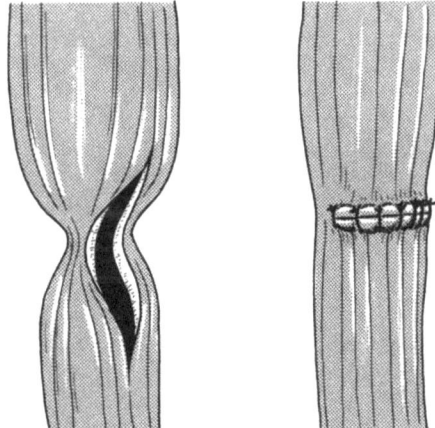

Abb. 4.7. Beseitigung einer kurzstreckigen Ösophagusstenose durch Längsinzision und Quervernähen

Komplikationen. Wie unter 4.3.4 beschrieben.

Operationsinstrumentarium
Grundtisch zur Thorakotomie.

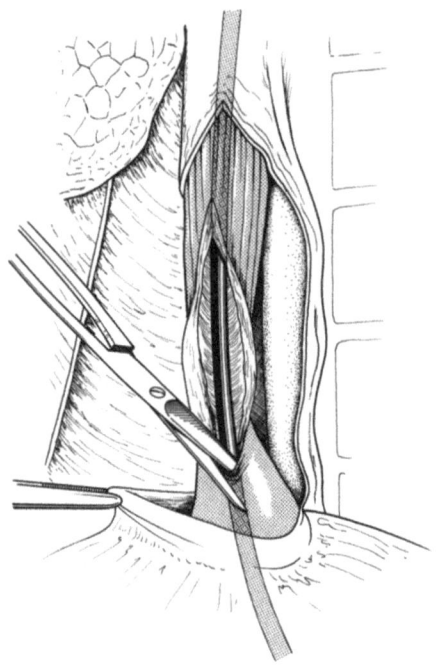

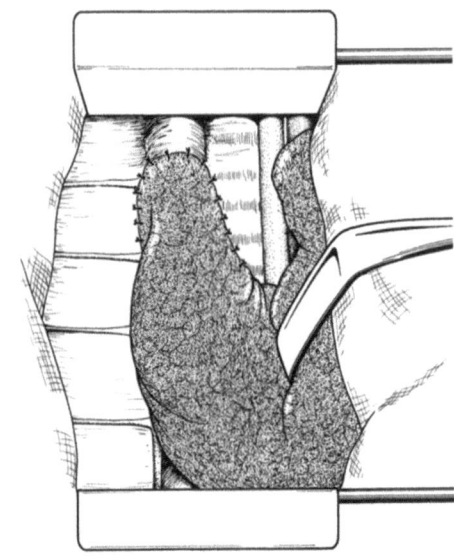

Abb.4.10. Deckung einer Ösophagusperforations-stelle durch Aufsteppen von Lungengewebe

Abb.4.8. Spaltung einer langstreckigen Ösopha-gusstenose

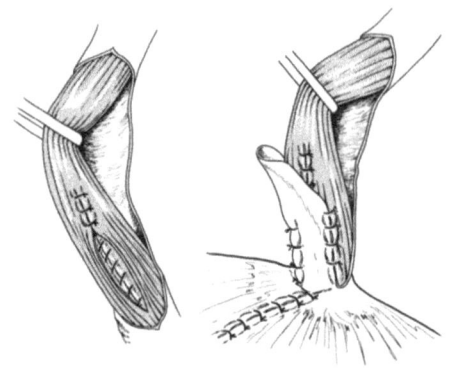

Abb.4.9. Deckung einer Ösophagotomie mit ei-nem Zwerchfellappen, z.B. nach einer Verletzung

4.3.6 Achalasie

Indikation. Die Achalasie beruht auf einer Störung der Motilität des distalen Ösopha-gus, auf der Grundlage der gestörten intra-muralen Innervation. Bei ihr kommt es, im Gegensatz zum Kardiospasmus, nicht zu einem Druckanstieg im distalen Ösopha-gus. Wenn eine Dilatationsbehandlung, mit einer pneumatischen Sonde oder dem Stark-Dilatator, nicht zu einer ausreichen-den Besserung der Beschwerden führt, ist die extramuköse Kardiomyotomie nach Haller indiziert.

Lagerung. Der Eingriff kann sowohl trans-thorakal, durch eine posterolaterale Thora-kotomie im 6.–7. ICR, als auch von ab-dominal, durch einen Paramedianschnitt links, durchgeführt werden. Im ersten Fall ist eine Rechtsseitenlage, im zweiten eine Rückenlage erforderlich.

Abdeckung. Sie entspricht beim abdomina-len Zugang der Abdeckung, bei den Ma-geneingriffen und bei dem thorakalen Zu-gang, wie unter 4.3.2. beschrieben.

Operationstechnik
Nach der Thorakotomie wird der distale Ösophagus dargestellt und angeschlun-gen.
Das Diaphragma wird nach ventral ein-geschnitten und die Kardia und der Ma-genfundus dargestellt. Für den weiteren Operationsverlauf ist es günstig, wenn vorher ein kräftiger Magenschlauch ge-

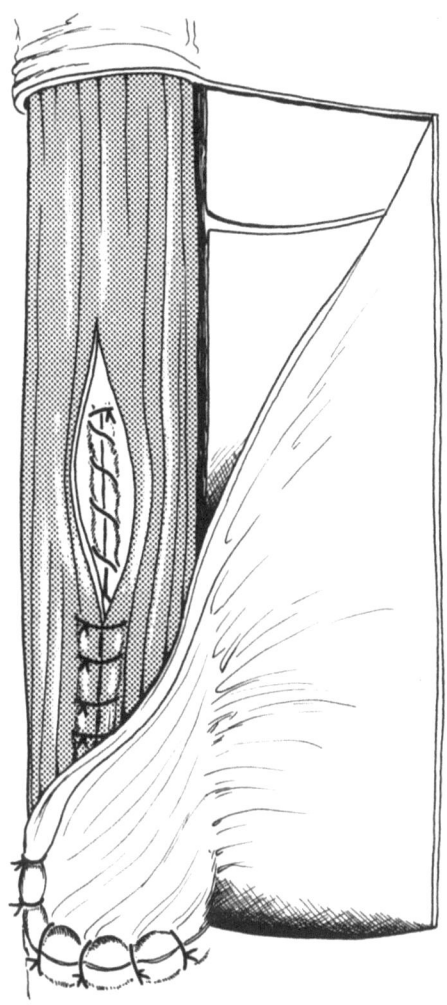

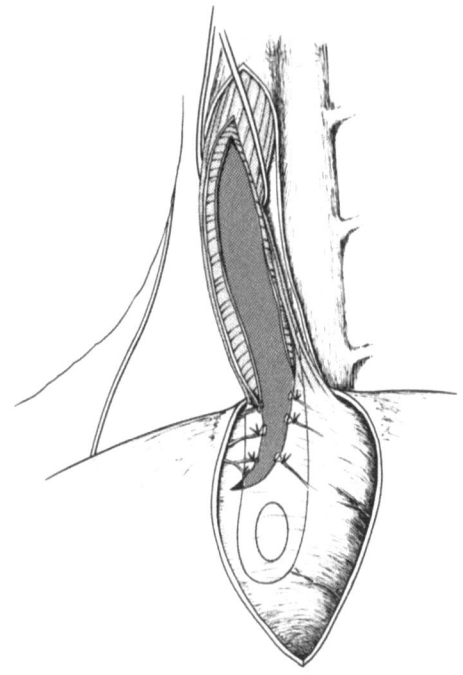

Abb. 4.12. Kardiomyotomie bei transthorakalem Zugang. Das Zwerchfell ist nach ventral gespalten

Abb. 4.11. Verschluß der Ösophagotomie. Aufnähen eines Pleuralappens

legt wurde. Die Längs- und zirkuläre Muskulatur wird schichtweise durchtrennt. Dabei ist eine Schleimhautverletzung unbedingt zu vermeiden, um das Entstehen von Fisteln zu verhindern. Um die Ausbildung einer narbigen Stenose zu vermeiden, kann auch ein spindelförmiger Muskularisstreifen ausgeschnitten werden. Der Schnitt reicht von proximal der Stenose, über die Kardia, bis auf die Vorderseite des Magens in Richtung auf die kleine Kurvatur (Abb. 4.12).

Verschluß des Zwerchfells, Einlegen einer Bülau-Drainage in die Pleurahöhle und Verschluß der Thorakotomie.

Zur Vermeidung einer Kardiainsuffizienz kann eine Fundoplikatio nach Nissen (s. S. 102) oder eine Semifundoplikatio durchgeführt werden.

Komplikationen. Nahtinsuffizienz mit Mediastinitis und Peritonitis. Stenose bei zu enger Fundoplikatio.
Abdominaler Zugang s. S. 147.

Operationsinstrumentarium
Posterolaterale Thorakotomie

Grundinstrumentarium zur Thorakotomie!

Abdominaler Zugang

Grundinstrumentarium zur Laparotomie!

Zusätzlich:
Haken nach Rochard
Rahmen nach Kirschner

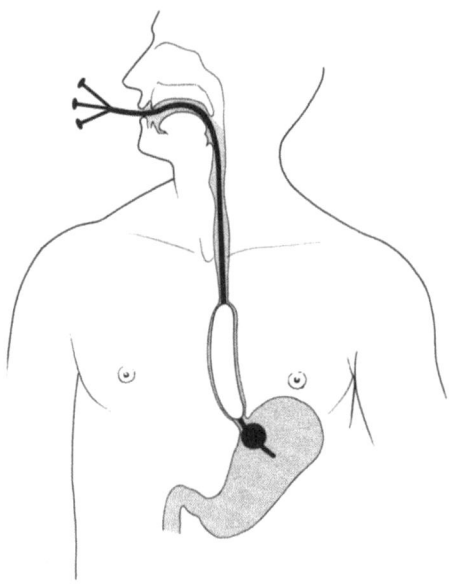

Abb. 4.13. Stillung einer Ösophagusvarizenblutung mit der Sengstaken-Sonde

Überlange Instrumente
1 Silikonzügel für die Kardia
1 Nierenstielklemme nach Guyen (zum Umfahren der Kardia).

4.3.7 Ösophagusvarizenblutung

Sie stellt etwa 10% der oberen Magen-Darm-Blutungen. Infolge einer Leberzirrhose kommt es zu einem Druckanstieg in der V. portae und ihrem Zustromgebiet. Dies führt entsprechend dem Druckgradienten zu einer Erweiterung von Gefäßverbindungen zu Venen, die in die V. cava inferior und superior münden. Zu diesen Umgehungskreisläufen gehören auch die Ösophagusvarizen. Sie stellen stark erweiterte Schleimhautvenen des Ösophagus dar. Durch ihre oberflächliche Lage kommt es bei leichter mechanischer Verletzung oder spontan zu einer massiven Blutung aus den Venen. Ihre Wand ist dünn und hat ihre Kontraktionsfähigkeit verloren. Dies führt zu massiven, schwallartigen Blutungen, an denen der Patient verbluten kann.

Da die Ursache des erhöhten Leberwiderstandes nicht zu beseitigen ist, muß man versuchen, den portalen Druck durch Schaffung von *Anastomosen* zwischen Gefäßen des portalen und des Cava-inferior-Systems zu vermindern. Dies geschieht durch den porto-kavalen, mesenterikokavalen oder splenorenalen Shunt. Diese Methoden haben den Nachteil des Auftretens einer Leberinsuffizienz durch die Verminderung der Leberdurchblutung und der Enzephalopathie, infolge des Ausfalls des Leberfilters für einen Teil des aus dem Darm kommenden Blutes. Eine Methode, die diese Nachteile umgeht, ist die Anastomose der A. hepatica mit dem lebernahen Ende der V. portae oder ein Shunt zwischen der A. iliaca und dem Pfortaderstumpf.

Andererseits kann ein *lokales Verschließen der Ösophagusvarizen* angestrebt werden. Dazu zählt die ösophagoskopische Einspritzung von Ethoxisklerol extravaskulär in die Ösophagusschleimhaut.

Im Notfall wird die Kompression der Ösophagusvarizen durch die sog. *Sengstaken-Sonde* erreicht. Sie ist eine modifizierte Magensonde mit 2 aufblasbaren Kammern (Abb. 4.13).

4.3.7.1 Die lokale operative Therapie

Indikation. Beim Versagen der oben beschriebenen konservativen Verfahren.

Lagerung und Abdeckung. Wie unter Thorakotomie beschrieben.

Operationstechnik

Beim transthorakalen Vorgehen wird nach der posterolateralen Thorakotomie der Ösophagus in üblicher Weise dargestellt und mit 2 weichen Klemmen gefaßt.

Die Muskulatur wird nun längs durchtrennt und die Schleimhaut mit den Varizen zirkulär von der Muskularis abgelöst.

Unter Ligatur der erweiterten Venen wird die Schleimhaut nun zirkulär

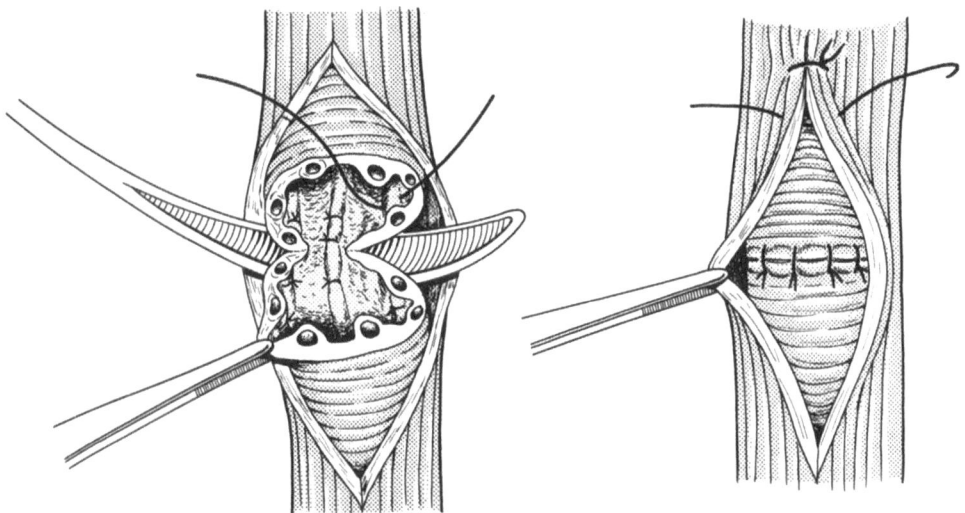

Abb. 4.14. Unterbindung der Ösophagusvarizen nach Ösophagotomie und Verschluß der Ösophagotomie

durchtrennt. Im dorsalen Schleimhaut-anteil können die Venenligaturen auch gesetzt werden, ohne anschließend die Schleimhaut zu durchtrennen.

Einzelknopfnähte der Schleimhaut (3-0-Dexon oder Chromkatgut) und der Muskularis (Dexon 3-0 oder Polyester-faden) (Abb. 4.14).

Bülau-Drainage, Thorakotomiever-schluß.

Bei einem abdominalen Zugang sollte gleichzeitig die Milz entfernt werden und eine proximale gastrale Vagotomie (PGV) durchgeführt werden.

Nissen hat ein Verfahren angegeben, bei dem die Varizen schrittweise umstochen werden. Dabei wird die Muskularis nicht eröffnet. Die Umstechungen wer-den entlang einer spiralförmigen Linie gelegt, um Durchblutungsstörungen der Ösophaguswand zu verhindern.

Tanner führt eine Durchtrennung des Magens kardianahe durch und reanasto-mosiert Magen und Ösophagus, um die Blutzufuhr der Ösophagusvarizen zu vermindern.

Den gleichen Effekt erreicht *Vosschulte* ohne offene Durchtrennung des Öso-phagus-Magen-Übergangs. Nach Anle-gen einer zirkulären Naht um den dista-len Ösophagus wird eine Gastrotomie durchgeführt. Über eine Magensonde wird – ähnlich der Endoprothese des Ösophagus – eine Prothese bis in Höhe der Ligatur hochgeschoben und die Li-gatur fest verknüpft. Somit kommt es zu einem Verschluß der Ösophagusvarizen. Verschluß der Gastrotomie.

Alle Operationen bei Ösophagusvarizen haben den Nachteil einer relativ hohen Rate von Rezidivblutungen.

Operationsinstrumentarium
Thorakaler Zugang

Grundinstrumentarium zur Thorakotomie!

Zusätzlich:
2 Plattenstiele
Hemo-Clip, groß und mittel mit Anlege-zange
Überlange Instrumente

Abdominaler Zugang

Grundinstrumentarium zur Laparotomie!

Zusätzlich:
Haken nach Rochard
Rahmen nach Kirschner

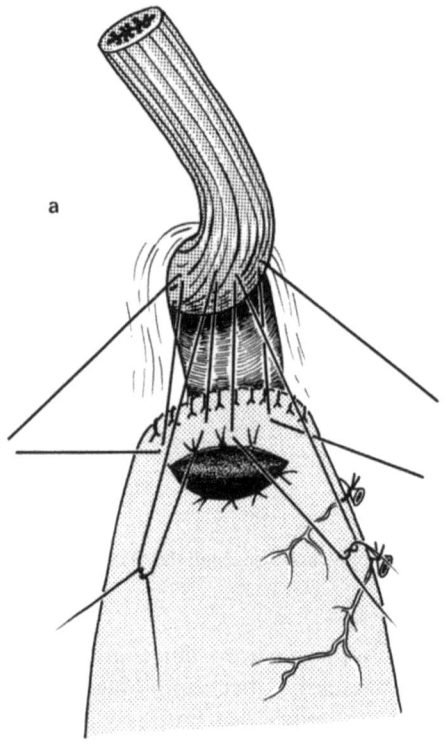

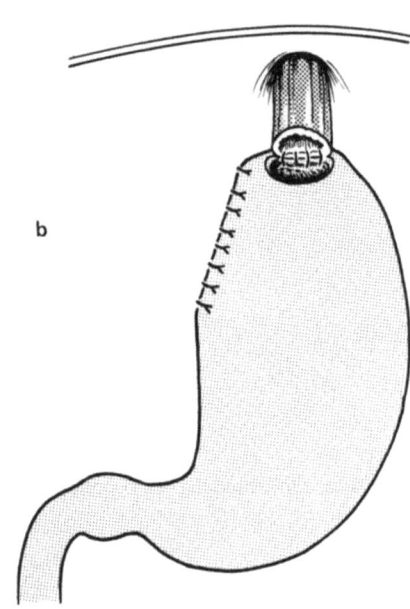

Abb. 4.15 a, b. Resektion eines distalen Ösophaguskarzinoms und Ösophagogastrostomie

Überlange Instrumente
1 Silikonzügel für die Kardia
1 Nierenstielklemme nach Guyen
Hemo-Clip, groß und mittel mit Anlegezange.

Instrumentarium zur proximalen gastralen Vagotomie s. dort.

4.3.8 Ösophaguskarzinom und Kardiakarzinom

Indikation. Bei Diagnosestellung ist ein großer Teil dieser Karzinome nicht mehr operabel. Dies ist der Fall, wenn es zu einer Infiltration oder Fistelbildung der Trachea gekommen ist oder eine Infiltration der großen intrathorakalen Gefäße vorhanden ist. Jedes andere nachgewiesene Karzinom des Ösophagus und der Kardia sollte möglichst schnell operiert werden. Bei nicht im Gesunden zu entfernenden Tumoren, d. h. nach Auftreten von Lymphknoten- oder Fernmetastasen, wird dem Patienten für

die verbleibende Zeit eine normale Nahrungsaufnahme gesichert. Dies ist von entscheidender Bedeutung für das Wohlbefinden des Patienten. Die Ösophaguskarzinome sind bis auf den kardianahen Bereich Plattenepithelkarzinome. Die Kardiakarzinome sind Adenokarzinome. Die Prognose ist insgesamt schlecht: Fünfjahresüberlebensrate unter 10%. Die operative Therapie richtet sich nach der Tumorlokalisation.

Lagerung, Abdeckung und Stellung des Operationsteam hängen von dem jeweils gewählten Zugang ab. Sie wurden bei der Beschreibung der Thorako- und Laparotomien erwähnt.

4.3.8.1 Operationen bei Tumorlokalisation im distalen Ösophagusdrittel und der Kardia

Operationstechnik
Es wird ein thorakoabdominaler Zugang gewählt. Durch das Bett der 8. Rippe wird eingegangen.

Durchtrennung der Pleura mediastinalis und Darstellung des Ösophagus. Die Darstellung reicht nach proximal bis zum Aortenbogen und nach distal bis zum Zwerchfell. Dieses wird nun zwischen Ligaturen durchtrennt.

Die Aa. gastricae breves werden durchtrennt und unter Schonung der Randarkade die große Kurvatur bis etwa zu ihrer Mitte freipräpariert.

Der Magen wird hochgehoben und von dorsal her die A. gastrica sinistra unter Ligaturen durchtrennt.

Auch das kleine Netz wird in seinem proximalen Anteil durchtrennt.

Mit dem Nähapparat wird die Kardia und der Magenfundus durch 2 Klammerreihen vom restlichen Magen abgetrennt. Mit einer geraden Schere wird der Magen zwischen den beiden Klammerreihen abgetrennt. Mit einer Reihe Einzelknopfnähten wird die Resektion zusätzlich gesichert. An den beiden Kurvaturen wird die Magenwand eingestülpt und durch eine Tabaksbeutelnaht gesichert.

Der Magen wird hochgezogen und am höchsten Punkt mit dem Ösophagus anastomisiert. Der kraniale Tumorabstand soll dabei nicht unter 10 cm betragen. Es wird zunächst die seromuskuläre Naht der Rückwand der Anastomose gelegt. Anschließend wird der Ösophagus reseziert und vor der Nahtreihe eine entsprechende Gastrotomie durchgeführt (Abb. 4.15a).

Einzelknopfnähte der Schleimhaut mit Dexon oder Chromkatgut 3-0. Dabei sollen die Knoten zum Lumen hin zu liegen kommen (einstülpend). Die Anastomose wird durch eine vordere seromuskuläre Nahtreihe abgeschlossen. Um ein Einschneiden der Nähte zu vermeiden, werden diese Einzelknopfnähte meist als „U"-Nähte gelegt (Abb. 4.15b).

Einlegen einer Bülau-Drainage, Naht des Zwerchfells und Thoraxverschluß in üblicher Weise.

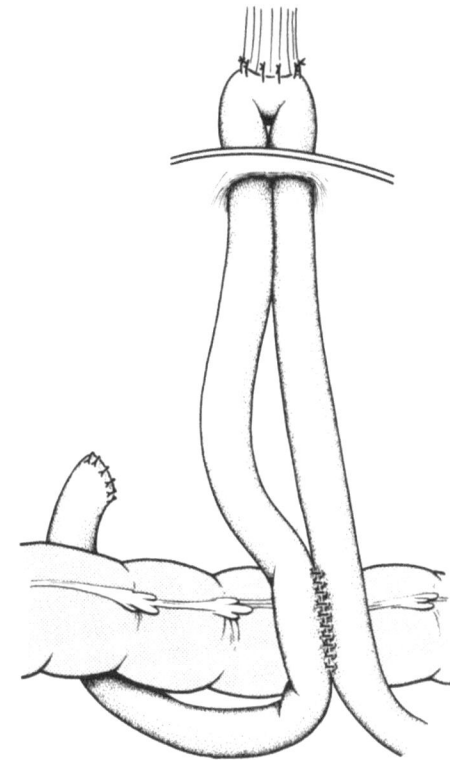

Abb. 4.16. Zustand nach Gastrektomie und terminaler Ösophagojejunostomie. Hochgezogene Jejunumschlinge mit Braun-Anastomose

4.3.8.2 Weiter nach distal reichende Karzinome

Wenn das Karzinom einen größeren Teil des Magens miterfaßt hat, kann dieser nicht mehr als Ösophagusersatz verwendet werden. Es wird deshalb eine Gastrektomie oder eine subtotale Gastrektomie unter Erhaltung des Antrums durchgeführt. Eine lange Jejunumschlinge wird bis an den Ösophagusresektionsrand hochgezogen. An der Schlingenbasis wird eine zusätzliche Braun-Anastomose durchgeführt. Bei Erhaltung des Antrums wird dieses End-zu-Seit an die Jejunumschlinge anastomisiert (Nissen) (Abb. 4.16).

Anstelle der doppelläufigen Jejunumschlinge sollte eine Roux-Schlinge verwendet werden (s. S. 142 u. 144).

Der Eingriff entspricht der normalen Gastrektomie bis auf die höhere intrathoraka-

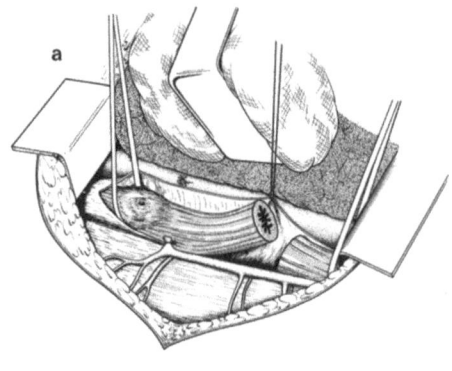

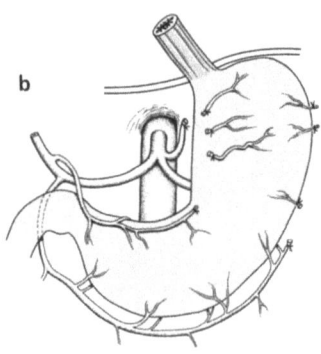

Abb. 4.17. a Resektion des Ösophagus bei Ösophaguskarzinom des mittleren Drittels, **b** Skelettierung des Magens zur Vorbereitung des Magenhochzugs bei der Ösophagusresektion

le Lage der Anastomose. Auch ist hier immer ein thorakoabdominaler Zugang erforderlich (s. auch unter Gastrektomie).

4.3.8.3 Ösophaguskarzinome des mittleren und oberen Drittels

Diese sind nur in 30% bei Diagnosestellung operabel im Vergleich zu den distalen Ösophaguskarzinomen, die in etwa 70% operabel sind. Bei diesen Karzinomen ist eine vollständige Ösophagusresektion erforderlich. Die Operation kann einzeitig oder in 2 Sitzungen durchgeführt werden. Als Ösophagusersatz wird meistens der Magenhochzug verwendet. Es kann aber auch das Colon transversum, descendens oder ascendens verwendet werden. Diese können entweder

subkutan, retrosternal oder im Lager des Ösophagus hochgeführt werden.

Der Zugang erfolgt durch eine mediane Oberbauchlaparotomie und eine rechtsseitige Thorakotomie. Dementsprechend muß die Lagerung während der Operation gewechselt werden. Beim Unterstützen der rechten Seite des Patienten durch einen kräftigen Keil, läßt sich diese Umlagerung durch alleiniges Kippen des Operationstisches um seine Längsachse erreichen. Eine neue Abdeckung ist dadurch nicht erforderlich.

Operationstechnik

Mediane Oberbauchlaparotomie und Ausschluß von Oberbauchmetastasen.

Rechtsseitige Thorakotomie im 5. Interkostalspalt. Bei sicherer Operabilität wird nun der Ösophagus proximal und distal des Karzinoms angeschlungen und im Tumorbereich schonend freipräpariert. Unterbindung der Ösophagusgefäße, die auf ganzer Länge zu dem Ösophagus ziehen. Die V. azygos wird zwischen Ligaturen durchtrennt (Abb. 4.17 a).

Nachdem der Ösophagus möglichst weit nach oben mobilisiert wurde, wird er durchtrennt und mit einer Durchstechungsligatur und einer Mullplatte verschlossen. Verschluß der Thorakotomie beim zweizeitigen Vorgehen.

Es wird nun der Magen von der Laparotomie her mobilisiert. Dabei müssen das kleine Netz mit der A. gastrica sinistra und die Ligg. gastrocolicum und gastrolienale mit den Aa. gastricae breves durchtrennt werden. Unbedingt zu schonen sind jedoch die beiden Randarkaden des Magens, über die der Magen nun sein Blut bekommt. Beim einzeitigen Vorgehen kann diese Präparation schon vor der Thorakotomie durchgeführt werden (Abb. 4.17 b).

Beim zweizeitigen Vorgehen wird nun der im distalen thorakalen Teil durchtrennte Ösophagus herabgezogen und mit dem Nähapparat die Resektion des proximalen Magenanteils durchgeführt.

Sicherung der Resektion durch eine zweite Nahtreihe, Dexon-3-0-Einzelknopfnähte.

Anlage einer Witzel- oder einer Kader-Fistel und Verschluß der Laparotomie (s. Magenfisteloperationen, S. 127). Der Magen kann aber auch gleich hochgezogen und eine Halsfistel angelegt werden. In einer zweiten Operation werden die beiden Fisteln miteinander vereinigt. Die Haut wird dabei spindelförmig umschnitten und so vernäht, daß ein normal weites Lumen zwischen den beiden Fisteln entsteht. Nach Verlagerung des Ösophagusersatzes in die Tiefe werden die mobilisierten Hautränder miteinander vernäht (Abb. 4.18 a–c).

Beim einzeitigen Vorgehen unterbleibt die Ösophagusfistel am Hals, und die Anastomose erfolgt nach Hochziehen des Magens hoch intrathorakal von der Thorakotomie aus oder, falls dies technisch nicht möglich ist, am Hals durch einen Schnitt, wie oben beschrieben. Die Anastomose wird wie unter 4.3.8.1 beschrieben durchgeführt.

Es gibt außer der beschriebenen Operationstechnik zahlreiche andere Operationsverfahren. Hier soll nur der ebenfalls häufig verwendete Ersatz durch das Colon transversum beschrieben werden:

Das Colon transversum wird mit einem Teil des Mesocolon transversum so freipräpariert, daß die A. colica media nicht verletzt wird (Abb. 4.19).

Der Ösophagus wird wie oben beschrieben reseziert.

Nun wird das Colon transversum subkutan, retrosternal oder durch das Ösophaguslager an den proximalen Stumpf des Ösophagus herangeführt und mit diesem zweischichtig anastomosiert.

Abb. 4.18. a Ösophagusersatz durch Magenhochzug. Der Magen und das Ende des zervikalen Ösophagus sind an dem Vorderrand des M. sternocleidomastoideus in die Haut eingenäht, **b, c** Vereinigung der Ösophagus- und der Magenfistel nach Magenhochzug bei Ösophagusresektion und temporärer Halsfistel

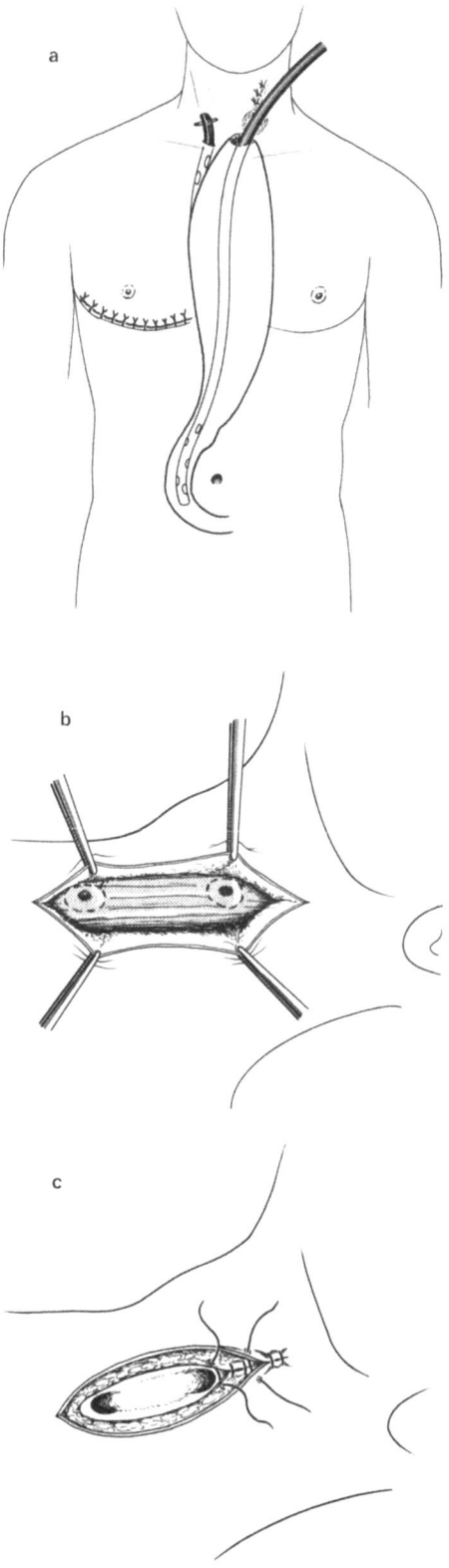

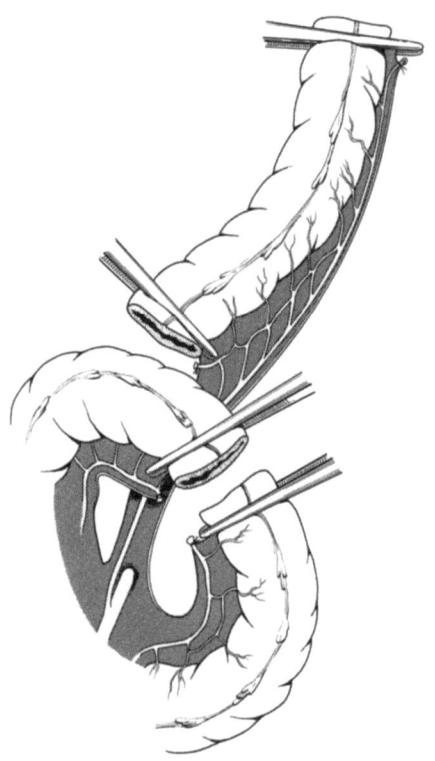

Das linke Ende des Colon transversum liegt distal und wird mit dem Magen, oder falls dieser mitentfernt wurde, mit dem Duodenum anastomosiert (Abb. 4.20).

Zum Schluß wird der linke und der rechte Schenkel des Kolons miteinander End-zu-End anastomosiert. Die Kontinuität des Magen-Darm-Traktes ist wieder hergestellt.

Komplikationen. Gefürchtet sind die Nahtinsuffizienzen mit ihren septischen Komplikationen. Durchblutungsstörungen bei ungenügender Mobilisation.

Operationsinstrumentarium
Abdominothorakale Ösophagusresektion

Abdominaler Teil

Grundinstrumentarium zur Laparotomie!
Instrumentarium für die Schmutzphase!

Zusätzlich:
Rahmen nach Kirschner
Haken nach Rochard
Nähapparate
Überlange Instrumente
Kapselschere
Silikonzügel, lang
Hemo-Clip, groß und mittel mit Anlegezange
1 Plattenstieltupfer
1 Schere nach Metzenbaum, lang
1 Nierenstielklemme nach Guyen.

Thorakaler Teil

Grundinstrumentarium zur Thorakotomie!

Zusätzlich:
Überlange Instrumente
Verschiedene Klemmen nach Satinsky
3 Wundhaken nach Mikulicz
 (Leberhaken)
2 Paar Wundhaken nach Simon
 (Blasenhaken)
1 Plattenstiel
Mittlerer Nähapparat mit Magazin

Abb. 4.19. Vorbereitung des Colon transversum unter Schonung der A. colica media bei der Ösophagusersatzoperation

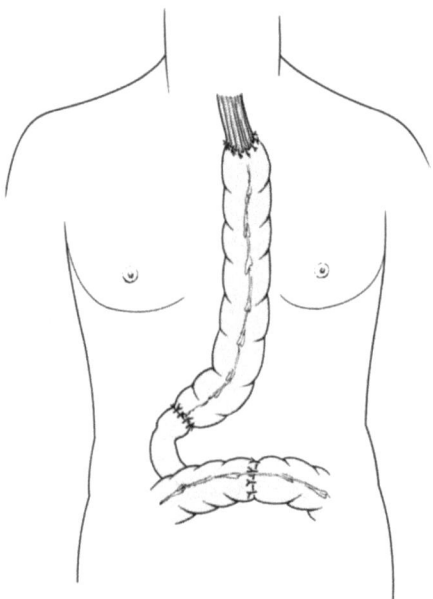

Abb. 4.20. Endzustand nach Ösophagusersatz durch Kolonhochzug und Reanastomosierung der beiden Kolonschenkel

Hemo-Clip, groß und mittel mit
Anlegezange
Silikonzügel, lang
Thoraxdrainage mit Verlängerung.

Halsfistel (Speichelfistel)

Zusätzlich:
1 Wundspreizer nach Weitlaner, klein
1 Paar Sechszinker, scharf
3 Paar Haken nach Langenbeck
2 Haken nach Roux
2 Klemmen nach Allis
Silikonzügel.

*Ösophaguskarzinom – mediane
Oberbauchlaparotomie und rechtsseitige
Thorakotomie ohne Umlagerung des
Patienten*

Grundinstrumentarium zur Laparotomie!

Instrumentarium für die Schmutzphase!

Zusätzlich:
1 Plattenstiel
2 Paar Wundhaken nach Simon
   (Blasenhaken)
1 Thoraxsperrer
1 Haken nach Rochard
1 Rahmen nach Kirschner
Silikonzügel, lang
Überlange Instrumente
Mittlerer Nähapparat mit Magazin
Hemo-Clip, groß und mittel mit
Anlegezange
Thoraxdrainagen mit Verlängerung.

*Instrumentarium zur Durchtrennung der
Rippen:*
1 Knochenschere nach Liston
1 Rippenschere nach Brunner
1 Raspatorium.

4.3.8.4 Das inoperable Ösophaguskarzinom

Wenn intra- oder präoperativ festgestellt
wird, daß ein Ösophaguskarzinom nicht
mehr zu resezieren ist, und man dem Patienten eine orale Nahrungsaufnahme er-

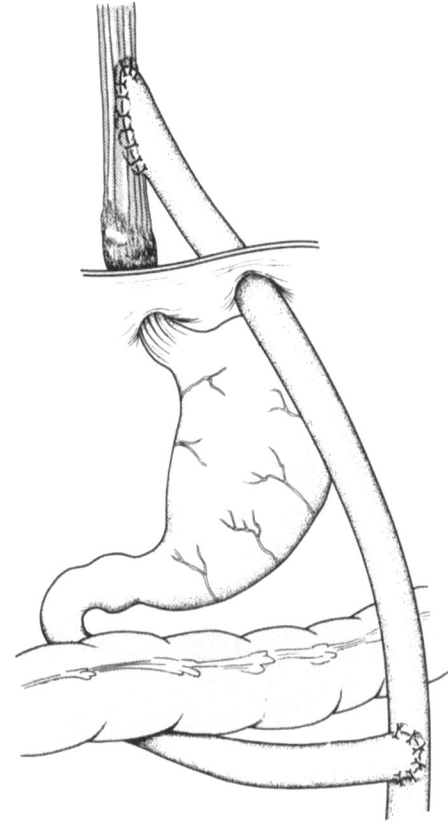

Abb. 4.21. Umgehungsanastomose bei inopera-
blem distalen Ösophaguskarzinom

möglichen will, so können verschiedene
Palliativoperationen durchgeführt wer-
den.
Durch Hochziehen einer Jejunumschlinge
oder eines aus dem Magenfundus und
Korpus gebildeten Schlauches bis über das
Karzinom und Seit-zu-Seit- oder End-
zu-Seit-Anastomose kann die Tumorsteno-
se ausgeschaltet werden, ohne aber auf das
Tumorwachstum einen Einfluß zu haben
(Bypassoperation) (Abb. 4.21).
Eine andere Möglichkeit ist die *innere
Schienung* im Tumorbereich, die zumindest
eine freie Passage für Flüssigkeiten erreicht. Dies wird z. B. durch den Häring-
oder den Celestin-Tubus erreicht.
Nach Feststellung der Inoperabilität wird
eine quere Ösophagusinzision unterhalb
des Tumors durchgeführt. Mit dem Finger

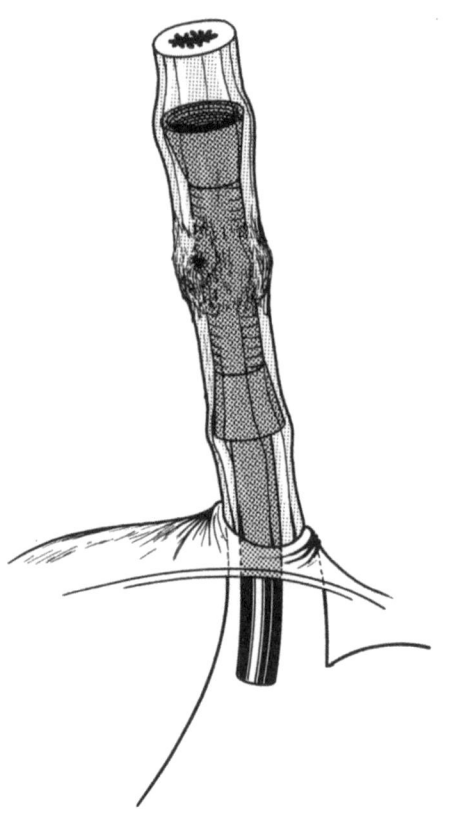

Abb. 4.22. Endoprothese im Lumen des Ösophagus plaziert. Inoperables Ösophaguskarzinom

xiert der Anästhesist den Tubus so an das obere Sondenende, daß die Erweiterung nach oben gerichtet ist. Der Tubus wird nun an der Magensonde herabgezogen, bis er über die Stenose reicht. An das untere Ende wird nun eine Muffe angebracht, um ein Hochrutschen des Tubus zu verhindern (Abb. 4.22). Die Ösophagotomie wird anschließend 2schichtig verschlossen und durch das Aufnähen eines Pleuralappens zusätzlich gesichert.

Bei präoperativ bekannter Inoperabilität kann die innere Schienung von einer Gastrotomie aus durchgeführt werden, ohne zu thorakotomieren. Auch eine endoskopische Plazierung des Tubus ist möglich.

Nachteil der Endoprothesen ist das leichte Verstopfen des Lumens und das Verrutschen aus der Stenose.

Eine dritte Möglichkeit zur Umgehung der Ösophagusstenose ist das Anlegen einer *Witzel- oder Kader-Fistel*. Sie bringt jedoch eine erhebliche psychische Belastung und Minderung der Lebensqualität mit sich (s. S. 127).

wird der Tumor schonend aufbougiert, und anschließend führt der Anästhesist eine dünne Magensonde oder einen Leitbougie über die Stenose hinweg. Anschließend fi-

Operationsinstrumente
Häring-Tubus

Grundinstrumentarium zur Laparotomie!

Instrumentarium für die Schmutzphase!

Häring-Tubus mit Leitbougie.

5 Eingriffe am Zwerchfell

5.1 Anatomische Grundlagen

Das Zwerchfell bildet die anatomische Grenze zwischen Thorax und Abdomen. Es wird aus einem flachen, ovalären Muskel gebildet, der zentral von einer Sehnenplatte ausgeht und von dieser zentrifugal zum Sternum, den unteren Rippen und den unteren Brustwirbeln zieht. Dieser letztgenannte Teil ist besonders kräftig entwickelt und bildet die sog. Zwerchfellpfeiler. Zwischen diesen befindet sich die Aortenöffnung. Vor dieser befindet sich die Durchtrittsstelle für den Ösophagus und etwas weiter ventral und nach rechts die Durchtrittsstelle für die V. cava inferior. Der Zwerchfellmuskel ist der wichtigste Muskel für die Ventilation.

Entsprechend seiner Lage können Eingriffe am Zwerchfell sowohl vom Brustkorb als auch vom Abdomen aus durchgeführt werden. Die Zugänge sind bei den Thorakotomien resp. bei den Laparotomien beschrieben.

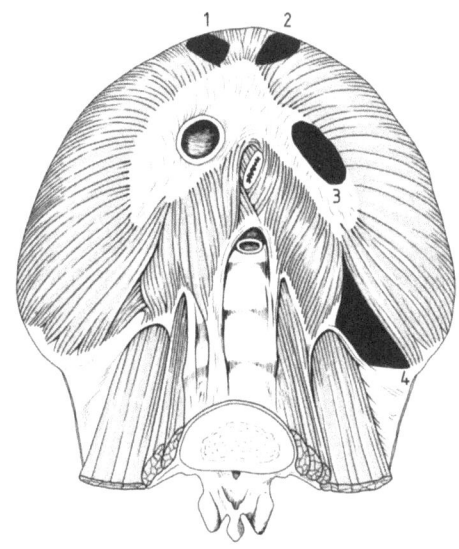

Abb. 5.1. Bruchpforten der Zwerchfellbrüche. **1** Morgagni-Hernie, **2** Larrey-Hernie, **3** zentraler Defekt, **4** Bochdalek-Hernie

5.2 Zwerchfellbrüche

Zwerchfellbrüche sind insgesamt selten. Am häufigsten treten sie am Übergang vom vertebralen zum kostalen Anteil (Bochdaleck-Hernie) und zwischen dem kostalen und dem sternalen Teil (Morgagni-Hernie bei rechtsseitiger Lage und Larrey-Hernie bei linksseitiger Lage) auf. Außerdem kann es durch zentrale Zwerchfelldefekte zu einem Prolaps von Bauchorganen in den Thorax kommen. Ein Prolaps unterscheidet sich von einem echten Bruch durch das

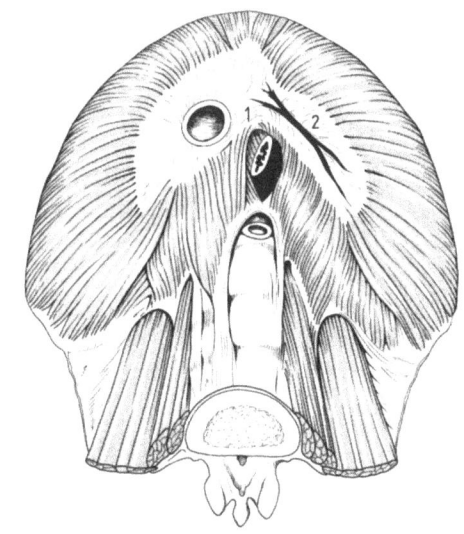

Abb. 5.2. Zentrale Zwerchfellruptur

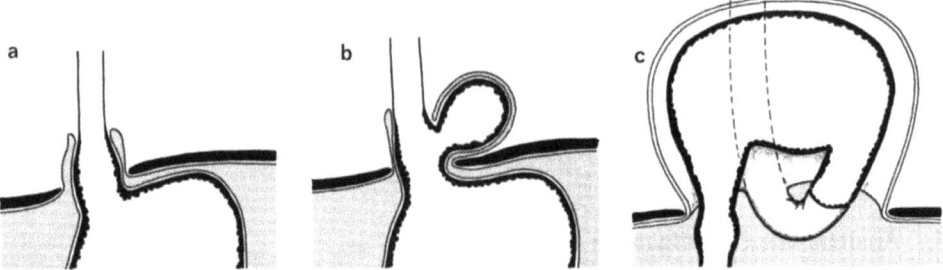

Abb. 5.3 a–c. Formen der Hiatushernien. **a** Hiatusgleithernie, **b** paraösophageale Hernie, **c** upside down stomach

Fehlen des peritonealen Bruchsacks. Diese Zwerchfelldefekte können angeboren sein oder infolge von entzündlichen Veränderungen oder Traumen mit Zwerchfellbeteiligung auftreten (Abb. 5.1 und 5.2).

Operationsindikation
Eine Operationsindikation besteht bei Auftreten von Verdrängungs- oder Einklemmungserscheinungen.
Lagerung, Abdeckung und *Stellung des Operationsteams bei der Operation entsprechen dem jeweiligen Zugang.*

Anästhesie. Intubationsnarkose.

Operationstechnik
Der Zugang erfolgt durch einen queren Oberbauchschnitt oder von thorakal aus durch eine laterale Thorakotomie. Ein vorhandener Bruch wird reponiert und die Bruchpforte verschlossen.
Dies wird mit kräftigen Dexon-U-Nähten durchgeführt.
Bei Bestehen eines Zwerchfelldefektes wird dieser durch einen Kutislappen, Duralappenplastik oder durch Einnähen eines Teflonnetzes gedeckt.

Operationsinstrumentarium
Zwerchfellbrüche, Hiatushernie, abdominaler Zugang

Grundinstrumentarium zur Laparotomie!

Zusätzlich:
1 Plattenstiel
2 Klemmen nach Allis

1 Nierenstielklemme nach Guyen (zum Umfahren der Kardia).
Haken nach Rochard
Rahmen nach Kirschner
Überlange Instrumente
Silikonzügel

Instrumente für das transthorakale Vorgehen

Grundinstrumentarium zur Thorakotomie!

Zusätzlich:
Silikonzügel
Überlange Instrumente
Thoraxdrainage mit Verlängerung.

5.3 Hiatushernien

Hiatushernien entstehen infolge eines zu weit angelegten Hiatus oesophageus des Zwerchfells. Durch diesen können der abdominale Teil des Ösophagus und der Magen in den Thoraxraum gleiten. Es entsteht somit die *Hiatusgleithernie.* Es können auch Teile des Magens neben dem Ösophagus in den Thorax übertreten – das sind die *paraösophagealen Hernien.* Beide Bruchformen können auch zusammen auftreten. Die extremste Form der Hiatushernie ist der *„upside down stomach"* (Abb. 5.3).
In den meisten Fällen verursacht die Hiatusgleithernie keine Beschwerden. Durch

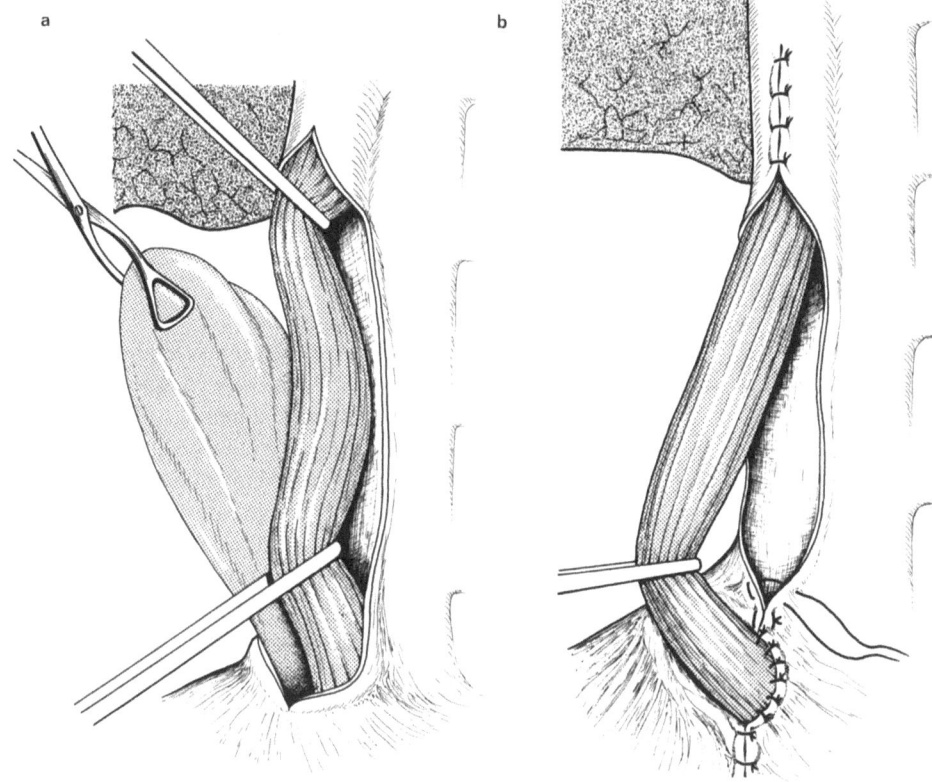

Abb. 5.4 a, b. Versorgung einer Hiatushernie von thorakal. **a** Isolierung des Bruchsacks, **b** Verschluß der Bruchpforte

die Störung der Kardiafunktion kann sie jedoch zu einem ösophagealen Reflux und entsprechenden Beschwerden führen.

Operationsindikation. Eine Operationsindikation besteht nur dann, wenn eine andere Ursache der Oberbauchbeschwerden ausgeschlossen ist. Eine paraösophageale Hernie führt häufiger zu Einklemmungserscheinungen und manifestiert sich durch erosive Blutungen in Höhe des Bruchringes.

Operationsziel ist die Wiederherstellung des Hiss-Winkels zwischen Ösophagus und Magenfundus, die Wiederherstellung des intraabdominellen Ösophagussegmentes und die relative Einengung des Hiatusösophagus, um dadurch einen Magensaftreflux sowie ein Bruchrezidiv zu verhindern.

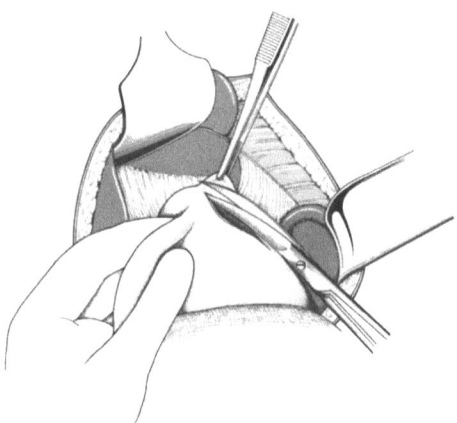

Abb. 5.5 Durchtrennung der peritonealen Umschlagsfalte am Ösophagus-Magen-Übergang und Freilegung der Hiatushernie

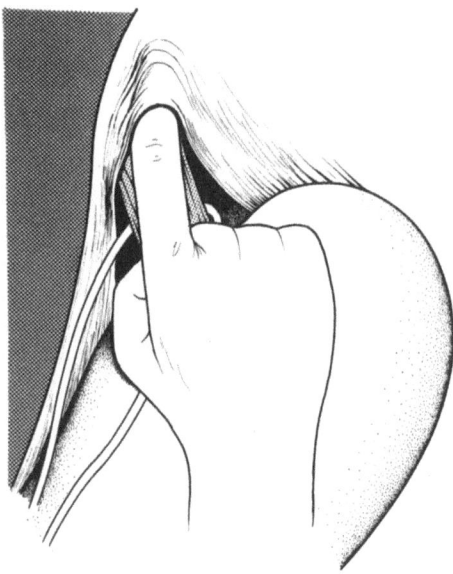

Abb. 5.6. Freipräparation des distalen Ösophagus. Der Magen und der distale Ösophagus sind in ihre normale Lage in das Abdomen heruntergezogen

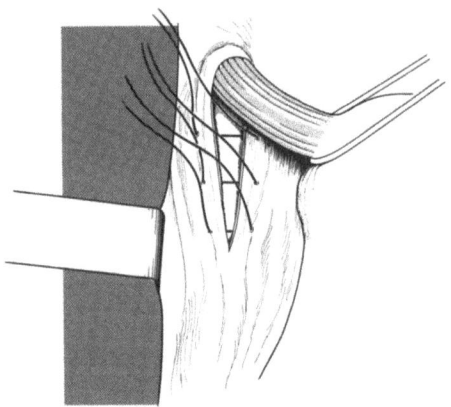

Abb. 5.7. Die Nähte der Pfeilerplastik zur Rezidivprophylaxe

Lagerung, Abdeckung und *Stellung* des Operationsteams entsprechen dem jeweiligen Zugang (s. dort).

Anästhesie. Intubationsnarkose.

Zugang. Seltener wird ein *transthorakaler Zugang* verwendet. Dazu wird eine linkslaterale Thorakotomie durchgeführt. Dar-

stellung des Ösophagus, Bruchsackabtragung und Reposition des Bruchsackinhaltes in typischer Weise (Abb. 5.4). Verschluß der Bruchpforte durch Zwerchfellpfeilernähte.

Für den *abdominalen Zugang* wird ein meist querer Oberbauchschnitt verwendet. Auch ein linker Paramedianschnitt oder Rippenbogenrandschnitt ist möglich.

Operationstechnik

Bei den Operationsverfahren nach *Nissen und Weech* wird nach Darstellung des Kardiabereiches der peritoneale Übergang vom Ösophagus zum Zwerchfell mit einer langen Schere durchtrennt und der Ösophagus ringsum mobilisiert. Mit einem Gummizügel wird er angeschlungen und etwas angespannt (Abb. 5.5 und 5.6).

Nach Reposition der Gleithernie oder des paraösophagealen Bruches wird der Bruchsack abgetragen und die Bruchpforte zwischen den beiden Zwerchfellschenkeln mit U-Rückstichnähten eingeengt *(Pfeilernähte)*. Neben dem Ösophagus muß noch Platz für 1–2 Finger sein, um eine freie Passage durch den Ösophagus zu erhalten (Abb. 5.7).

Zur Wiederherstellung des Hiss-Winkels kann nun eine *Ösophagofundopexie* durch Einzelknopfnähte zwischen dem linken Ösophagusrand und dem rechten Rand des Magenfundus durchgeführt werden (Abb. 5.8). Eine andere Möglichkeit besteht darin, den Magenfundus ventral des Ösophagus nach rechts zu ziehen und mit dem rechten Ösophagusrand zu vernähen. Dies wird als *Semifundoplicatio* bezeichnet.

Eine andere klassische Möglichkeit ist die *Fundoplicatio* nach Nissen. Dabei wird der Magenfundus ventral und dorsal um den Ösophagus herumgezogen und auf der rechten Ösophagusseite unter Mitfassen der Ösophagusmuskulatur miteinander vernäht. Dadurch entsteht eine sichere Wiederherstellung des Hiss-Winkels und zusätzlich eine Verdickung des Kardia-

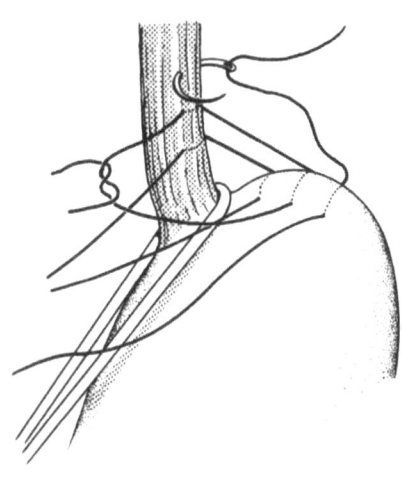

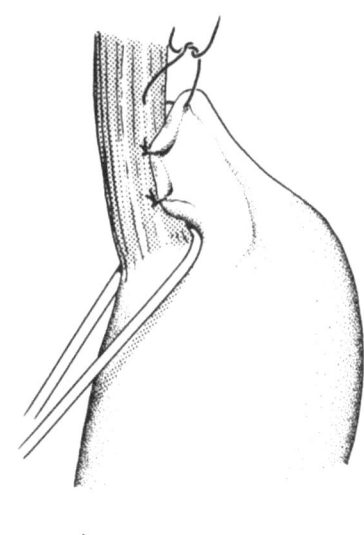

a   b

Abb. 5.8 a, b. Ösophagofundopexie

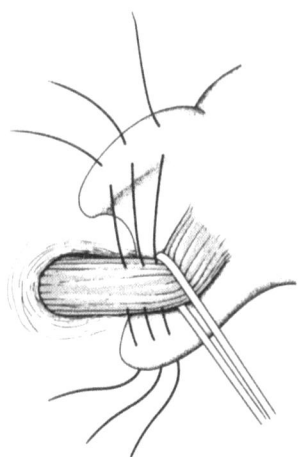

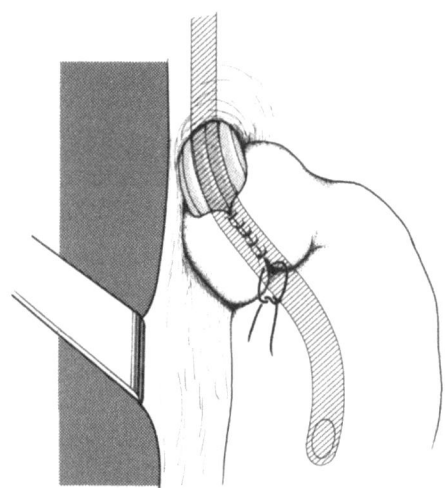

Abb. 5.9. Fundoplicatio. Der Magenfundus wird zu beiden Seiten um den Ösophagus nach rechts geführt und mit Nähten am rechten Ösophagusrand fixiert

Abb. 5.10. Abschluß der Fundoplicatio. Durch den Ösophagus ist eine dicke Magensonde in den Magen geführt

bereiches, so daß ein Rezidiv der Hernie erschwert wird (Abb. 5.9 und 5.10).

Komplikationen. Schluckbeschwerden bei zu starker Einengung des Hiatus oesophageus. Der N. vagus ist für eine spätere Vagotomie nicht mehr zugänglich. Es wird deshalb meist gleichzeitig eine proximale gastrale Vagotomie durchgeführt (PGV).

Um ein Hernienrezidiv zu verhindern, kann auch eine *Gastropexie* durchgeführt werden. Dazu werden 4–5 U-Nähte mit 2-0-Dexon zwischen der Magenvorderwand nahe der kleinen Kurvatur und dem

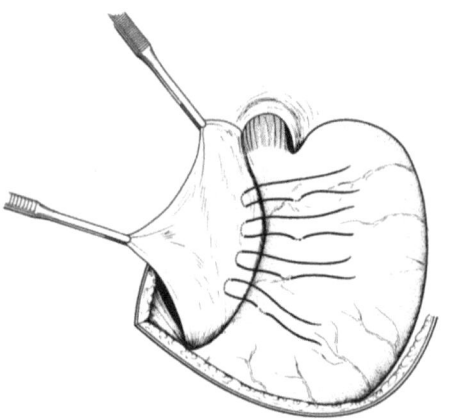

Abb. 5.11. Fixation der Magenvorderwand am parietalen Peritoneum zur Gastropexie

parietalen Peritoneum sowie dem hinteren Blatt der Rektusscheide paramedian links gelegt. Nach Knüpfen der Fäden muß der Ösophagus straff gespannt sein (Abb. 5.11).

Operationsinstrumentarium
Wie unter 5.2 beschrieben.

6 Bauchwandoperationen

6.1 Anatomische Grundlagen

Die Bauchwand ist in ihren einzelnen Teilen sehr verschieden aufgebaut. Nach dorsal ist das Abdomen durch die Wirbelsäule und die kräftige paravertebrale Muskulatur begrenzt. Die vordere und seitliche Bauchwand wird dagegen nur von Muskeln und Faszien gebildet. Sie ermöglicht dadurch die erforderlichen, größeren Volumenschwankungen der Abdominalorgane ohne eine Drucksteigerung im Abdomen. Ventral zu beiden Seiten der Mittellinie verlaufen vom Rippenbogen bis zu den Schambeinen die beiden geraden Bauchmuskeln. Zu beiden Seiten befinden sich je 3 große flächenhafte Muskeln: der äußere und der innere schräge Bauchmuskel sowie der transversale Bauchmuskel. Sie entspringen dorsal von der LWS, dem Beckenkamm und den unteren Rippen und bilden nach ventral je eine Sehnenplatte (chirurgisch auch als Faszie bezeichnet), die teils vor, teils hinter dem geraden Bauchmuskel bis zur Mittellinie ziehen, wo sie sich mit den entsprechenden Sehnenplatten der Gegenseite vereinigen. Im Bereich der geraden Bauchmuskeln bilden diese Sehnenplatten das vordere und das hintere Blatt der Rektusscheide. In der Mittellinie, zwischen Schwertfortsatz des Sternums und Nabel, wird die Verbindung der beiderseitigen Muskeln als Linea alba bezeichnet.

Im unteren Abschnitt der vorderen Bauchwand befindet sich der Leistenkanal. Er wird nach vorn durch die Faszie des M. obliquus externus und nach dorsal durch die zarte Fascia transversalis und das parietale Peritoneum begrenzt. Nach kaudal wird der Kanal durch das Leistenband begrenzt. Das Leistenband ist der freie untere

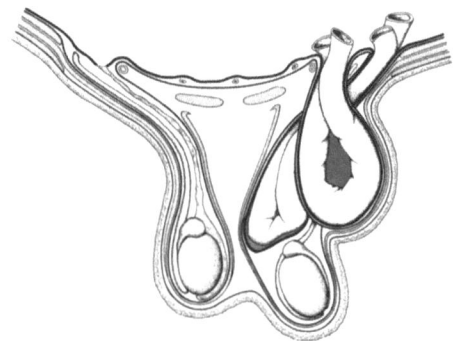

Abb. 6.1. Schematische Darstellung der Anatomie eines normalen Leistenkanals sowie eines direkten und eines indirekten Leistenbruches

Rand der Sehnenplatte des M. obliquus externus. Die innere Öffnung des Leistenkanals befindet sich seitlich der unteren epigastrischen Gefäße, die äußere Öffnung weiter medial oberhalb des Leistenbandes. Durch den Leistenkanal ziehen beim Mann die Samenstranggebilde und bei der Frau das Lig. rotundum der Gebärmutter (Abb. 6.1).

Das Leistenband ist sehnenförmig über den vorderen Rand des Beckenknochens ausgespannt. Zwischen diesen beiden befindet sich eine laterale Muskelloge und eine mediale Gefäßloge, durch die die Femoralgefäße ziehen. Zwischen dem Band und den Gefäßen können sich ebenfalls Brüche vorwölben. Es sind dies die Schenkelhernien.

Die obere Begrenzung des Abdomens ist, wie bereits beschrieben, das Zwerchfell. Nach unten setzt sich das Abdomen in das kleine Becken fort. Dieses wird nach unten durch den Beckenboden begrenzt. Der Beckenboden wird im wesentlichen durch den M. levator ani gebildet. Dieser ist schlingenförmig angelegt. Durch ihn treten

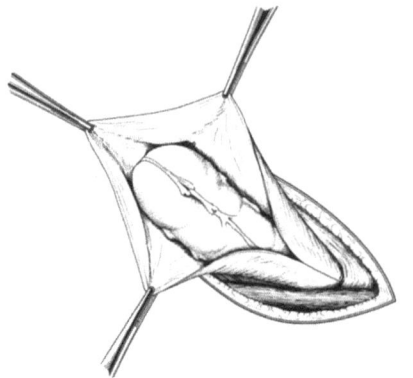

Abb. 6.2. Große Gleithernie. Der Bruchsack ist eröffnet. Die laterale Wand des Bruchsacks wird vom
Dickdarm gebildet

das Rektum, die Scheide (bei der Frau) und
die Harnröhre zum Damm.

Zwischen den Ästen der Sitz- und Scham-
beinknochen befindet sich in jedem Hüft-
bein eine Öffnung, die als Foramen obturatum bezeichnet wird. Sie ist von einer bindegewebigen Membran bedeckt. Unabhängig von der Lokalisation gibt es einige
grundsätzliche Gemeinsamkeiten im Aufbau und der Operationstechnik von Hernien.

Hernienchirurgie
Definition. Unter einer Hernie versteht
man eine Vorstülpung von Abdominalorganen oder von Teilen davon, die sich
im Lumen eines peritonealen Bruchsackes befinden. Die Austrittsstelle des
Bruchsackes wird als Bruchpforte bezeichnet.

Hernien werden außer nach ihrer Lokalisation auch nach ihren besonderen Merkma-
len unterteilt. Einige wichtige Typen sollen
hier kurz beschrieben werden.

Der *eingeklemmte* oder inkarzerierte *Bruch*
entsteht durch Abschnüren der Organe im
Bruchsack durch eine relativ zu enge
Bruchpforte. Es kommt zur Nekrose des
Bruchsackinhaltes.

Der *nichtreponible Bruch:* Der Bruchinhalt
ist wegen seiner Größe oder wegen Verwachsungen nicht in die Bauchhöhle zu-
rückzudrücken.

Der *reponible Bruch:* Der Bruchinhalt ist
durch Druck von außen auf den Bruchsack
in die Bauchhöhle zurückzudrängen.

Die *Gleithernie:* Bei ihr bildet ein teilweise
von Peritoneum bedecktes Organ einen
Teil des Bruchsackes (Abb. 6.2). Es besteht
die Gefahr anstelle des Bruchsackes das
jeweilige Hohlorgan zu eröffnen (Sigma
oder Blase).

Die *Littré-Hernie:* Bei ihr ist nicht eine vollständige Darmschlinge, sondern nur eine
Wand des Darmes eingeklemmt, so daß
es ohne Auftreten von Darmverschluß-
beschwerden zu einer Darmnekrose kommen kann, was eine gefährliche kotige Peritonitis zur Folge hat.

Die *innere Hernie* stellt eine Hernienbil-
dung im Abdomen ohne Vorstülpung
durch die Bauchdecken dar, z. B. paraduo-
denal, retrozäkal usw.

6.2 Leistenbruchoperationen

Der Leistenbruch ist bei weitem der häufigste Bruch überhaupt. Dies beruht auf den
oben beschriebenen anatomischen Gegebenheiten und der hohen Druckbelastung
in diesem Bereich, insbesondere bei schwe-
rer körperlicher Arbeit, Husten und Pressen. Wegen des Samenstrangverlaufes ist
das Häufigkeitsverhältnis Mann zu Frau
9:1.

Je nachdem, ob der Bruch sich entsprechend dem Samenstrang durch den Leistenkanal zieht oder nicht, spricht man von
einem indirekten oder einem direkten Leistenbruch. Der direkte Leistenbruch stülpt
die Hinterwand des Leistenkanals medial
der inneren Leistenkanalöffnung vor und
tritt auf *direktem Wege* durch den äußeren
Leistenring in den Subkutanbereich. Diese
Bruchform ist seltener. Meistens verläuft
ein Leistenbruch, insbesondere beim
Mann, durch die vorgeformten Gleitstruk-
turen des Samenstranges, durch den Leistenkanal. Die Bruchanlage ist meist angeboren, d.h. die peritoneale Schlauchver-

bindung zwischen Bauchfell und der serösen Hülle des Hodens bleibt auch nach Abschluß der Hodenwanderung bestehen. Diese Verbindung wird als Ductus peritoneovaginalis bezeichnet. Er bildet sich normalerweise zurück. Bei seiner Persistenz stellt er einen Bruchsack dar (Abb. 6.1). Wenn ein Leistenbruch so groß wird, daß er bis in den Hodensack reicht, wird er als Skrotalbruch bezeichnet.

Operationsindikation. Sie besteht bei einem sichtbaren Bruch immer. Die Operationsindikation ist insbesondere bei Kleinkindern wegen der hohen Einklemmrate dringend. Das Tragen eines sog. Bruchbandes stellt keine Alternative dar, da es die Vergrößerung und das Einklemmen des Bruches nicht verhindern kann und darüber hinaus eine spätere Operation durch Erzeugen von Verwachsungen erschwert. Jeder eingeklemmte Bruch ist eine Notoperation und hat dementsprechend mehr Komplikationen.

Operationsziel. Reposition des Bruches, Abtragung des Bruchsackes, Verstärkung der Bauchwand.

Lagerung. Rückenlage.

Abdeckung. Oben und unten große, seitlich kleine Abdecktücher.

Stellung des Operationsteams. Der Operateur steht an der Bruchseite, der erste Assistent und die Operationsschwester gegenüber und der zweite Assistent an der Operateurseite gegen das Kopfende des Patienten.

Anästhesie. In den meisten Fällen Intubationsnarkose, beim Kleinkind Maskennarkose und insbesondere bei älteren Patienten Peridural-, Spinal- oder Lokalanästhesie. Diese wird durch rautenförmige Nadelführung von der Spina iliaca anterior-superior und dem Tuberculum pubicum aus durchgeführt (Abb. 6.3). Dadurch werden die Nn. ilioinguinalis, iliohypoga-

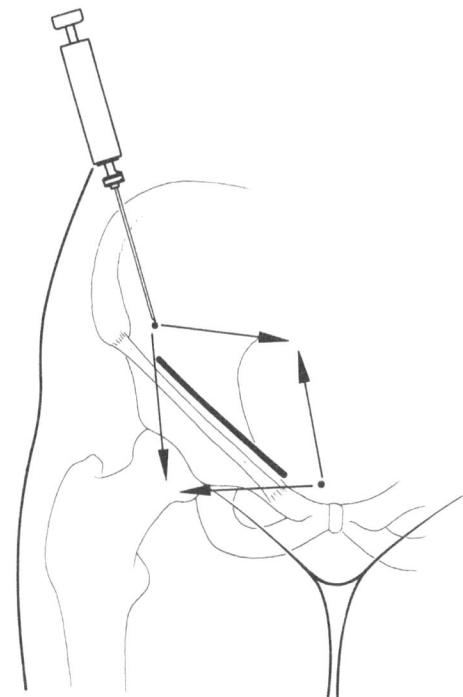

Abb. 6.3. Zugang und Lokalanästhesietechnik der Leistenbruchoperation

stricus und genitofemoralis erfaßt und das Operationsgebiet schmerzfrei. Schmerzhaft bleibt der Zug am Peritoneum bei der Präparation des Bruchsackes.

Operationstechnik
Es sind zahlreiche, verschiedene Operationsverfahren beschrieben. Das häufigste Vorgehen soll hier beschrieben werden.
Die Darstellung des Bruchsackes und seine Versorgung ist bei allen Bruchformen und Operationsverfahren gleich.
Es wird etwa ein Querfinger breit über dem Leistenband ein etwa 8–10 cm langer Schnitt angelegt. Durchtrennung des Subkutangewebes und Darstellung der Externusaponeurose. Blutstillung mittels Elektrokoagulation oder durch Dexon-3-0-Ligaturen (Abb. 6.3).
Falls der Bruchsack durch den äußeren Leistenring austritt, wird dieser zunächst freipräpariert, ansonsten der äußere Leistenring dargestellt.

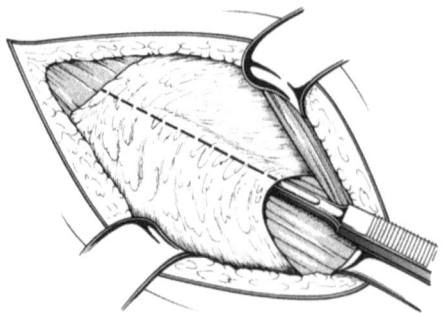

Abb. 6.4. Durchtrennung der Externusaponeurose über dem rechten Leistenkanal

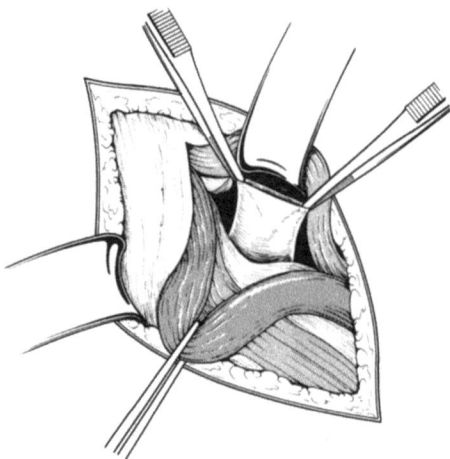

Abb. 6.5. Darstellung eines direkten Bruchsacks rechts. Der Leistenstrang ist nach unten weggehalten

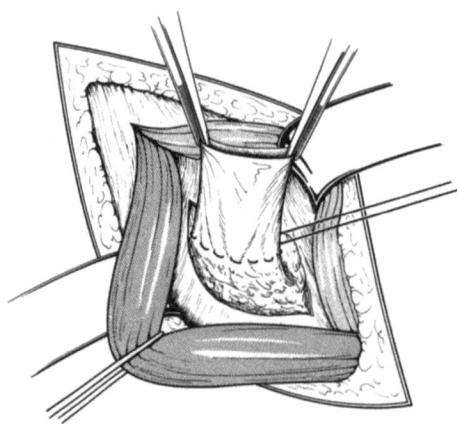

Abb. 6.6. An der Basis des Bruchsacks wird eine Tabaksbeutelnaht gelegt und der Bruchsack somit verschlossen

Nun wird die Externusaponeurose in Faserrichtung vom äußeren Leistenring nach lateral gespalten (Abb. 6.4).

Der Samenstrang wird zirkulär freipräpariert und mit einem Gummizügel angeschlungen. Bei einem direkten Bruch wird nun der Bruchsack bis zu seiner Bruchpforte dargestellt und der Bruchsackinhalt reponiert. Erst wenn ein Gleitbruch ausgeschlossen wurde, wird der Bruchsack eröffnet. An der Bruchsackbasis wird eine Durchstich- oder bei größeren Brüchen eine Tabaksbeutelnaht gesetzt. Diese wird geknüpft und der überstehende Bruchsack wird abgetragen. Die Fadenenden der Tabaksbeutelnaht werden nach *Baker* von hinten durch den M. obliquus internus gestochen und vor diesem verknüpft. Es soll somit ein Bruchsackrezidiv vermieden werden (Abb. 6.5 und 6.6).

Beim indirekten Leistenbruch wird nach Anschlingen des Samenstranges der M. cremaster, der den Samenstrang einhüllt, in Längsrichtung gespalten.

Aus den Samenstranggebilden wird unter sorgfältiger Schonung des Samenleiters und der Gefäße der Bruchsack freipräpariert. Der Bruchsack wird in gleicher Weise wie bei dem direkten Bruchsack versorgt. Bei Anlegen der Tabaksbeutelnaht muß auf den Verlauf der unteren epigastrischen Gefäße, direkt medial vom inneren Leistenring, geachtet werden.

Beim indirekten Bruch wird nun der M. cremaster mit einer feinen (4-0) fortlaufenden Katgutnaht oder Dexonnaht verschlossen.

Das weitere Vorgehen unterscheidet sich nun je nach Autor. In allen Fällen soll dadurch die Vorderwand des Leistenkanals verstärkt und damit ein Rezidiv verhindert werden.

1. Operationsverfahren nach Bassini
Die Fascia transversalis wird gespalten und das Peritoneum abgeschoben.

Es wird als erstes die sog. *Periostnaht* gelegt. Sie faßt medial den M.-rectus-abdominis-Rand, die Mm. obliquus internus und transversus abdominis und lateral das Periost im Bereich des Tuberculum publicum. Es wird dazu ein kräftiger multifiler Polyesterfaden mit kräftiger, gebogener Nadel verwendet (Mersilene 1–2).

Nun werden weitere 4–6 Nähte gleicher Art gelegt. Sie fassen medial den Obliquus internus und transversus sowie den Rand der Fascia-transversalis-Inzision und lateral ebenfalls die Fascia transversalis und das Leistenband. Dabei ist auf die Nähe zu den Femoralgefäßen zu achten. Diese Nähte werden als Bassini-Nähte bezeichnet (Abb. 6.7).

Oberhalb des inneren Leistenringes können noch 1–3 Nähte mit 2-0-Dexon zwischen Obliquus internus und Leistenband gelegt werden. Diese begrenzen die Weite des inneren Leistenringes, dürfen aber nicht zu einer Abschnürung des Samenstranges führen (Gefahr der Hodenatrophie). In einer zweiten Schicht werden nun die freien Ränder der Externusaponeurose mit 0-Dexoneinzelknopfnähten vernäht. Dabei wird der äußere Leistenring so weit eingeengt, daß er neben dem Samenstrang noch für eine Fingerkuppe eingängig ist (Abb. 6.8).

Einlegen einer Redondrainage 12 Ch. subkutan, subkutane 3-0-Dexoneinzelknopfnähte sowie atraumatische Hautrückstichnähte nach Allgöwer oder Donati beenden den Eingriff.

2. Operationsverfahren nach Kirschner

Die Bassini-Nähte werden wie oben beschrieben gelegt. Anschließend wird der Samenstrang nach lateral-ventral gehalten und die beiden Externusaponeuroseränder mit Dexoneinzelknopfnähten verschlossen. Die Durchtrittsstelle für den Samenstrang durch die Externusaponeurose kommt nun lateral der inneren Leistenkanalöffnung zu liegen. Darauf ist besonders zu achten, denn bei Lage der äußeren und inneren Leistenkanalöffnung in gleicher Höhe entsteht hier eine Schwachstelle der Bauchwand, die zu einem Bruchrezidiv führen kann (Abb. 6.9).

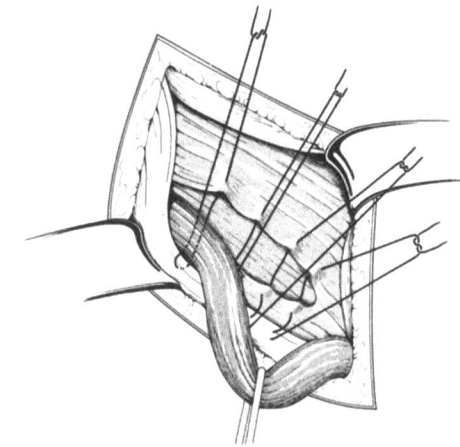

Abb. 6.7. Anlegen der Bassini-Nähte bei der Leistenbruchversorgung *(rechts)*

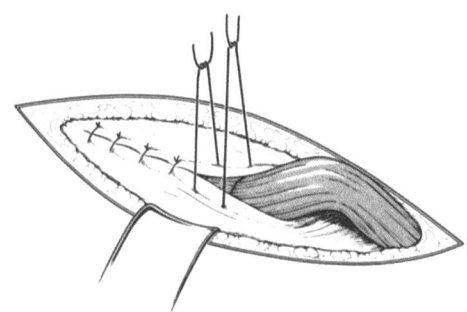

Abb. 6.8. Verschluß der Externusaponeurose

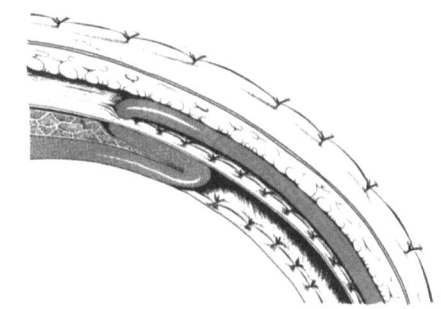

Abb. 6.9. Leistenbruchversorgung nach Kirschner

Der weitere Operationsverlauf entspricht wiederum der Bassini-Operation.

3. Gleithernie

Da ein Teil der Bruchsackwand von einem Organ gebildet wird, darf der Bruchsack nicht abgetragen werden. Er wird als Ganzes eingestülpt (Abb. 6.2).

4. Leistenbruch bei der Frau

Bei der Frau ist anstelle des Samenstranges nur das runde Uterusband vorhanden. Der Bruchsackverschluß und die Verstärkung der Leistenkanalwand entspricht dem Vorgehen beim Mann. Das Uterusband wird jedoch im Leistenkanal fixiert, und der Leistenkanal wird vollständig verschlossen.

5. Leistenbruch beim Kleinkind

Beim Kleinkind handelt es sich nicht um eine mechanische Insuffizienz, sondern nur um die Persistenz des Ductus peritoneovaginalis. Nach dessen Abtragung wird die Externusaponeurose und der M. obliquus internus an das Leistenband fixiert. In einer zweiten Schicht wird der laterale Rand der Externusaponeurose nach medial geklappt und mit der Externusaponeurose vernäht. Es resultiert somit eine Fasziendopplung.

Eine ähnliche Operationstechnik wurde von Girard und Wölfler auch beim Erwachsenen beschrieben.

6. Leistenbruchrezidivoperation

Sie ist eine schwierige, nicht standardisierbare Operation. Wenn es gelingt, die anatomischen Schichten zu trennen, wird die Kirschner-Methode bevorzugt angewandt.

Wenn dies nicht gelingt, muß der Leistenkanal durch die Verschiebung eines Faszienlappens aus der vorderen Rektusscheide oder durch einen Kutislappen verstärkt werden.

Komplikationen. Hodenatrophie bei zu starker Einengung des Leistenringes, Störung der Zeugungsfähigkeit bei Verletzung des Samenganges, Gefühlsstörungen der Leiste bei Verletzungen des N. ilioinguinalis und iliohypogastricus und Neuralgien bei versehentlichem Einknoten eines Nerven, Bruchrezidiv, Nachblutung.

Operationsinstrumente
Grundsieb
Silikonzügel
1 Wundspreizer nach Weitlaner.

Grundtisch I

Zusätzlich:
4 Klemmen nach Kocher (Bruchsackklemmen)
1 Führungshohlsonde nach Kocher.

6.3 Schenkelhernie oder femorale Hernie

Auch diese Hernie entsteht durch Vorwölbung der Rückwand des Leistenkanals, jedoch tritt der Bruch unterhalb des Leistenbandes meist medial der Femoralgefäße nach außen. Er kommt nicht subkutan wie der Leistenbruch zu liegen, sondern unterhalb der Fascia cribriformis (Teil der Oberschenkelfaszie). Sie tritt wesentlich häufiger bei Frauen auf.

Operationsindikation. Sie besteht immer, aber insbesondere beim Auftreten von Beschwerden. Es kommt häufig zur Brucheinklemmung.

Lagerung, Anästhesie, Abdeckung und Stellung bei der Operation wie bei der Leistenbruchoperation.

Operationstechnik
1. Femoraler Zugang
Hautschnitt in Höhe und Richtung des Leistenbandes oder senkrecht zwischen Tuberculum pubicum und den Femoralgefäßen.

Durchtrennung des Subkutangewebes, der Fascia cribriformis und Freipräparation des Bruchsackes aus dem Fettgewebe. Nach vollständiger Darstellung wird der Bruchsack eröffnet und der Bruchinhalt, falls nicht durchblutungsgestört, in das Abdomen reponiert.

Der Bruchsack wird nun mit einer Tabaksbeutelnaht oder einer Durchste-

chungsligatur verschlossen. Der Bruch-
sackrest wird abgetragen.

Die Bruchpforte wird nach *Payr* mit
kräftigem Polyestereinzelknopfnähten
(Mersilene) verschlossen. Es werden 3–5
Nähte zwischen dem Leistenband einerseits und dem Cooper-Band und
der Faszie des M. pectineus gelegt.
Die Femoralgefäße dürfen dabei
nicht verletzt oder eingeengt werden
(Abb. 6.10).

Subkutannähte, Redondrainage und
Hautnähte beenden den Eingriff.

2. Inguinale Operationsmethode nach Cooper

Hautschnitt wie bei einem Leistenbruch,
seltener senkrechte Schnittführung.

Darstellung der Externusaponeurose
und Spaltung vom äußeren Leistenring
in Faserrichtung.

Der Samenstrang wird angeschlungen
und die Fascia transversalis gespalten.
Die Bruchsackbasis kann so dargestellt
werden.

Nun wird der Bruchsack von femoral
her von dem umgebenden Fettgewebe
freipräpariert. Durch leichten Druck auf
den Bruchsack kann dieser jetzt unter
dem Leistenband nach oben geschoben
werden, so daß der Bruch nun einem direkten Leistenbruch entspricht. Falls die
Bruchpforte zu eng ist, kann diese nach
medial-ventral erweitert werden. Es ist
allerdings auf das Vorhandensein einer
Gefäßverbindung (zwischen A. obtura-
toria und A. epigastrica inferior – „Coro-
na mortis") zu achten.

Der Bruchsack wird eröffnet und, falls
der Bruchinhalt nicht stranguliert ist,
wird er in die Bauchhöhle reponiert.

Verschluß und Abtragung des Bruch-
sackrestes und Versenken des Bruch-
sackstumpfes.

Entsprechend der Payr-Technik, aber
von der Innenseite her, werden nun
Nähte zwischen dem Leistenband und
dem Cooper-Band gelegt. Auch hier ist
auf die Nachbarschaft der Iliaca-exter-
na-Gefäße zu achten.

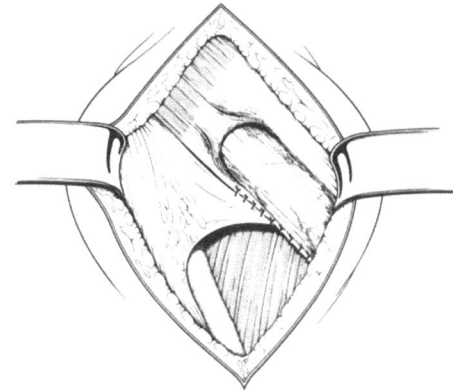

Abb. 6.10. Verschluß der Bruchpforte der Femoral-
hernie durch Annaht des Leistenbandes an das
Cooper-Band

Die Fascia transversalis wird verschlossen, am besten aber wird gleichzeitig der
Leistenkanal, entsprechend der Bassini-
Technik, verstärkt, um die Entstehung
eines Leistenbruches zu verhindern.

Komplikationen. Verletzung oder Thrombose der Femoralgefäße. Leistenbruch,
wenn nicht gleichzeitig der Leistenkanal
verstärkt wird (das Leistenband wird durch
die Payr-Bruchpfortenversorgung erweitert
und somit ein Leistenbruch begünstigt).
Nachblutung.

Operationsinstrumentarium
Siehe Leistenbruchoperation (6.2).

6.4 Nabelhernienoperationen

Die Nabelhernie ist nach der Leistenhernie
die zweithäufigste Hernienart überhaupt.
Als Bruchpforte dient der Nabelring, die
Faszienlücke, durch die während der Fetal-
zeit die Nabelschnurgebilde durchtreten.

Operationsindikation. Da es wesentlich seltener zu einer Einklemmung als bei einer
Leistenhernie kommt, besteht eine Operationsindikation nur bei Auftreten von

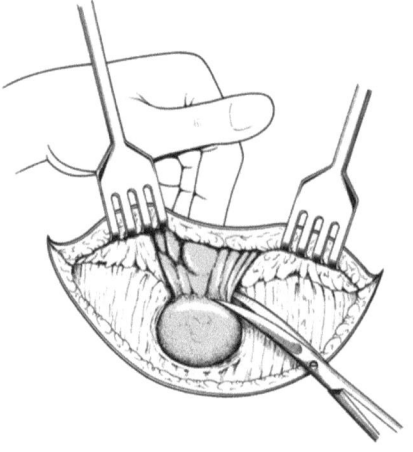

Abb. 6.11. Freipräparation des Bruchsacks einer Nabelhernie

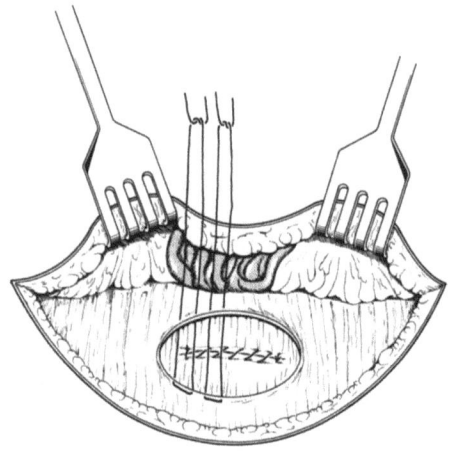

Abb. 6.12. Verschluß der Bruchpforte einer Nabelhernie nach Mayo

Beschwerden, erheblicher Größenzunahme oder Einklemmung. Auch aus kosmetischen Gründen kann auf Wunsch des Patienten eine Operation indiziert sein.

Lagerung, Abdeckung, Stellung bei der Operation entsprechen der Leistenbruchoperation.

Anästhesie: Vollnarkose, selten Lokalanästhesie.

Operationstechnik (nach Mayo)

Hautschnitt halbkreisförmig, meist unterhalb des Nabels. Der Schnitt kann aber auch oberhalb oder seitlich vom Nabel gelegt werden und die Schnittenden können bei Bedarf in Transversal- oder Längsrichtung verlängert werden.

Durchtrennung des Subkutangewebes und Darstellung der Rektusscheide.

Der Nabelhautkonus wird mit einer Overholt-Klemme umfahren und angeschlungen. Anschließend wird er scharf von dem Bruchsack abpräpariert (Abb. 6.11).

Der Bruchsack wird bis zum Nabelring freipräpariert und eröffnet. Die meist vorhandenen Verwachsungen zwischen Bruchsack und Bruchinhalt (meist Netz) werden gelöst und , falls die Durchblutung des Bruchinhaltes ausreichend ist, in die Bauchhöhle reponiert. Die Bruchsackbasis wird mit einer Tabaksbeutelnaht verschlossen. Kleine leere Bruchsäcke können auch uneröffnet reponiert werden.

Nun werden zwischen unterem Rand des Bruchringes der Rektusscheide und etwa 1,5 cm vom oberen Rand entfernt horizontale U-Nähte gelegt und somit die Bruchpforte verschlossen (Abb. 6.12).

Der obere Faszienrand wird nach unten geklappt und in einer zweiten Reihe mit der Rektusscheide vernäht. Es resultiert somit eine Fasziendoppelung.

Der Hautnabel wird nun an seiner tiefsten Stelle mit einer Dexonnaht an der Rektusscheide fixiert, um ein ansprechendes kosmetisches Ergebnis zu erreichen.

Einlegen einer Redondrainage 12 Ch., Subkutannähte und Hautrückstichnähte nach Donati.

Bei dem *Operationsverfahren nach Lexer* wird der Nabelring der Faszie mit einer kräftigen Tabaksbeutelnaht verschlossen und die Faszie in Längsrichtung gedoppelt.

Komplikationen. Nachblutung und relativ häufig Wundrandnekrosen.

Operationsinstrumentarium
Grundtisch I

Zusätzlich:
4 Klemmen nach Kocher

6.5 Epigastrische Hernie

Selten kommt es entlang der Linea alba zu Lückenbildungen, durch die das präperitoneale Fett oder sogar ein echter Bruchsack austreten kann. Dies sind die epigastrischen Hernien.

Operationsindikation. Beim Ausschluß einer anderen Ursache für das Vorliegen von Oberbauchbeschwerden ist eine Operation indiziert.
Lagerung, Abdeckung, Stellung und Anästhesie entsprechen der Nabelhernienoperation.

Operationstechnik
Längs- oder Querschnitt über der Hernie.
Darstellung des Bruches. Falls es sich nur um ein präperitoneales Lipom handelt, wird die Basis des Lipoms mit einer Ligatur versorgt und das Lipom abgetragen. Ein kleiner Bruchsack wird reponiert.
Die Faszienlücke wird mit horizontalen U-Nähten verschlossen. Nur bei größeren Brüchen ist eine Fasziendoppelung nach Mayo erforderlich.

Komplikationen. Nachblutung.

Operationsinstrumentarium

Grundtisch I

Redondrainage

6.6 Rektusdiastase

Es handelt sich bei dieser Veränderung nicht um eine eigentliche Hernie. Durch Überdehnung der Bauchdecken und Auseinanderweichen der beiden geraden Bauchmuskeln kommt es im Bereich der Linea alba zu einer Schwachstelle der Rektusscheide in der Mittellinie. Bei Husten und Pressen kommt es deshalb zu einer großen, längsovalen Vorwölbung. Eine Operationsindikation ist nur selten gegeben.

Lagerung. Wie bei Nabelbruchoperationen.

Anästhesie. Immer Intubationsnarkose.

Operationstechnik
Medianer längsverlaufender Hautschnitt auf gesamter Länge der Rektusdiastase.
Durchtrennung der Rektusscheide in der Mittellinie. Das Peritoneum wird stumpf abgeschoben. Es kann aber auch in gleicher Ausdehnung durchtrennt werden.
Die linke Bauchwand wird hochgehoben.
Mit kräftigen Mersilenenähten werden horizontale U-Nähte auf ganzer Länge der Rektusdiastase gelegt. Die Nähte fassen die linke Rektusscheide in einem solchen Abstand vom Wundrand, daß gerade ein Aneinanderlegen mit dem rechten Wundrand möglich ist, und den rechten Rektusscheidenrand. Die Nähte werden so gelegt, daß der Knoten subkutan zu liegen kommt (Abb. 6.13).
Die Bauchwanddoppelung wird durch eine zweite Nahtreihe zwischen dem freien Wundrand der linken Rektusscheide und der Vorderseite der rechten Rektusscheide beendet (Dexon 2-0 oder 0).
Falls der Hautmantel zu groß wird, muß ein entsprechender Streifen mit Subkutangewebe reseziert werden.

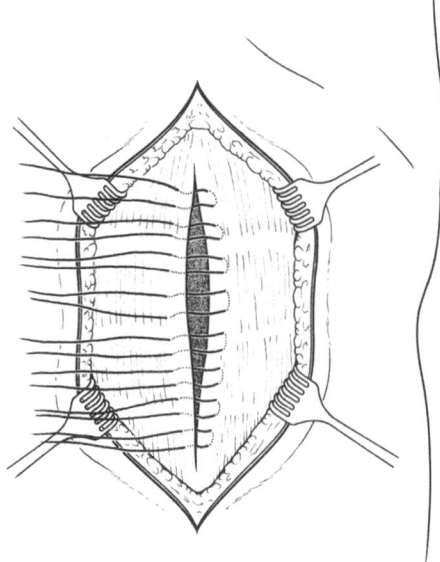

Abb. 6.13. Verschluß einer Rektusdiastase

Redondrainage, Subkutan- und Hautnähte beschließen den Eingriff.

Komplikationen. Nachblutung. Bei Perito-
neumspaltung intraabdominale Verwachsungen mit all ihren Folgen.

Operationsinstrumentarium

Grundtisch I

Zusätzlich:
4 Klemmen nach Mikulicz

6.7 Narbenbruch

Narbenbrüche entstehen nach Laparotomien, wenn die Wundheilung, aus wel-
chem Grund auch immer, gestört ist. Dies
ist bei Wundinfektionen, zu früher Bean-
spruchung der Wundstelle, unzureichender
Operationstechnik oder bei Allgemeinver-
änderung, die die Wundheilung beeinflus-
sen, der Fall.

Operationsindikation. Besteht bei Beschwerden oder aus kosmetischen Gründen.

Lagerung, Abdeckung, Stellung wie bei den
anderen beschriebenen Hernienoperationen.

Anästhesie. Meistens Vollnarkose.

Operationstechnik
Entsprechend der Vielfalt der Befunde ist
auch das Operationsverfahren je nach Befund verschieden. Ziel ist die Rekonstruk-
tion der Bauchdecke. Die Bruchsackdar-
stellung und Versorgung entspricht den
gleichen Prinzipien wie bei den sonstigen
Hernienoperationen.
Falls die Hautnarbe verbreitert ist, wird
diese exzidiert. Der Bruchsack wird vollständig freipräpariert, das umgebende
Narbengewebe entfernt und die einzelnen Bauchwandschichten dargestellt.
Nun wird der Bruchsack eröffnet und
der Bruchsackinhalt unter sorgfältiger
Blutstillung von der Bruchsackwand abgetrennt. Der Bruchinhalt wird in die
Bauchhöhle reponiert.
Verschluß des Peritoneums mit einer
fortlaufenden Katgutnaht.
Wann immer möglich, werden nun die
Bauchwandschichten einzeln verschlossen. Wenn möglich, kann auch eine Fas-
zien- oder Bauchwanddoppelung durchgeführt werden (s. o.).
Wenn die Verstärkung der Mittellinie erforderlich ist, kann eine sog. Türflügel-
plastik durchgeführt werden. Beiderseits
der Mittellinie wird die Rektusscheide,
in gleichem Abstand vom freien Rand,
auf ganzer Bruchlänge inzidiert (Abb.
6.14).
Die medialen Ränder werden nun miteinander vernäht. In einer zweiten
Schicht werden auch die beiden lateralen Inzisionsränder der Rektusscheide in
der Mittellinie miteinander vernäht. Diese Naht trägt die meiste Spannung und
muß mit kräftigem, nichtresorbierbarem
Faden durchgeführt werden (Mersilene
1–2).

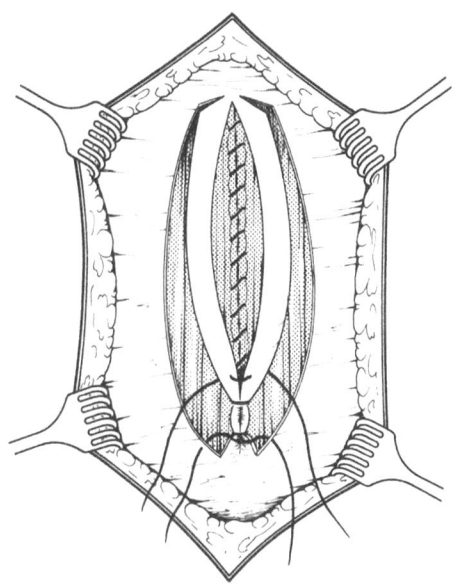 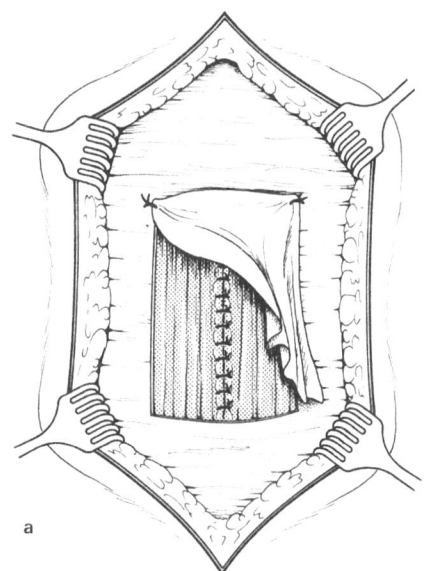

a

Abb. 6.14. Türflügelplastik zum Verschluß einer mittelständigen Narbenhernie

Wenn nach Durchführung der Türflügel-plastik ein zu großer Defekt verbleibt, so daß eine direkte Naht nicht möglich ist, kann in den Defekt ein Kutislappen ent-sprechender Größe eingenäht werden. Dieser wird mit einem Dermatom, nach Abheben eines ¼-Thiersch-Lappens vom Oberschenkel, entnommen (hobel-artiges Gerät, das durch Druckluft ange-trieben wird). Der Thiersch-Lappen wird zur Deckung der Entnahmestelle ver-wendet (Abb. 6.15).

Die Verwendung von alloplastischem Material, z. B. eines Kunststoffnetzes zur Deckung eines Defekts, ist als alleinige Deckung weniger geeignet. Es kann zur Verstärkung einer schwachen Bauch-wand verwendet werden. Allerdings be-steht dadurch ein wesentlich höheres Infektionsrisiko.

Komplikationen. Rezidiv, Infekt.

Operationsinstrumentarium
Narbenhernie
Instrumentarium richtet sich nach dem Lokalbefund.

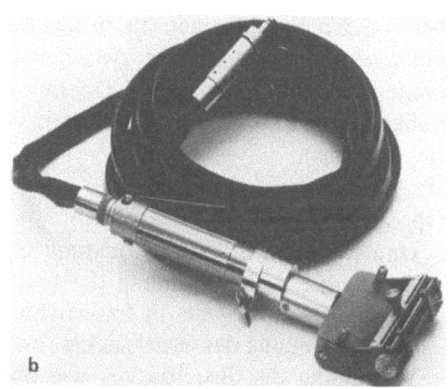

b

Abb. 6.15. a Deckung einer großen Bruchpforte der Bauchwand mit einem Kutislappen, **b** Haut-dermatom nach Mollowitz zur Kutis- und Thiersch-Hautplastik

Grundtisch I

Zusätzlich bei Bedarf:
4 Klemmen nach Mikulicz
Aus dem Magen-Galle-Sieb:
1 Wundhaken nach Fritsch
3 Wundhaken nach Mikulicz
  (Leberhaken).

Instrumentarium für den Kutislappen
2 chirurgische Pinzetten, fein
2 anatomische Pinzetten

2–3 Skalpelle
1 Korkbrett zum Aufspannen des Haut-
lappens
4–6 Kanülen zum Spannen des Hautlap-
pens auf dem Korkbrett
Hautdermatom nach Mollowitz
1 Zentimetermaß.

6.8 Seltene Hernienformen

6.8.1 Spieghel-Hernie

Die Spieghel-Hernie entsteht bei Schwach-
stellen am Muskel-Aponeurosen-Über-
gang des M. transversus abdominis. Dieser
Übergang hat einen nach lateral konvexen
Verlauf. Die Hernie reicht auch nicht wie
bei anderen Bruchformen bis in das Subkutangewebe, sondern nur zwischen die
breiten Bauchmuskeln. Eine Operationsindikation besteht nur bei Auftreten von
Beschwerden.

Operationstechnik
Hautschnitt in Spaltlinienrichtung über
der Hernie. Durchtrennung der breiten
Bauchmuskeln jeweils in Faserrichtung
und Darstellung des Bruchsackes.
Versorgung des Bruchsackes wie oben
beschrieben. Schichtweiser Verschluß
der Bauchdecken.

6.8.2 Hernia obturatoria

Sie entsteht bei einer Herniation durch das
Foramen obturatum des Hüftbeins. Der
operative Zugang geschieht von inguinal-
femoral oder vom Abdomen her. In diesem
Fall wird die Bruchpforte von innen durch
mehrere Nähte verschlossen.

6.8.3 Hernia ischiadica

Sie entsteht im Foramen ischiadicum dorsal des Sitzbeines in direkter Nachbar-

schaft zu dem Ischiasnerv. Sie wird vom
Abdomen her versorgt und kann nur intraoperativ diagnostiziert werden.

6.8.4 Petit-Hernie

Sie entsteht direkt über dem Darmbein-
kamm zwischen M. obliquus externus und
M. latissimus dorsi. Der Zugang erfolgt
durch einen Schnitt über der Hernie.

6.8.5 Grynfelt-Hernie

Sie entsteht direkt unter der 12. Rippe und
wird ebenfalls durch einen direkten Zugang versorgt.

6.8.6 Innere Hernien

Sie entstehen durch Einstülpen von Darm-
teilen in präformierte Peritonealtaschen,
wie die Bursa omentalis, oder hinter teil-
mobilen Abdominalorganen, wie bei der
Retroduodenal- oder der Retrozäkalher-
nie.
Sie werden entweder durch Zufall bei einer
Laparotomie oder bei einer Einklemmung
festgestellt. Nur im letzten Fall besteht eine
Operationsindikation. Vor der Operation
kann eine solche Hernie nicht mit Sicherheit festgestellt werden.

6.9 Sonstige Bauchwandoperationen

6.9.1 Fettschürze

Bei extremer Zunahme des subkutanen
Fettgewebes kann aus statischen Gründen,
aber auch wegen der psychischen Belastung – insbesondere bei jüngeren Frauen
–, eine operative Reduktion und Korrektur
der Bauchdecke angezeigt sein.
Das Ausmaß der Resektion muß im Stehen
festgelegt werden.

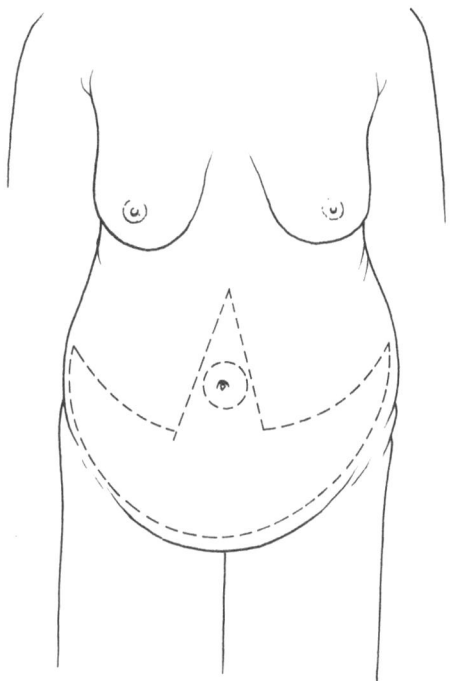

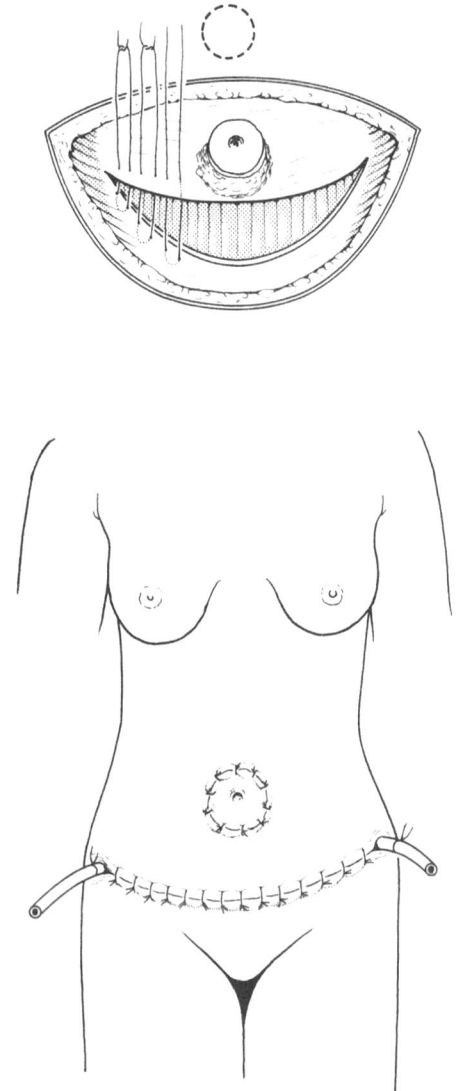

Abb. 6.16. Schnittführung bei der Fettschürzen-operation

Lagerung. Rückenlage.

Anästhesie. Vollnarkose.

Operationstechnik

Am einfachsten ist die querovale Exzision. Diese kann unter Mitnahme des Nabels oder unterhalb des Nabels geschehen. Auch bei der Exzision unterhalb des Nabels ist das Ergebnis kosmetisch wenig ansprechend, da der Nabel stark nach kaudal verlagert wird.

Ein wesentlich besseres Ergebnis erreicht man durch eine kombinierte ovale und senkrechte Schnittführung mit Umschneidung und Neueinpflanzung des Nabels. Für eine ausreichende Drainage der großen subkutanen Wundfläche ist zu sorgen (Abb. 6.16).

Bei gleichzeitiger Erschlaffung der Bauchdeckenmuskulatur kann eine Straffung durch quere Exzision aus der Rektusscheide unterhalb des Nabels und Verschluß des Defektes mit Faszien-

Abb. 6.17. Straffung der Bauchwand und Neueinpflanzung des Nabels. Zustand nach Beendigung der Fettschürzenabtragung

doppelung erfolgen. Die Nähte werden wie bei der Rektusdiastaseoperation, jedoch in Querrichtung gelegt (Abb. 6.17).

Komplikationen. Nachblutung, Infekt, breite Narben. Nabelverschiebung.

Operationsintrumentarium
Siehe unter 6.7. (Narbenhernie)

6.10 Sinus pilonidalis oder Steißfistel

Sie entsteht meist bei Männern in der Interglutäalfalte. Als Ursache der Fistelbildung wird meist ein Dermoid angesehen. Falls es zu einer chronischen Fistelung gekommen ist, sollte eine vollständige Exzision der Fistel mit ihrer Umgebung durchgeführt werden.

Lagerung. Bauchlage, wobei unter die Leistengegend eine Schaumstoffrolle gelegt wird.

Anästhesie. Vollnarkose.

Operationstechnik

Die Fistelgänge werden vor der Operation mit Methylenblau oder einem anderen Vitalfarbstoff dargestellt. Dadurch ist eine unvollständige Exzision leicht zu erkennen.

Die Fistelumgebung wird spindelförmig nach kaudal bis an die Steißbeinspitze exzidiert.

Bei vorheriger Infektion wird die Wunde offen gelassen.

Ansonsten kann nach sorgfältiger Blutstillung ein primärer Verschluß mit durchgreifenden Nähten durchgeführt werden. Durch eine spezielle Stichtechnik kann die Entstehung einer Wundhöhle weitgehend vermieden werden. Eine Drainage ist zu vermeiden, da sonst ein Fistelrezidiv droht.

Operationsinstrumentarium
Grundsieb
1 Ampulle Indigocarmin
1 Einmalspritze 5 ml
1 Kanüle
1 Knopfkanüle.

Grundtisch I

Zusätzlich:
1–2 scharfe Löffel
1 Knopfsonde
2 Klemmen nach Kocher

6.11 Bauchwandverletzungen

Stumpfe Bauchtraumen führen meist zu Verletzungen von Abdominalorganen, aber nicht zu Verletzungen der elastischen Bauchdecken. Dagegen können spitze oder scharfe Verletzungen zu Bauchwandverletzungen führen.

Wenn nur Haut und Subkutangewebe verletzt sind, werden diese entsprechend den *Friedrich*-Regeln der Wundversorgung, gegebenenfalls unter Exzision der Wundränder, versorgt. Es sollte aber immer eine ausreichende Anästhesie durchgeführt werden, um eine gründliche Inspektion und dadurch ein Erkennen von tieferen Verletzungen zu ermöglichen.

Falls auch andere Bauchwandschichten betroffen sind, müssen diese schichtgerecht miteinander vernäht werden, um die Entstehung eines Narbenbruches zu verhindern.

Auch muß an eine vollständige Durchtrennung der Bauchwand und evtl. Mitverletzung von Abdominalorganen gedacht werden. Wenn dies der Fall ist, muß eine Laparotomie durchgeführt werden.

Operationsinstrumentarium
Grundsieb, bei größeren Verletzungen zusätzlich ein Magen-Galle-Sieb.

Grundtisch I, der bei Bedarf ergänzt werden kann mit:
1 Wundhaken nach Fritsch
2–3 Wundhaken nach Mikulicz (Leberhaken)
1 Plattenstieltupfer
4–6 Klemmen nach Mikulicz.

7 Bauch- oder Abdominalchirurgie

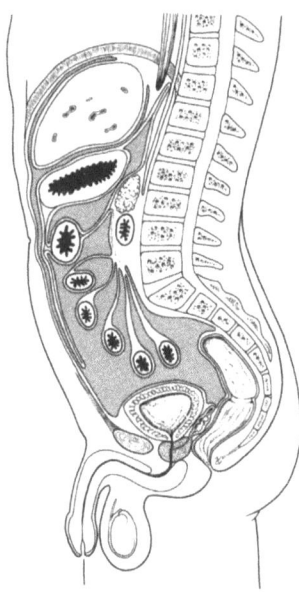

7.1 Anatomische Grundlagen

Die Bauchhöhle wird durch eine seröse Membran – das Peritoneum – ausgekleidet. Dieses setzt sich direkt auf verschiedene Abdominalorgane fort. Je nachdem ob die Abdominalorgane ganz vom Peritoneum überzogen sind oder nicht, unterscheidet man intra- oder extraperitoneale Organe. Die letzteren werden, soweit sie dorsal des Peritoneums gelegen sind, als retroperitoneale Organe bezeichnet. Das Peritoneum wird als viszeral bezeichnet, wenn es ein Organ überzieht, und als parietal, wenn es die Bauchwand auskleidet.

Durch die großen Verschiebungen und Drehungen der Abdominalorgane während der Fetalentwicklung hat das Peritoneum eine komplizierte Morphologie. Einige seiner Teile werden mit verschiedenen anatomischen Namen bezeichnet (Abb. 7.1).

Im Oberbauch, direkt unter dem Zwerchfell, befinden sich die Leber und die Milz. Dazwischen zieht der Magen von oben dorsal links nach vorn kaudal rechts. Der Magen setzt sich in das retroperitoneal gelegene Duodenum fort. Dieses umfaßt hufeisenförmig den Bauchspeicheldrüsenkopf (Pankreas). Das Pankreas zieht quer vor der Wirbelsäule nach links, bis nahe an den Milzhilus. Der Ausführungsgang des Pankreas (Ductus wirsungianus) mündet meistens zusammen mit dem Ductus choledochus an der Vater-Papille ins Duodenum. Duodenum und Pankreaskopf liegen etwa in Nabelhöhe. Der Raum zwischen Magenhinterwand einerseits, Pankreas und dorsalem, parietalem Peritoneum andererseits, wird als Bursa omentalis bezeichnet.

Abb. 7.1. Sagittalschnitt durch das Abdomen. Topographie der Abdominalorgane und des Abdomens

Der Dickdarm verläuft wie ein großes umgedrehtes „U" und umrahmt dabei den Dünndarm (ohne Duodenum). Dieser Dünndarmanteil wird als Jejunum (proximal) und als Ileum (distal) bezeichnet. Der auf- und absteigende Teil des Dickdarmes verläuft retroperitoneal. Die restlichen Darmabschnitte sind intraperitoneal und an einer peritonealen Umschlagfalte aufgehängt. Diese wird als Mesenterium oder Meso des jeweiligen Darmabschnittes bezeichnet. Dies ermöglicht dem Darm eine gute Beweglichkeit. Die retroperitonealen Darmabschnitte sind fixiert. Das Mesocolon transversum grenzt den Ober- vom Mittelbauch ab.

Retroperitoneal befinden sich im oberen Lendenbereich, zu beiden Seiten der Wirbelsäule, die beiden Nieren und auf ihrem oberen Pol die Nebennieren. Der Harnleiter zieht vom Nierenbecken nach unten bis zum Blasenboden.

Im Unterbauch befinden sich die letzten beiden Abschnitte des Dickdarmes. Der erste, mobile Teil wird wegen seiner „S"-Form Sigma genannt. Es setzt sich in den extraperitoneal gelegenen Enddarm (Rektum) fort. Ebenfalls extraperitoneal befinden sich die Blase und die Vorsteherdrüse beim Mann (Prostata).

Die Gebärmutter mit den Adnexen liegt zwischen Rektum und Blase. Wichtige anatomische Einzelheiten werden bei den entsprechenden Operationsgruppen beschrieben.

7.2 Operative Zugänge in der Bauchchirurgie (Laparotomien)

Eröffnungen der Bauchhöhle werden als Laparotomien bezeichnet. Unabhängig von der Diagnose und dem gewählten Zugang besteht nach einer Laparotomie die Gefahr von Verwachsungen, weshalb die Indikation zu einer Laparotomie sorgfältig gestellt werden muß. Auch ist eine strenge Asepsis zu befolgen, da eine Peritonitis eine lebensbedrohliche Komplikation darstellt. Bei Operationen, bei denen das Darmlumen eröffnet werden muß, ist zusätzliches Instrumentarium für den Operationsabschnitt mit offenem Darmlumen anzuwenden, und das Operationsgebiet muß um den betreffenden Darmabschnitt nochmals abgedeckt werden. Mit Ausnahme der thorakoabdominalen Eingriffe ist der Patient bei allen Laparotomien in Rückenlage, wobei je nach Operation das Kopfende, das Fußende oder der BWS-LWS-Übergang angehoben werden kann.

Die Abdeckung ist bei allen Laparotomien prinzipiell gleich. Nach Abdecken des Fußendes und des Kopfendes mit je einem großen Tuch werden die beiden Seiten mit je einem doppelten kleinen Abdecktuch abgedeckt.

Auch die *Stellung des Operationsteams* ist meistens gleich. Der Operateur und der zweite Assistent stehen auf der rechten Seite, die Operationsschwester, der erste Assistent und gegebenenfalls auch der dritte Assistent stehen auf der linken Seite des Patienten.

Anästhesie. Wegen der starken peritonealen Schmerzempfindlichkeit werden Laparotomien fast immer in Vollnarkose durchgeführt. Nur bei einigen Unterbaucheingriffen ist eine Peridural- oder Spinalanästhesie üblich.

7.2.1 Mediane Laparotomie

Die mediane Laparotomie stellt immer noch einen sehr weit verbreiteten Zugang dar. Sie bietet den Vorteil, daß der Operationsschnitt zu jeder Zeit nach oben und nach unten erweitert werden kann und somit eine gute Übersicht des gesamten Abdomens erreicht wird.

Der Zugang ist sowohl unter- als auch oberhalb des Nabels möglich. Der Schnitt kann bei Bedarf links um den Nabel herum verlängert werden. Oberhalb des Nabels treten bei diesem Zugang häufiger als bei anderen Laparotomien Narbenhernien auf (Abb. 7.2 a).

Nach Erreichen der Rektusscheide wird diese in der Medianlinie durchtrennt. Oberhalb des Nabels wird die Rückwand außer vom Peritoneum vom hinteren Blatt der Rektusscheide gebildet. Unterhalb des Nabels besteht dieses hintere Blatt nur aus Peritoneum und einer dünnen Transversusfaszie. Diese Strukturen werden nun in Längsrichtung gespalten (Abb. 7.2 b).

Der Wundverschluß geschieht schichtweise. Das Peritoneum wird durch eine fortlaufende Dexon- oder Katgutnaht verschlossen. Die Rektusscheidenhinterwand wird mit 3-0-Dexoneinzelknopfnähten verschlossen. Die Rektusscheidenvorderwand, als kräftigste Bauchwandschicht, wird mit Dexoneinzelknopfnähten Stärke 0 verschlossen. Subkutannähte, Redondrainage und Hautrückstichnähte mit einem nichtresorbierbarem Faden beenden den Wundverschluß (Prolene 4–0).

7.2.2 Paramediane Laparotomie

Die paramediane Laparotomie hat ein geringeres Narbenbruchrisiko. Sie kann rechts oder links in etwa 3 cm Abstand von der Mittellinie durchgeführt werden.

Nach Durchtrennung der Haut und des Subkutangewebes wird das vordere Blatt der Rektusscheide in gleicher Richtung und auf gesamter Länge gespalten. Der M. rectus abdominis wird stumpf mobilisiert und mit einem Roux-Haken zur Seite gezogen. Der mediale Faszienrand wird mit einem scharfen Haken nach medial gezogen. Nun werden das Peritoneum und die hintere Rektusscheide längs eröffnet.

Der Wundverschluß wird wie unter 7.2.1 beschrieben durchgeführt.

7.2.3 Transrektaler Zugang

Der transrektale Zugang wird in gleicher Weise wie unter 7.2.2 angelegt, jedoch wird nach Durchtrennung der vorderen Rektusscheide der Muskel nicht nach lateral gezogen, sondern in Faserrichtung gespalten. Das weitere Vorgehen entspricht dem oben beschriebenen. Eine Naht des Muskels ist nicht erforderlich, da Muskelnähte keinen Halt haben und die Muskelteile sich von selbst aneinanderlegen. Dieser Zugang hat den Nachteil, daß er keine größere Übersicht ermöglicht (Abb. 7.3).

7.2.4 Pararektalschnitt

Der Pararektalschnitt oder Kulissenschnitt nach *Lennander* wird etwas medial vom lateralem Rektusrand gelegt. Die Rektusscheide wird in Längsrichtung gespalten, der laterale Rand angehoben und der Muskel im Bereich der sehnigen Inskriptionen von der Rektusscheide gelöst. Danach wird der Muskel nach medial gezogen, so daß nun die Hinterwand der Rektusscheide und das Peritoneum in Längsrichtung gespalten werden können.

Dieser Schnitt hat den Vorteil, daß er beliebig verlängert werden kann und eine gute Übersicht bietet. Er kann sowohl im Unterbauch, z. B. bei Appendektomie, als auch

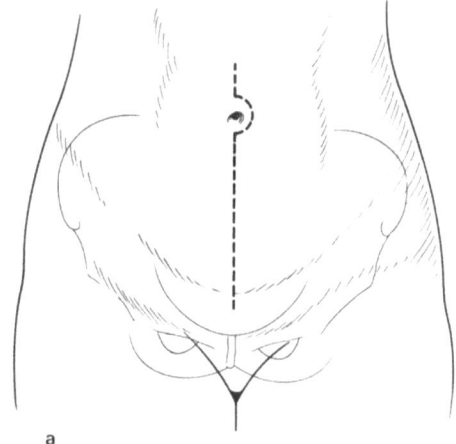

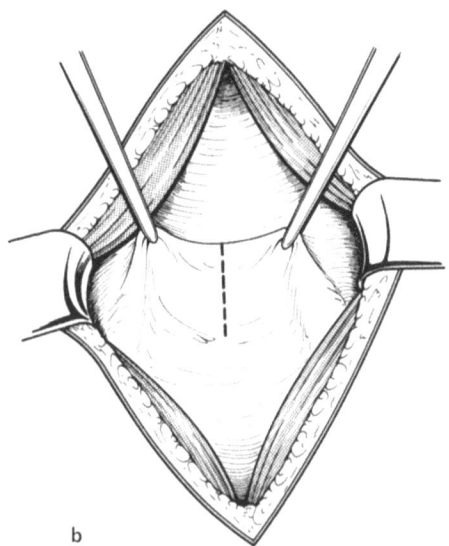

Abb. 7.2 a, b. Mediane Laparotomie. **a** Schnittführung der medianen Laparotomie, **b** Eröffnung des Peritoneums

im Oberbauch, z. B. bei Cholezystektomie, verwendet werden (Abb. 7.3).
Wundverschluß wie in 7.2.1 beschrieben.

7.2.5 Wechselschnitt nach McBurney

Der Wechselschnitt nach McBurney ist eine weitere Möglichkeit der Laparotomie bei der Appendektomie.
Der Hautschnitt wird in Spaltlinienrichtung, am Übergang des lateralen zum mitt-

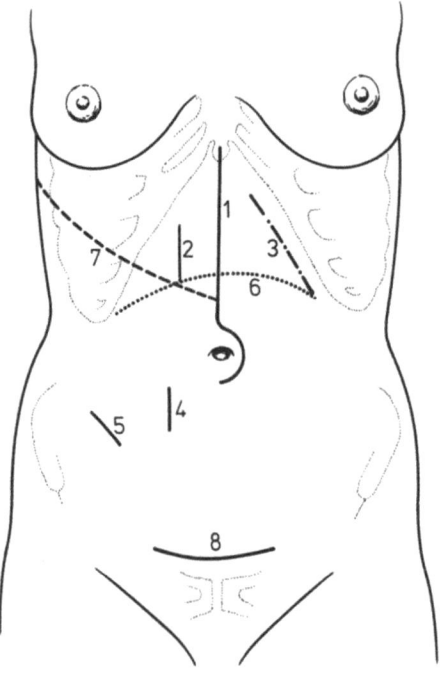

leren Drittel, der Linie, die den Nabel mit dem vorderen oberen Darmbeinstachel verbindet, gelegt (Abb. 7.3).

Nach Durchtrennung des Subkutangewebes werden 2 Roux-Haken zur besseren Übersicht eingesetzt. Die Externusaponeurose und der Muskel werden in Faserrichtung gespalten. Die Roux-Haken werden nun tiefer gesetzt und spreizen den M. obliquus externus (Abb. 7.4).

Möglichst stumpf werden nun die beiden darunterliegenden Muskeln in Faserrichtung gespalten. Zum Schluß können die Transversusfaszie und das Peritoneum in Schnittrichtung gespalten werden. Die Bauchhöhle ist nun eröffnet. Bei normalen anatomischen Verhältnissen ist das Zäkum leicht darzustellen. Nicht selten ist jedoch eine Lageanomalie vorhanden, die dies nicht erlaubt. Da auch die Schnitterweiterung nur begrenzt möglich ist, erhöht sich in solchen Fällen das Operationsrisiko erheblich.

Der Wundverschluß wird schichtweise mit Dexoneinzelknopfnähten durchgeführt. Das Peritoneum wird mit einer fortlaufenden Dexon- oder Katgutnaht verschlossen.

Abb. 7.3. Schnittführung bei verschiedenen Laparotomien. **1** Mediane Oberbauchlaparotomie, **2** Transrektalschnitt rechts, **3** Rippenbogenrandschnitt links, **4** Pararektalschnitt rechts, **5** McBurney-Wechselschnitt, **6** quere Oberbauchlaparotomie, **7** thorakoabdominaler Zugang, **8** Pfannenstielschnitt

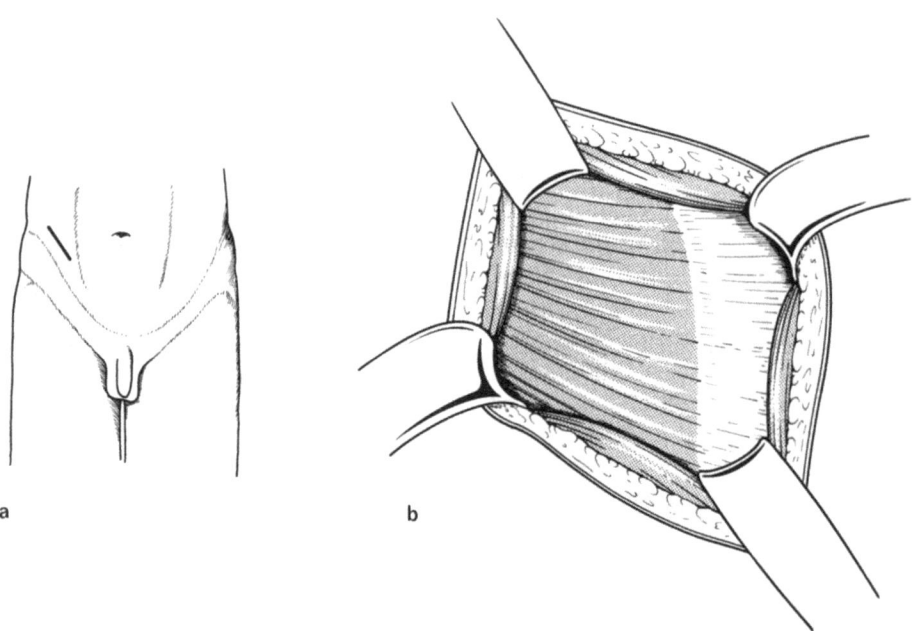

a   b

Abb. 7.4 a, b. Wechselschnitt nach McBurney. **a** Hautschnitt, **b** Spaltung der breiten Bauchmuskeln

7.2.6 Rippenbogenrandschnitt

Der Rippenbogenrandschnitt wird parallel zum rechten oder linken Rippenbogen, in etwa 2 Querfinger Abstand zu diesem, gelegt. Er dient rechts als Zugang zur Gallenblasenoperation und gelegentlich links als Zugang bei Milzoperationen. Bei dem ursprünglichen Schnitt nach *Courvoisier* war die Schnittführung genau parallel zum Rippenbogen. Mit Ausnahme der einfachen Cholezystektomie ist jedoch eine mehr horizontale Schnittführung (Walzel) zu empfehlen. Diese ermöglicht eine bogenförmige Verlängerung zur Gegenseite und somit eine gute Übersicht des gesamten Oberbauches (*Drüner*-Schnitt).

Nach Durchtrennung des Subkutangewebes werden das vordere Blatt der Rektusscheide und der angrenzende Teil des M. obliquus externus parallel zum Rippenbogen durchtrennt (Abb. 7.5).

Der Rektus wird nun scharf oder – besser und mit geringer Blutung verbunden – mittels der Elektrokoagulation durchtrennt. Nach lateral können die beiden anderen breiten Bauchwandmuskeln in Faserrichtung gespalten werden, um somit einen breiteren Zugang zu ermöglichen.

Als letztes werden nun die hintere Rektusscheidenwand und das Peritoneum ebenfalls parallel zum Rippenbogen durchtrennt.

Der Wundverschluß erfolgt nach den gleichen Grundsätzen wie oben beschrieben:

Fortlaufende Katgutnaht des Peritoneums.
Rektusscheidenhinterwand mit 3-0 oder 2-0-Dexoneinzelknopfnähten.
Die Muskulatur braucht nicht vernäht zu werden, da eine Naht im Muskelgewebe keinen Halt findet und auch spontan eine gute Vernarbung eintritt. Der M. rectus abdominis kann mit 3–4 Einzelknopfnähten Dexon 3-0 adaptiert werden.
Naht der vorderen Rektusscheide mit Dexoneinzelknopfnähten Stärke 2-0.

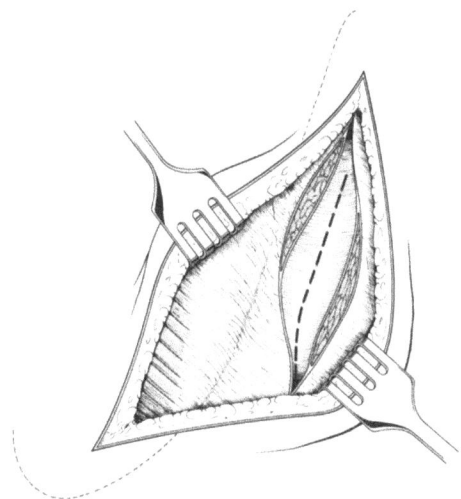

Abb. 7.5. Rippenbogenrandschnitt. Der M. rectus abdominis ist schräg durchtrennt

Subkutannähte 3-0 Dexon. Redondrainage subkutan.
Hautrückstichnähte Prolene oder Supramid.

7.2.7 Rippenbogenkulissenschnitt

Der Rippenbogenkulissenschnitt nach *Pribram* unterscheidet sich vom Rippenbogenrandschnitt dadurch, daß die Mm. obliquus externus und rectus abdominis nicht durchtrennt, sondern von ihren Ansätzen an den Rippen gelöst werden. Die anderen Schichten werden in gleicher Weise wie bei dem Rippenbogenrandschnitt, aber direkt unter dem Rippenbogen durchtrennt.

7.2.8 Pfannenstielschnitt

Der Pfannenstielschnitt verläuft leicht bogenförmig über der Symphyse und wird vornehmlich bei gynäkologischen und urologischen Eingriffen angewandt. Alle Bauchwandschichten werden in Hautschnittrichtung durchtrennt (Abb. 7.3).

Bei Eingriffen an der Leber, aber auch an der Kardia, können thorakoabdominale

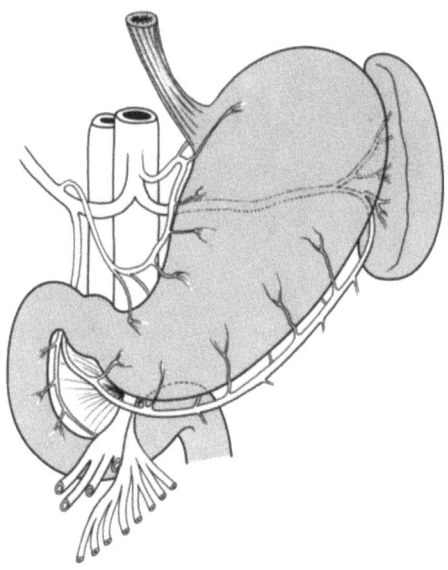

Abb. 7.6. Blutversorgung von Magen und Duodenum

Zugänge eine bessere Übersicht bieten (s. bei Thorakotomien).

Allgemeine Komplikationen bei einer Laparotomie: Peritonitis, Bridenileus. Innere Hernien bei Resektionsoperationen. Nachblutung aus Gefäßen oder aus parenchymatösen Organen.

7.3 Magen-Darm-Chirurgie

Diese Operationsgruppe ist die umfassendste aller allgemeinchirurgischen Operationen, sowohl von der Vielfalt der Indikationen als auch der Operationstechniken.

7.3.1 Anatomische Grundlagen

Magen und Darm sind Teile des Verdauungstraktes. Sie sind Hohlorgane, deren Wand aus 3 Schichten aufgebaut ist. Innen befindet sich die Schleimhaut oder Mukosa mit Submukosa. In der Mitte befindet sich eine Muskelschicht, die aus glatter

Muskulatur mit Längs- und Zirkulärrichtung gebildet ist. In den meisten Darmabschnitten folgt nach außen das Peritoneum als Serosaschicht.

Magen- oder Darminhalt in der freien Bauchhöhle führt zu einer Peritonitis, die insbesondere beim Dickdarm durch die starke Keimbesiedelung zu einer eitrigen Infektion führt.

Der Darm- oder Mageninhalt wird durch segmentäre und wellenförmig fortlaufende Muskelkontraktionen weiterbefördert. Diese Bewegungen werden als Peristaltik bezeichnet. Um eine normale Beförderung des Darminhaltes zu erreichen, muß nach einer Resektion eines Darmabschnittes die Kontinuität des Darmes wiederhergestellt werden und zwar so, daß die Peristaltikrichtung an den beiden zu anastomosierenden Darmabschnitten übereinstimmt (isoperistaltisch).

Für das operative Vorgehen ebenfalls von größter Bedeutung ist die Blutversorgung. Diese soll hier nur schematisch dargestellt werden (Abb. 7.6).

Die Innervation des Magen-Darm-Traktes erfolgt durch den N. sympathicus, aber insbesondere durch den N. vagus (X. Hirnnerv). Vom chirurgischen Gesichtspunkt ist insbesondere die die Peristaltik- und Säureproduktion steigernde Wirkung des N. vagus am Magenkorpus und Fundus von Bedeutung. Sie ist die funktionelle Begründung der Vagotomie beim Ulkusleiden. Die beiden Vagusnerven ziehen durch den Thorax zu beiden Seiten des Ösophagus zum Abdomen. Sie tauschen in diesem Verlauf miteinander Nervenfasern aus und bilden so einen vorderen und einen hinteren Vagusstamm, die Fasern zu den meisten Bauchorganen senden. Die praktisch wichtigste Funktion zielt jedoch auf den Magen.

Sowohl die Leber mit den Gallenwegen und der Gallenblase als auch die Bauchspeicheldrüse sind Anhangsdrüsen des Verdauungsapparates, deren exokrine Sekrete gemeinsam in Höhe der Vater-Papille in das Duodenum entleert werden. Die Leber hat aber neben der Gallenproduktion noch zahlreiche metabolische Funktionen übernommen, und die Bauchspeicheldrüse ist für die Produktion von Hormonen (Insulin und Glukagon) verantwortlich.

7.3.2 Chirurgische Grundsätze der Magen-Darm-Operationen

Bei allen Operationen am Magen-Darm-Trakt sind eine Reihe von gemeinsamen operationstechnischen Gesichtspunkten von Bedeutung. Dies beruht auf dem analogen Wandaufbau der einzelnen Organe. Nach Eröffnung des Magens oder Darmes ist an der Inzisionsstelle scheinbar zu viel Schleimhaut vorhanden. Sie überragt die seromuskulären Wandanteile und neigt zum Ausstülpen. Für die Wundheilung des Darmes ist ein Serosakontakt von Bedeutung, da von hier aus die Heilung einsetzt. Schon nach einigen Stunden kommt es an den Serosaflächen durch fibrinöse Ausschwitzungen zu einem Verkleben der Serosaschichten.

An diese anatomischen und funktionellen Gegebenheiten müssen sich alle Darmanastomosen oder Nähte nach Inzisionen halten. Die Magen-Darm-Nähte werden meist zweireihig ausgeführt, jedoch sind auch zahlreiche ein- oder dreireihige Nahttechniken beschrieben. Ihre Ergebnisse sind im wesentlichen gleich. Wichtig ist ihre korrekte Durchführung unter Beachtung der oben genannten Gesichtspunkte und Vermeidung von Durchblutungsstörungen.

7.3.2.1 Einreihige Magen-Darm-Nähte

1. *Albert-Naht:* Sie faßt an beiden Rändern alle Wandschichten. Einzelknopfnaht (Abb. 7.7 d).
2. *Herzog-Naht:* Wie 1, jedoch als Rückstichnaht ähnlich der Donati-Naht, wobei der Knoten nach innen zu liegen kommt (Abb. 7.7 c).
3. *Czerny-Naht:* Einzelknopfnaht, die nur Serosa und Muskularis faßt.
4. *Lembert-Naht:* Sie faßt auch nur Serosa und Muskularis, ist jedoch einstülpend.

Sie führt zu einem guten Serosakontakt.

5. *Die Schmieden-Naht* ist eine fortlaufende Naht, bei der alle Darmwandschichten gefaßt werden und die Stichrichtung immer von innen nach außen ist. Dadurch wird eine gute Einstülpung und Serosaadaptation erreicht (Abb. 7.7 a).
6. *Die Pribram-Naht* ist eine fortlaufende U-Naht, die alle Darmschichten erfaßt und bei der der Faden auf der Außenseite geführt und gespannt wird (Abb. 7.7 b).

7.3.2.2 Zwei- und dreischichtige Nahttechniken

1. *Die Albert-Lembert-Naht* besteht in einer wie oben unter 1 beschriebenen Albert-Naht und einer in einer zweiten Schicht angelegten Lembert-Naht (Abb. 7.7 e und 7.7 f).
2. *Die Czerny-Lembert-Naht* wird analog zu 1, jedoch ohne Fassen der Schleimhaut durchgeführt.
3. Heute viel verwendet ist eine *zweischichtige Technik,* bei der zunächst die Schleimhaut mit Einzelknopfnähten vernäht wird, im Magen auch als fortlaufende Schleimhautnaht, entsprechend einer Kürschner-Naht. In einer zweiten Schicht wird dann eine Lembert-Naht gelegt.
4. Selten werden *dreischichtige Nähte* verwendet. Es ist dabei auf die Einengung des Darmlumens durch zu starkes Einstülpen der Darmwand zu achten. Eine dreischichtige Technik ist z.B. eine Schleimhautnaht mit einer Czerny-Lembert-Naht.

7.3.2.3 Anastomosen

Wenn aus irgendeinem Grund ein Magen- oder Darmabschnitt entfernt werden muß, so müssen die beiden Enden miteinander verbunden werden. Dies wird als Anastomose bezeichnet. Dazu werden die oben beschriebenen Nahttechniken verwendet. Zu beachten ist jedoch, daß die Operation

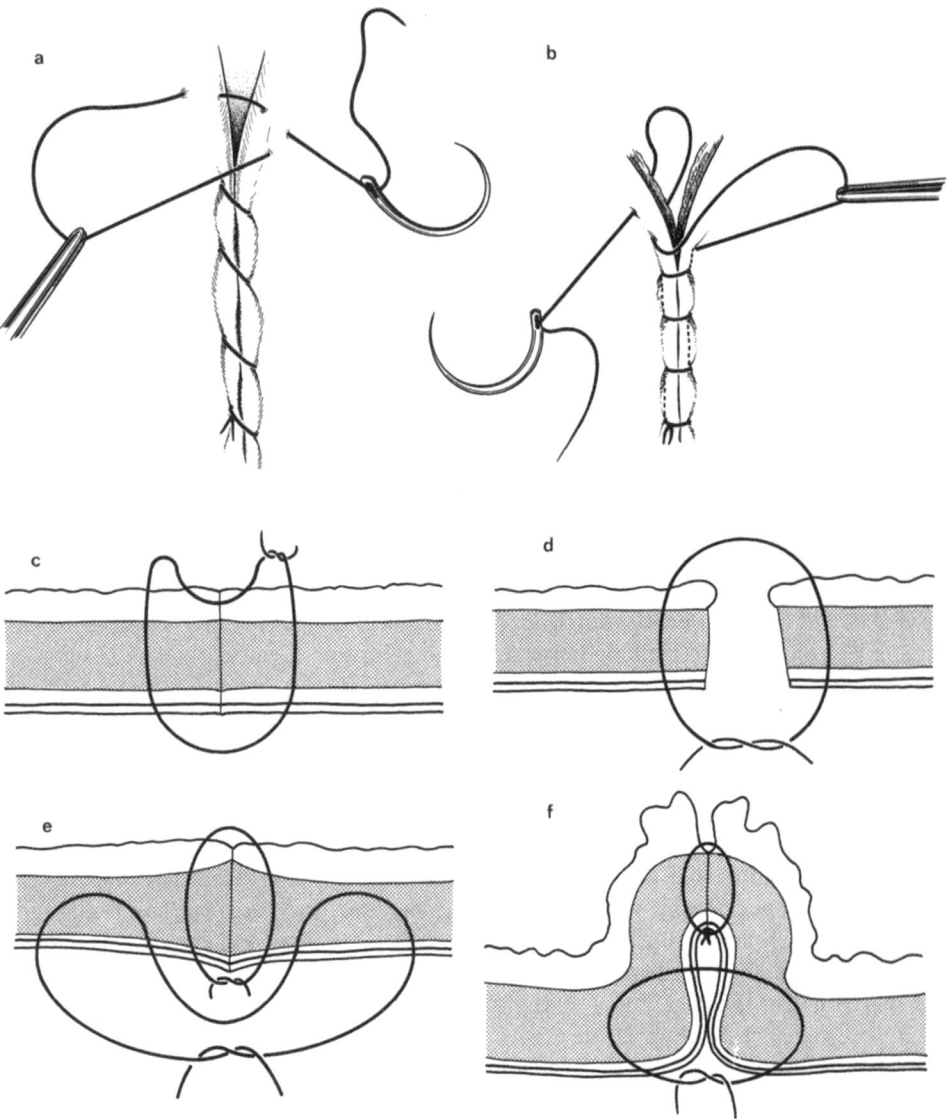

Abb. 7.7 a–f. Nahttechniken der Magen-Darm-Chirurgie. **a** Schmieden-Naht, **b** Pribram-Naht, **c** Herzog-Naht, **d** Albert-Naht, **e** Albert-Lembert-Naht vor dem Knüpfen der Lembert-Naht, **f** Albert-Lembert-Naht nach dem Knüpfen der Lembert-Naht

bei eröffnetem Darm nicht mehr steril ist. Deshalb ist diese Phase so kurz wie möglich zu halten, d. h. der Darm wird erst nach Anlage der seromuskulären Hinterwandnaht eröffnet, und das restliche Operationsgebiet ist durch Abdecken und Verwendung von anderen Instrumenten vor einer Verunreinigung zu schützen.

Als Nahtmaterial verwendet man für die Schleimhautnähte immer einen resorbierbaren Faden, Chromkatgut oder Dexon 3-0, für die seromuskulären Nähte meistens ebenfalls Dexon 4-0 oder 3-0. Es sollten immer atraumatische Nähte verwendet werden.

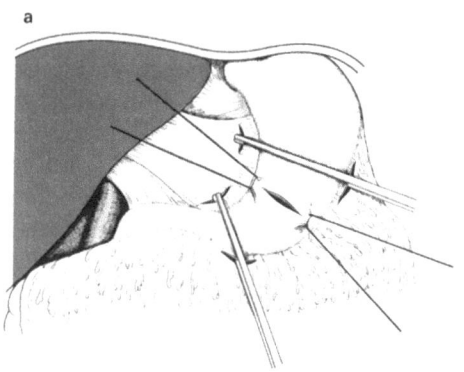 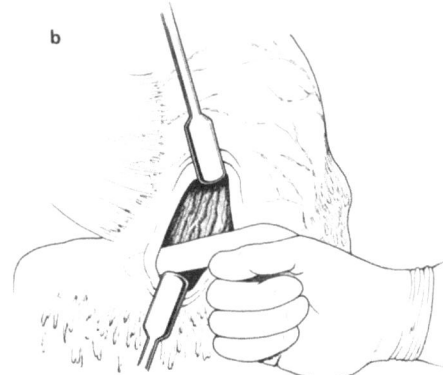

Abb. 7.8 a, b. Gastrotomie. Austastung des Mageninneren

7.4 Magenerhaltende Operationen

7.4.1 Gastrotomie

Indikation. Dieser Eingriff ist sowohl zur Entfernung größerer Polypen oder Fremdkörper aus dem Magen, als auch zu diagnostischen Zwecken, z. B. bei der intraoperativen Suche nach einer Blutungsquelle, indiziert.

Zugang. Es eignet sich jede Laparotomie im mittleren Oberbauch (s. dort).

Operationstechnik

Nach Eröffnung der Bauchhöhle werden die Wundränder mit je einem Umlegetuch abgedeckt und die Wunde z. B. mit Fritsche-Haken aufgehalten. Der Magen läßt sich leicht darstellen.
Die Gastrotomie wird parallel zu den zirkulären Muskelfasern der Magenwand gelegt.
Als erstes werden 2 Haltenähte an den Enden der beabsichtigten Gastrotomie gelegt.
Die Wandschichten werden nun schichtweise durchtrennt. Bei der Schleimhauteröffnung wird mit einem Sauger das Abfließen von Magensaft in die freie Bauchhöhle verhindert. Wenn nicht eine Inspektion des gesamten Magens erforderlich ist, kann vor der Eröffnung des

Magens, proximal und distal, je eine weiche Darmklemme angesetzt werden (Abb. 7.8 a).
Mit Langenbeck-Haken, die in die Gastrotomie eingesetzt werden, kann jede gewünschte Stelle der Magenschleimhaut dargestellt werden (Abb. 7.8 b).
Der Verschluß erfolgt mit Schleimhauteinzelknopfnähten und einer zweiten seromuskulären Lembert-Naht.
Eine Drainage ist nicht erforderlich.

Komplikationen. Nahtinsuffizienz mit Peritonitis, Bridenbildung.

Operationsinstrumentarium
Grundinstrumentarium zur Laparotomie

Instrumentarium für die Schmutzphase!

Zusätzlich:
1 Paar Wundhaken nach Simon (Blasenhaken)
2 Klemmen nach Allis.

Evtl.
Haken nach Rochard
Rahmen nach Kirschner
Überlange Instrumente.

7.4.2 Magenfistel

Indikation. Eine Indikation zur Anlage einer Magenfistel ist sowohl bei nicht radikal

127

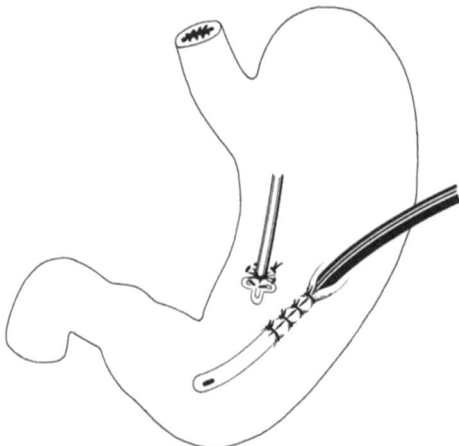

Abb. 7.9. Schematische Darstellung einer Witzel- und einer Kader-Magenfistel

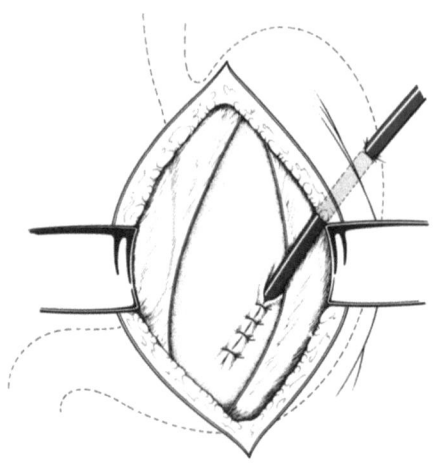

Abb. 7.10. Anlage einer Witzel-Fistel

operablen Tumoren des Ösophagus oder der Kardia, als auch bei unsicheren Anastomosenverhältnissen nach Magenresektion gegeben. Auch in der Intensivmedizin bei der Langzeitbeatmung, insbesondere bei relaxierten Patienten, wegen der Gefahr des Säurerefluxes mit all seinen Komplikationen, kann eine Magenfistel erforderlich sein.

7.4.2.1 Witzelfistel

Zugang. Es wird meist eine mediane Oberbauchlaparotomie verwendet (s. dort).

Operationsverfahren

Nach Darstellung der Magenvorderwand werden 2 Haltenähte an den Enden des vorgesehenen Fistelkanals gelegt. Der Verlauf ist in Richtung der Magenachse und meist pyloruswärts gerichtet. Der Fistelkanal stellt einen serosierten Raum dar, der eine Verunreinigung der Bauchhöhle verhindern soll.

Die Sonde wird auf die Magenwand aufgelegt und mit seromuskulären Einzelknopfnähten in die Magenvorderwand versenkt.

Unter der Sondenspitze wird die Magenwand eröffnet und die Sonde in das Magenlumen eingestülpt. Darüber werden weitere seromuskuläre Nähte gelegt und somit der Kanal vollständig verschlossen (Abb. 7.9).

Die Sonde wird meist links seitlich der Laparotomie durch die Bauchdecke ausgeleitet. Durch Aufhängenähte, zwischen dem parietalen Peritoneum und der Magenvorderwand am Ende des Fistelkanals, wird die Fistel gegenüber der freien Bauchhöhle vollständig abgedichtet und ein direkter Zug an der Sonde verhindert (Abb. 7.10).

Durch Überstülpen einer Muffe und mit 2 Fixationsnähten an der Bauchhaut wird die Sonde an der Bauchdecke fixiert.

Der Verschluß der Laparotomie beendet den Eingriff.

Komplikationen. Nahtinsuffizienz mit Peritonitis.

Operationsinstrumentarium

Instrumentarium zur Gastrotomie!

7.4.2.2 Kader-Fistel

Die Kader-Fistel unterscheidet sich nur dadurch von der Witzel-Fistel, daß ein Pezzer-Katheter verwendet wird und der Serosakanal senkrecht zur Magenwand verläuft. Dies wird dadurch erreicht, daß der Katheter nach Anlage einer Tabaksbeutelnaht durch eine Gastrotomie eingeführt wird. Weitere Tabaksbeutelnähte werden konzentrisch zur ersten gelegt und geknüpft. Der weitere Operationsverlauf entspricht ebenfalls dem Vorgehen bei der Witzel-Fistel (Abb. 7.9).

Komplikationen und *Operationsinstrumentarium.* Wie bei der Witzel-Fistel.

Zusätzlich:
1 Casper-Katheter 20 Ch. oder
1 Pezzer-Katheter 20–24 Ch.
1 Katheterspanner
1 Metalltrichter
1 Schale mit warmem Kochsalz (zum Spülen)
1 Katheterstöpsel.

7.4.3 Pyloroplastik und andere Drainageoperationen

Die Pyloroplastik ist ein Operationsverfahren, das zu einer Erleichterung der Magenentleerung, unter Beibehaltung der Magen-Duodenum-Kontinuität, führen soll.

Die Pyloroplastik kann bei funktionellen Störungen, z. B. bei einem Pylorospasmus, bei einer Vagotomie, aber auch bei einer narbigen Pyloruseinengung erforderlich werden.

Eine Drainage durch eine Gastroenterostomie ist nur angezeigt, wenn eine Pyloroplastik nicht möglich oder sinnvoll ist. Dies ist z. B. bei einem inoperablen Magenkarzinom des Antrums der Fall.

Zugang. Mediane Oberbauchlaparotomie. Bei der Pyloromyotomie oder reinen Pyloroplastik ist ein rechter, transrektaler Oberbauchschnitt angezeigt.

Operationstechnik
Es können mehrere Techniken angewandt werden.
1. Die Operation nach Heineke-Mikulicz besteht in einer Längsinzision des Magens und des Duodenums in einer Länge von etwa 3 cm zu beiden Seiten des Pylorus (Abb. 7.11 a).

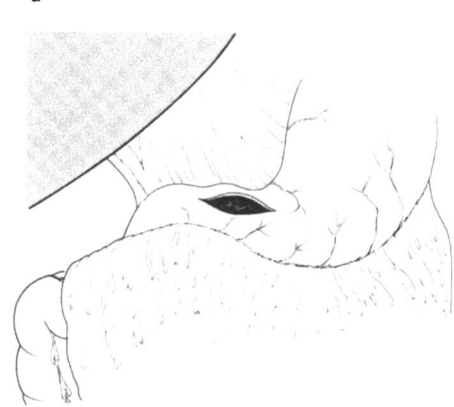

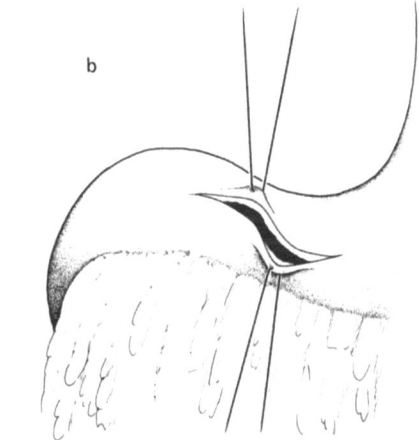

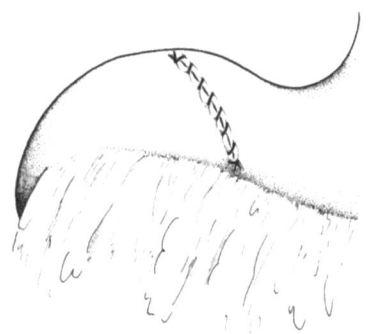

Abb. 7.11. a Inzision des Pylorus bei der Pyloroplastik nach Heineke-Mikulicz, **b** Erweiterung des Pylorus durch Quervernähen der Längsinzision des Pylorus

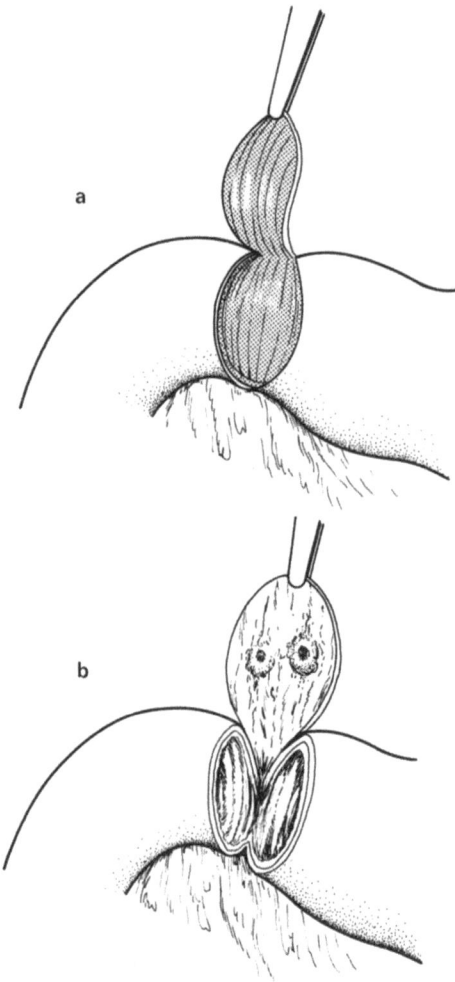

Abb. 7.12 a, b. Pyloruserweiterung durch spindel-förmige Exzision der Pylorusmuskulatur. **a** Submu-köse Pyloroplastik, **b** Exzision aller Wandschichten

Die Inzision wird anschließend quer ver-näht. Dazu wird eine Albert-Lembert-Naht verwendet. Die Einstülpung durch die Lembert-Naht sollte jedoch nicht so stark sein, daß es zu einer starken Einen-gung des Bulbus duodeni kommt und somit die Passage in das Duodenum be-hindert wird (Abb. 7.11 b).

2. *Bei der submukösen Pyloroplastik* wird die Serosa und Muskularis auf der Ven-tralseite des Pylorus ovalär exzidiert. Dabei wird die Schleimhaut nach Mög-

lichkeit nicht eröffnet, was eine Insuffi-zienz oder Peritonitis unmöglich macht (Abb. 7.12).
Der Verschluß des Defektes erfolgt quer durch seromuskuläre Dexon-3-0 Einzel-knopfnähte.

3. *Wenn im Pylorusbereich ein Ulkus vor-handen ist,* so wird – im Gegensatz zu 2 – auch die Schleimhaut in gleicher Aus-dehnung exzidiert. Wenn möglich, wird das Ulkus mitentfernt (Abb. 7.12). Wenn nicht, wird eine Blutungsquelle umsto-chen und der Defekt mit einer zweireihi-gen Naht verschlossen (z. B. Schmieden-Naht der Schleimhaut und seromuskulä-re Einzelknopfnähte).

4. *Die Pyloroplastik nach Finney* wird bei einer Pylorusstenose durchgeführt. Sie schafft eine breite Verbindung zwischen Magen und Duodenum.
Der distale Teil der großen Kurvatur und die Pars descendens des Duode-nums werden auf einer Länge von 5 cm aneinandergelegt und mit einer hinteren seromuskulären Einzelknopfnahtreihe vereinigt.
Nun werden Duodenum, Pylorus und Magen U-förmig inzidiert (Abb. 7.13).
Die hintere und anschließend die vor-dere Schleimhaut werden mit einer fort-laufenden Naht vereinigt.
Seromuskuläre Vorderwandnaht.

5. *Bei der Pyloromyotomie nach Weber und Ramstedt* wird von einem rechtsseitigen Transrektalschnitt der Pylorus aufge-sucht, und die Serosa und die Muskula-ris werden unter Schonung der Schleim-haut längs inzidiert. Die Operation ist z. B. bei einem Pylorospasmus im Säug-lingsalter angezeigt. Die tieferen Mus-kelschichten werden möglichst stumpf – z. B. mit einer Overholt-Klemme – ge-spreizt, um eine Schleimhautverletzung zu vermeiden.

Eine intraabdominale Drainage ist bei al-len Pyloroplastikoperationen nicht erfor-derlich.

Komplikationen. Peritonitis, Rezidiv der Pylorusstenose, Bridenileus.

Operationsinstrumentarium
Grundinstrumentarium zur Laparotomie

Für die Operation nach Heineke-Mikulicz oder Finney
zusätzlich Instrumentarium für die Schmutzphase vorbereiten.

Zur Pyloroplastik nach Finney
zusätzlich 2 weiche Darmklemmen nach Doyen.
Nähapparat

7.5 Ulkus des Magens und des Duodenums

Trotz erheblicher Fortschritte in der konservativen Ulkustherapie muß auch heute noch ein erheblicher Teil der Ulkuspatienten operativ behandelt werden.
Das operative Vorgehen ist abhängig von der Ulkuslokalisation und den damit verbundenen pathogenetischen Mechanismen. Andererseits ist die Dauer der Erkrankung, evtl. aufgetretene Folgezustände, wie Pylorusstenose oder das Vorliegen von Komplikationen, wie die Perforation oder die Ulkusblutung, für das Vorgehen im Einzelfall entscheidend.
Die Darstellung der Ulkuschirurgie wird im folgenden unter gleichzeitiger Berücksichtigung dieser Kriterien wie der operationstechnischen Gesichtspunkte erfolgen.

7.5.1 Ulkusperforation

Die Ulkusperforation ist immer eine lebensbedrohliche Komplikation, die sich durch ein akutes Abdomen und freie Luft im Abdomen auszeichnet. Es besteht immer eine dringende Operationsindikation.

Zugang. Mediane Oberbauchlaparotomie mit Linksumschneidung des Nabels.

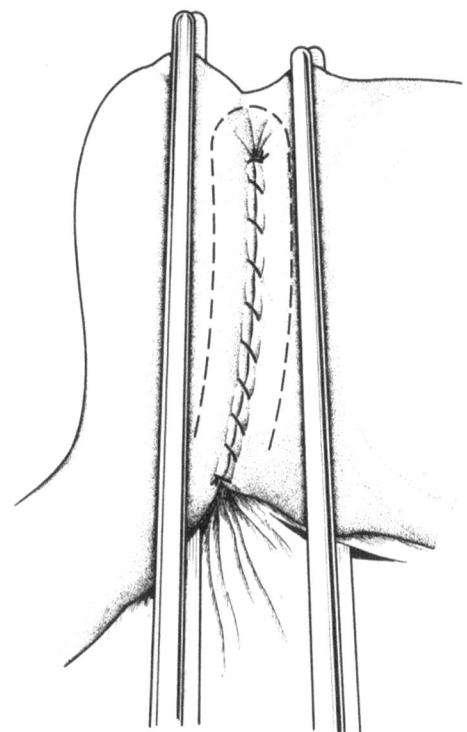

Abb. 7.13. Pyloroplastik nach Finney

Operationstechnik
Nach Darstellung des Operationsgebietes wird die Perforationsstelle am Bulbus duodeni oder dem Magen aufgesucht.
Der Ulkusrand wird nun exzidiert. Dies ist besonders bei Magengeschwüren wichtig, um eine maligne Entartung nicht zu übersehen. Wenn eine Exzision aus räumlichen Gründen bei einem Duodenalulkus nicht möglich ist, wird der Ulkusrand nur angefrischt (Abb. 7.14).
Zum Verschluß der Perforation werden verschiedene Techniken angewandt:
1. Tabaksbeutelnaht um die Perforationsstelle.
2. „Z"- oder sog. Kreuzstichnaht.
3. Der zweischichtige quere Verschluß mit einer Albert-Lembert-Naht (Abb. 7.14).
4. Bei einem sehr starren Ulkusrand ist gelegentlich nur der Verschluß durch Einnähen eines Netzzipfels möglich.

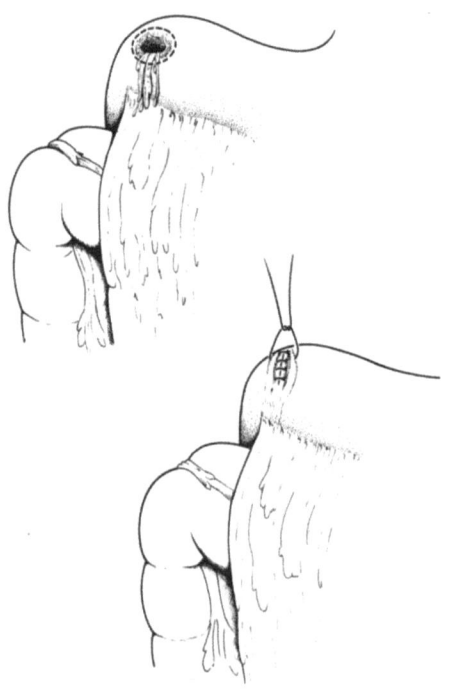

Abb. 7.14. Zweischichtige Übernähung einer Ulcus-duodeni-Perforation

Der Netzzipfel wird an seinem Ende mit einer Ligatur gefaßt, und die beiden Fadenenden werden von innen nach außen durch die Ulkusränder gestochen. Nach Knüpfen dieser Naht ist der Ulkusgrund vom Netzzipfel verschlossen. Zwischen Ulkusrand und Netz werden anschließend zirkulär Einzelknopfnähte gelegt.

5. Wenn bei dem Patienten seit längerem ein Ulcus-ventriculi-Leiden bekannt ist und sein Allgemeinzustand es erlaubt, sollte anstelle der Übernähung eine *Resektionsoperation* durchgeführt werden. Dies ist bei der Notfalloperation fast immer eine B-II-Resektion mit antekolischer Roux-Schlinge, wegen ihrer schnelleren Durchführbarkeit. Wichtig für die Prognose nach einer Resektion ist das Ausmaß der Peritonitis und deshalb die Zeit, die seit der Perforation verstrichen ist (s. unter Magenresektionsoperationen).

6. Schließlich kann bei einem Patienten mit perforiertem Ulcus duodeni – mit längerer Anamnese – an die Ulkusübernähung auch eine *Vagotomie mit Pyloroplastik* angeschlossen werden (s. dort).

Komplikationen. Nahtinsuffizienz. Pylorusstenose. Bridenileus.

Operationsinstrumentarium
Instrumentarium zur Gastrotomie

Bei B-II-Resektion s. dort.

Bei PG-Vagotomie und Pyloroplastik siehe dort.

7.5.2 Ulkusblutung

Etwa 80% der oberen gastrointestinalen Blutungen stammen aus einem blutenden Magen- oder häufiger aus einem Duodenalgeschwür. Wenn auch ein großer Teil der Blutungen auch ohne Therapie oder mit konservativen Maßnahmen zu kontrollieren ist, so ist doch eine Ulkusblutung, wegen ihres nicht voraussehbaren Verlaufes, ein sehr bedrohliches Ereignis. Die Überwachung sollte immer in Operationsbereitschaft stattfinden. Eine Operation ist erforderlich, wenn die Blutverluste gewisse Grenzen überschreiten (z. B. 2000 ml in 24 h) oder sich die Kreislaufsituation nicht stabilisieren läßt. Die Kreislaufstabilisierung ist jedoch immer anzustreben, bevor mit der Operation begonnen wird.

Zugang. Wie bei der Ulkusperforation. Nur bei subkardialem Sitz der Ulkusblutung ist ein thorakoabdominaler Zugang günstiger, aber auch belastender für den Patienten.

Operationstechnik
1. Die häufigste Situation ist die eines *Duodenalulkus,* das nach dorsal penetriert und die A. gastroduodenalis arrodiert. Wenn es sich um das erste Ulkus des Patienten han-

delt, wird das zuführende Gefäß am Ulkus-grund mit U-Nähten umstochen. Die dazu erforderliche Duodenotomie kann bei nicht narbig verändertem Bulbus duodeni quer durchgeführt werden. Ansonsten sind ein Längsschnitt und eine Pyloroplastik erforderlich. Die Duodenotomie kann mit einer Dexon-3-0-Allschichtnaht oder zweireihig verschlossen werden. Gegebenfalls ist der Stamm der A. gastroduodenalis oberhalb des Bulbus duodeni zu unterbinden. Auch die Ligatur der A. gastrica dextra, A. gastrica sinistra oder A. pancreaticoduodenalis kann erforderlich werden.

Hat der Patient eine lange Ulkusanamnese, muß außerdem eine proximale gastrale Vagotomie (PGV oder SPV) durchgeführt werden, um ein erneutes Rezidiv zu verhindern (s. S. 134).

Bei einem Narbenbulbus mit Pylorusstenose ist außerdem eine Pyloroplastik durchzuführen (s. S. 129).

Früher häufig, heute aber nur bei sonst nicht kontrollierbaren Blutungen angezeigt, kann auch eine Resektionsoperation durchgeführt werden. Da eine schonende Narkose kaum eine Beeinträchtigung für den Patienten bedeutet, ist dabei immer nach den allgemeinen Regeln der Ulkuschirurgie vorzugehen. Es darf somit kein Reflux von Darminhalt in den Magen oder eine ungenügende Resektion, z. B. mit Belassen eines kleinen Antrumteils, in Kauf genommen werden. Es wird meist eine B-II-Anastomose mit Roux-Schlinge durchgeführt. Auch die bei der Wahloperation des Ulcus ventriculi angewandte B-I-Resektion mit Jejunuminterposition kann durchgeführt werden.

2. Ein blutendes Magengeschwür sitzt in 75% der Fälle im Bereich der kleinen Kurvatur.

Der kleinste Eingriff bei tastbarem Ulkus ist die keilförmige Exzision des ulkustragenden Magenteils. Die Magenwand wird zweischichtig mit einer Schleimhautnaht nach Schmieden und einer seromuskulären Einzelknopfnaht verschlossen.

Bei schlechtem Allgemeinzustand werden nur noch die A. gastrica dextra und sinistra in einigem Abstand an der kleinen Kurvatur unterbunden.

Bei längerbestehendem Ulcus-ventriculi-Leiden sollte ansonsten immer eine B-I-Resektion mit Jejunuminterposition durchgeführt werden (s. S. 139).

3. Bei einem subkardialen Sitz des blutenden Ulkus wird nur eine Gastrotomie und Ulkusumstechung durchgeführt. Die A. gastrica sinistra und sonstige kleinere Gefäße der Nachbarschaft werden unterbunden. Bei längerer Vorgeschichte und gutem Allgemeinzustand sollte eine B-I-Resektion durchgeführt werden.

4. Eine Sondersituation stellt das *Anastomosenulkus* dar. Es kommt meist nach unzureichender Resektion oder nach unvollständiger Vagotomie, z. B. mit Antrumresektion, vor.

Die topographischen Verhältnisse wechseln erheblich nach der vorausgegangenen Operation, jedoch gilt allgemein, daß der befallene Anastomosenbereich reseziert werden soll. Anschließend wird eine neue B-II-Anastomose oder eine Roux-Anastomose angelegt.

Außerdem muß der Duodenalstumpf überprüft werden, um nicht ein Rest von Antrumschleimhaut als Ursache der Blutung zu übersehen und gegebenenfalls eine Nachresektion am Duodenalstumpf vorzunehmen.

Schließlich sollte auch ein Zollinger-Ellison-Syndrom ausgeschlossen werden.

Komplikationen. Blutungsrezidiv, Brideniileus, Peritonitis.

Operationsinstrumentarium
Instrumentarium zur Gastrotomie

Bei einer B-II-Resektion s. dort.

Bei einer PGV und Pyloroplastik s. dort.

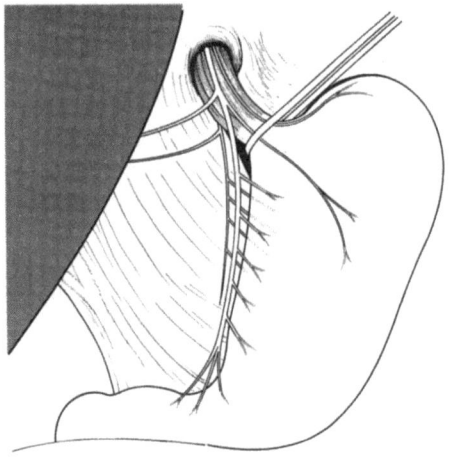

Abb. 7.15. Anatomie des N. vagus. Der Ösophagus ist angeschlungen und nach links gezogen

7.5.3 Vagotomie

Zur Behandlung eines Ulcus duodeni, aber in manchen Fällen auch zur Behandlung eines Ulcus ventriculi, wird die Vagotomie angewandt.

Anatomie der Vagusnerven: S. anatomische Grundlagen (S. 124) und Abb. 7.15.

Zugang. Mediane Oberbauchlaparotomie oder übersichtlicher querer Oberbauchschnitt nach Drüner.

Operationstechnik
1. Ursprünglich wurde die *trunkuläre Vagotomie nach Exner* durchgeführt. Sie hat den Vorteil der schnellen und technisch einfachen Ausführung mit einer geringen Versagerquote. Sie führt aber auch zu einer Funktionsstörung von Antrum und Pylorus und muß deshalb zusammen mit einer Drainageoperation durchgeführt werden. Auch wird durch die Durchtrennung der Vagusstämme die parasympathische Innervation der meisten anderen Abdominalorgane unterbunden.
   Nach Darstellen der Magenvorderwand und Anheben der Leber mit einem Leberhaken wird das linke dreieckige Peritonealband der Leber

durchtrennt und somit Übersicht über die Kardia gewonnen.

Die peritoneale Umschlagfalte vom Zwerchfell auf den Ösophagus wird durchtrennt und der Ösophagus ringsum mit dem Finger gelöst. Anschließend kann ein Gummizügel um den Ösophagus geführt werden und dadurch etwas nach unten gezogen werden (Abb. 7.15 und 7.16).

Der vordere Vagusstamm findet sich auf der Vorderseite des Ösophagus. Er wird mit einem Nervenhäkchen angehoben und möglichst hoch durchtrennt. Es ist besonders auf den nach links abgehenden Ast zum Magenfundus zu achten.

Den hinteren Vagusstamm findet man dorsal, rechts des Ösophagus. Er wird ebenfalls möglichst hoch durchtrennt.

Das Peritoneum wird mit Situationsnähten verschlossen.

Pyloroplastik.

Verschluß der Bauchdecke, wie bei den Laparotomien beschrieben.

2. *Die selektive Vagotomie* bedeutet die Durchtrennung aller Vagusäste, die zum Magen ziehen. Sie bietet Vorteile gegenüber 1, ist aber zeitaufwendiger und technisch schwieriger (Abb. 7.16).

3. Bei Wahleingriffen wird heute deshalb meistens die *proximal-gastrale Vagotomie* = proximale selektive Vagotomie verwendet *(PGV, SPV)*. Es werden nur die Vagusäste, die den Magenschleimhautteil versorgen, der für die Säureproduktion verantwortlich ist, durchtrennt (Parietalzellen). Dementsprechend werden die Entleerungsfunktion des Antrums und die Pylorusfunktion ungestört bleiben. Eine Drainageoperation ist bei korrekter Durchführung nicht erforderlich (Abb. 7.16).

Der Magen wird mit einer Faßzange angespannt und das Lig. gastrohepaticum an der kleinen Kurvatur, proximal des ersten Antrumastes des N. vagus, durchtrennt. Die Äste des Vagus, die von einem Vagusast, der parallel zur kleinen Kurvatur verläuft – der vordere und hintere Latarjet-Nerv –, abgehen, werden bis hinauf zur Kardia durchtrennt. Dabei werden gleichzeitig die Gefäße, die in diesem Abschnitt zur Magenwand ziehen, durchtrennt.

Zunächst wird das vordere Blatt des Lig. gastrohepaticum mit den entsprechenden Ästen des vorderen Vagus durchtrennt und ligiert und in einer zweiten Schicht dann die Äste des hinteren Vagusstammes.

Es muß auch immer der Fundusast des vorderen Vagusstammes durchtrennt werden, der oft schon weit proximal vom Vagusstamm abgeht.

Es sollte eine intraoperative Erfolgskontrolle durchgeführt werden. Dazu wird mit dem Vagorec-Gerät der Vagusstamm – nach Magenabklemmung – elektrisch gereizt und der Druckanstieg im Magen über eine spezielle Magensonde gemessen (Abb. 7.17).

Bei Abklemmung an der Antrum-Korpus-Grenze darf kein Druckanstieg mehr vorhanden sein.

Auf eine Drainageoperation wird meist verzichtet. Sie muß jedoch bei narbigem Bulbus duodeni durchgeführt werden.

Bauchwandverschluß in typischer Weise.

Eine intraabdominale Drainage ist nicht erforderlich.

Komplikationen der PGV. Rezidiv bei unvollständiger Vagotomie. Magenentlee-

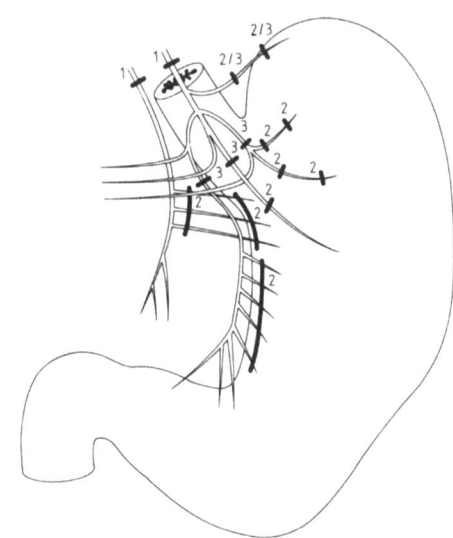

Abb. 7.16. Schematische Darstellung der Vagotomieformen. **1** Trunkuläre Vagotomie (TV), **2** totale gastrale Vagotomie, **3** proximale gastrale Vagotomie (PGV)

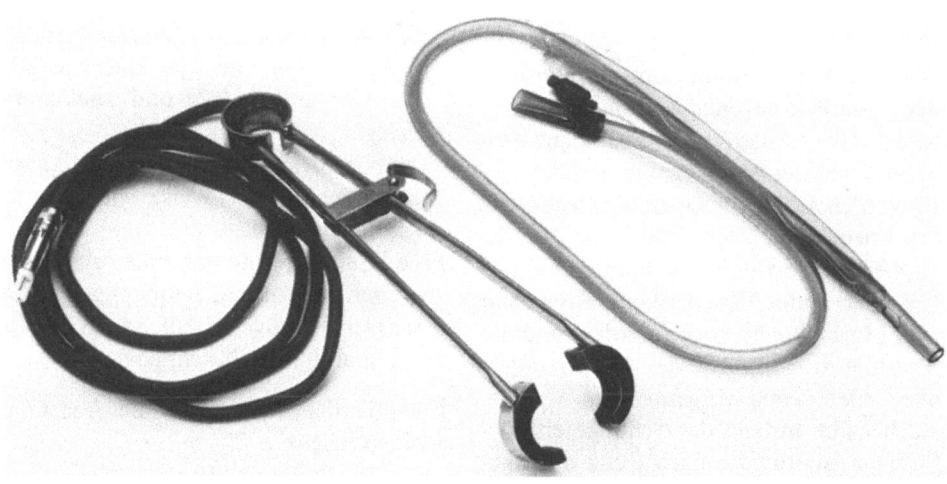

Abb. 7.17. Sonde und Stimulationselektrode für den Burge-Test bei der PGV

rungsstörungen bei Verletzung des Antrumastes.

Operationsinstrumentarium zur Vagotomie
Grundinstrumentarium zur Laparotomie!

Instrumentarium für die Schmutzphase

Zusätzlich:
Haken nach Rochard
Rahmen nach Kirschner
Überlange Instrumente
Hemo-Clip, mittel, mit Anlegezange
Silikonzügel
1 Nierenstielklemme nach Guyen.

Operationsinstrumentarium zur PGV (SPV)
Grundinstrumentarium zur Laparotomie

Zusätzlich :
1 Nierenstielklemme nach Guyen
2 weiche Darmklemmen nach Doyen
Haken nach Rochard
Rahmen nach Kirschner
Überlange Instrumente
Silikonzügel
Hemo-Clip mit Anlegezange

Für den Burge-Test: Vagorec mit Zubehör.

7.6 Gastroenterostomie

Die Gastroenterostomie umgeht ein Hindernis im Pylorus oder Antrum durch Anlegen einer Anastomose zwischen dem Magen und der ersten Jejunumschlinge.
Es wurden zahlreiche Operationstechniken beschrieben, die sich jedoch im Prinzip ähnlich sind. So kann die Jejunumschlinge vor oder hinter dem Colon transversum zum Magen hochgezogen werden, und die Anastomose kann auf der Magenvorderoder -hinterwand vorgenommen werden. Auch kann anstelle der Schlinge eine Yförmige Anastomose nach Roux durchgeführt werden (s. auch unter B-II und Gastrektomie). Das gebräuchlichste, da ein

fachste Verfahren ist die *vordere antekolische Gastrojejunostomie nach Wölfler.* Voraussetzung ist eine genügend große Fläche gesunder Magenvorderwand.

Operationstechnik
Die Jejunumschlinge wird locker an die Magenvorderwand gelegt. Magenvorderwand und Jejunumschlinge werden mit je einer weichen, geraden Darmklemme gefaßt und aneinandergelegt (Abb. 7.18). Dabei muß die Jejunumklemme so gehalten werden, daß das Jejunum isoperistaltisch verläuft (d. h. der abführende Schenkel pyloruswärts).
Nach Legen der Hinterwandnaht werden Magen und Jejunum eröffnet und die Anastomose mit einer fortlaufenden Schleimhautnaht der Hinter- und Vorderwand sowie einer seromuskulären Vorderwandnaht vervollständigt.
Um einen zu starken Zug im Bereich der Anastomose zu verhindern, wird außerhalb der Anastomose, zwischen Magen einerseits und zu- und abführendem Schenkel des Jejunums andererseits, je eine Aufhängenaht mit Dexon angelegt (Abb. 7.19).
Um das Rückfließen von Duodenalinhalt über die zuführende Schlinge in den Magen zu verhindern, wird an der Basis der Jejunumschlinge eine Seit-zu-Seit-Anastomose nach Braun angelegt (Abb. 7.19).
Die beiden Jejunumschlingen werden in Längsrichtung mit je einer geraden Darmklemme gefaßt und aneinandergelegt.
Nun wird zwischen ihnen eine Anastomose in gleicher Weise wie oben beschrieben angelegt.
Eine Drainage kann unter die Anastomose zwischen Magen und Jejunum gelegt werden. Der Wundverschluß erfolgt wie bei den Laparotomien beschrieben.

Komplikationen. Peritonitis bei Anastomoseninsuffizienz.

Operationsinstrumentarium
Grundinstrumentarium zur Laparotomie!

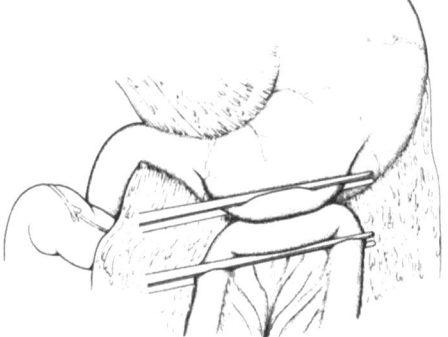

Abb. 7.18. Anlage einer Gastroenterostomie

Instrumentarium für die Schmutzphase!

Zusätzlich:
2 weiche Darmklemmen nach Doyen.

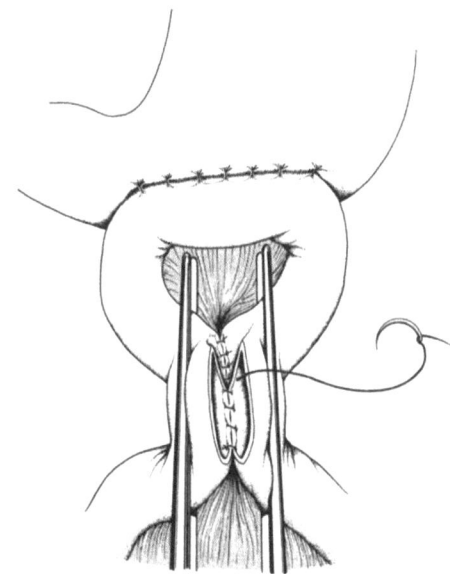

Abb. 7.19. Nach Anlage einer Gastroenterostomie wird zwischen zu- und abführenden Jejunumschlinge eine Braun-Anastomose durchgeführt

7.7 Resektionsoperationen am Magen

Die Resektion eines Magenteiles oder des gesamten Magens im Zusammenhang mit dem distalen Ösophagus kann bei verschiedenen Erkrankungen erforderlich werden. Am wichtigsten sind dabei das Ulkusleiden und das Magen- und Kardiakarzinom. Während es bei der Resektion beim Ulkusleiden auf die Ausschaltung der Säure und Gastrinproduktion ankommt, ist dies beim Karzinom die Tumorentfernung im Gesunden. Wenn eine kurative Resektion nicht mehr möglich ist, soll mit der Operation eine lokale Sanierung und dadurch eine ungestörte Passage des Magen-Darm-Traktes erreicht werden.

Zugang: Es wird in der Regel ein medianer Oberbauchschnitt mit linksseitiger Umschneidung des Nabels angewandt. Nur wenn auch eine Gastrektomie in Frage kommt, sollte ein Drüner-Oberbauchschnitt oder sogar ein thorakoabdominaler Zugang gewählt werden.

Operationstechnik
Allen resezierenden Magenoperationen beim Ulkusleiden gemeinsam ist die erste Operationsphase der Magenmobilisierung und Skelettierung. Nur das Ausmaß der Skelettierung nach proximal ist bei den einzelnen Operationen verschieden.

Die Skelettierung wird mit der Durchtrennung des Lig. gastrocolicum und dadurch mit der Eröffnung der Bursa omentalis begonnen. Dabei wird durch Einhalten eines Sicherheitsabstandes von der großen Kurvatur die Gefäßarkade entlang des Magens erhalten.

Nach oben wird die Skelettierung bis zur A. gastroepiplocia dextra durchgeführt.

Nach distal wird die Präparation bis zum Bulbus duodeni durchgeführt. Dabei muß mit Sorgfalt eine Pankreasverletzung vermieden werden. Besteht ein in das Pankreas penetrierendes Ulcus duodeni, wird zunächst die kleine Kurvatur skelettiert.

Stumpfe Durchtrennung des Lig. gastrohepaticum und schrittweise Durchtren-

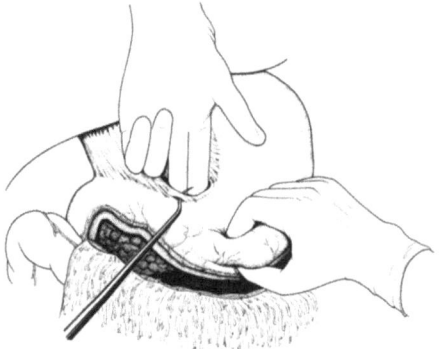

Abb. 7.20. Skelettierung des Magens bei der Resektion des Magens nach Billroth

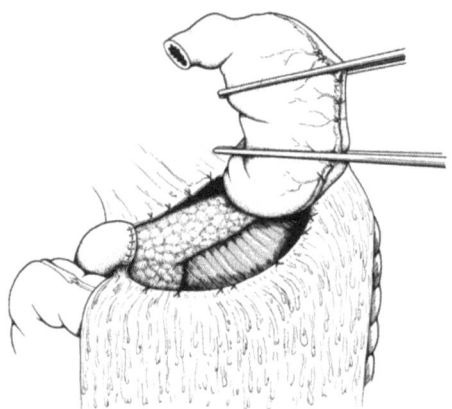

Abb. 7.21. Resektion des Magens. Der Duodenalstumpf ist verschlossen und der skelettierte Magen hochgeklappt (B-II-Resektion)

nung nach proximal und distal zwischen Overholt-Klemmen oder mit dem Dechamps und Rinne. Bei der klassischen Resektion wird nach proximal die A. gastrica sinistra und nach distal die A. gastrica dextra dargestellt und in Höhe der Resektionsgrenze doppelt ligiert. Die A. gastroduodenalis wird nicht unterbunden (Abb. 7.20).

Bei der Präparation am Oberrand des Bulbus duodeni darf wegen der unmittelbaren Nähe des Ductus Choledochus, der im Lig. hepatoduodenale (rechter Rand des kleinen Netzes oder Lig. gastrohepaticum) hinter dem Bulbus duodeni nach oben zur Leberpforte zieht,

nur in kleinen Schritten und besonders vorsichtig vorgegangen werden.

7.7.1 Billroth-I-Resektion

Diese stellt ein physiologisches Resektionsverfahren dar. Sie entspricht den anatomischen Verhältnissen am meisten. Dadurch, daß es weniger zu einem Gallerückfluß in den Magen kommt, ist auch die Rate an Spätkarzinomen (15–30 Jahre) nach Resektion kleiner als bei den anderen Resektionsoperationen. Sie sollte deshalb bei jüngeren Patienten immer bevorzugt werden. Die wichtigste Gegenanzeige ist ein narbig verformter Bulbus duodeni und der fettleibige Patient. In beiden Fällen kommt es aus operationstechnischen Gründen zu Spannungen im Bereich der Anastomose.

Operationstechnik

Das Duodenum wird am günstigsten in seinem absteigenden Teil nach Kocher mobilisiert. Dabei wird die peritoneale Umschlagfalte vom Duodenum zum parietalen Peritoneum inzidiert und stumpf gelöst. Dies ist aus entwicklungsgeschichtlichen Gründen leicht möglich (ehemalige Verklebungsschicht). Dadurch läßt sich das Duodenum weiter nach oben mobilisieren.

Nach Abschluß der Skelettierung wird duodenalwärts am Bulbus duodeni eine weiche Darmklemme und dem Pylorus zu eine normale, gerade Klemme gesetzt. Zwischen diesen beiden Klemmen wird die Durchtrennung mit einer geraden Schere durchgeführt. Anstelle der Klemmen kann mit dem Nähapparat eine doppelte Klammerreihe gesetzt werden und die Gewebebrücke mit der geraden Schere durchtrennt werden (Abb. 7.21).

Anschließend wird eine weitere weiche Darmklemme oberhalb der gewünschten Resektionsgrenze am Magen gesetzt. Diese entspricht im Regelfall ⅔ des Magens. Zur Ulkusrezidivprophylaxe am günstigsten ist eine ¾-Resektion des Magens. Der verbleibende Restmagen ist dabei aber klein. Anschließend wird geprüft, ob die beiden Darmklemmen sich ohne Spannung aneinander legen lassen. Nur dann ist eine Anastomose nach B I möglich.

Vor der Resektion des Magens wird die Hinterwand der Anastomose mit den seromuskulären Nähten begonnen.

Durchtrennung des Magens mit einer geraden Schere.

Die Resektionsfläche des Magens wird durch eine zweischichtige Naht des oberen Anteils der Vorder- mit der Hinterwand auf die Breite des Duodenums verkleinert.

Nun wird die Anastomose zwischen Magen und Duodenum vervollständigt.

An der Stelle, an der die Anastomose in die Magenwand übergeht, wird zur vollständigen Serosierung und zur Vorbeugung einer Insuffizienz eine zusätzliche Naht gelegt.

Zum Abschluß werden die Peritoneumlücken zwischen Magen und dem Lig. gastrohepaticum sowie dem Lig. gastrocolicum mit Einzelknopfnähten verschlossen. Dies ist zur Vermeidung einer Darmschlingeneinklemmung erforderlich.

Einlegen einer Silikondrainage an die Anastomose (nicht obligat).

Bauchwandverschluß.

Bei hoch an der kleinen Kurvatur sitzendem Ulcus ventriculi sollte dieses mitexidiert werden, um eine maligne Entartung nicht zu übersehen. Dies wird dadurch erreicht, daß kleinkurvaturseitig die Resektionslinie nach proximal verschoben wird und in diesem Bereich die Magenwände miteinander vernäht werden.

Abgesehen von dem hier beschriebenen Verfahren gibt es eine Reihe von Techniken der Anastomosenanlage, die in ihrer therapeutischen Wirksamkeit etwa gleichwertig sind. Es wechselt die Weite der Anastomose sowie die Lage in bezug zur Resektionsfläche des Magens.

Eine wichtige technische Variante ist die *B-I-Resektion* mit *Interposition einer Jejunumschlinge.* Dieses Verfahren hat den Vorteil, daß ein Gallerefluß in den Magen weitgehend vermieden wird. Ihr Nachteil ist, daß drei anstelle von einer Anastomose erforderlich sind.

Aus dem proximalen Jejunum wird ein 40–50 cm langes Segment ausgeschaltet. Die Durchtrennung wird mit dem Nähapparat durchgeführt.

Das Mesenterium wird keilförmig zur Basis hin, zwischen doppelten Ligaturen, durchtrennt. Dabei darf der Stamm der A. mesenterica nicht verletzt und die Blutversorgung des Darmsegmentes nicht beeinträchtigt werden.

Das Darmsegment wird durch einen Schlitz im Mesocolon transversum nach oben verlagert.

Nachdem die ⅔-Resektion in typischer Weise durchgeführt wurde, wird die Jejunumschlinge isoperistaltisch mit dem Magen nach proximal und dem Duodenum nach distal anastomosiert.

Die Magenanastomose unterscheidet sich nicht von der bei der klassischen B-I-Resektion. Die Anastomose mit dem Duodenum wird mit einer einreihigen Allschichtnaht durchgeführt.

Eine Drainage ist nicht unbedingt erforderlich.

Zur Wiederherstellung der Darmpassage werden die Jejunumenden proximal und distal der Segmententnahme miteinander anastomosiert. Auch hier verwenden wir eine einreihige Allschichtnaht (Abb. 7.22).

Der Mesenteriumschlitz wird mit einigen Dexonnähten verschlossen, um eine innere Hernie zu vermeiden.

Das Mesenterium des Darmsegmentes wird im Mesokolonschlitz mit mehreren Dexoneinzelknopfnähten fixiert, um ein Strangulieren oder eine Herniation zu verhindern.

Komplikationen. Nahtinsuffizienz mit Peritonitis. Gallereflux bei zu weiter Anastomose und ohne Jejunuminterposition. Brideileus.

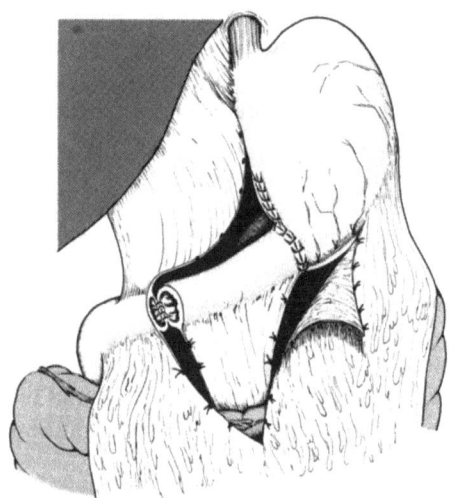

Abb. 7.22. B-I-Resektion mit Jejunuminterposition

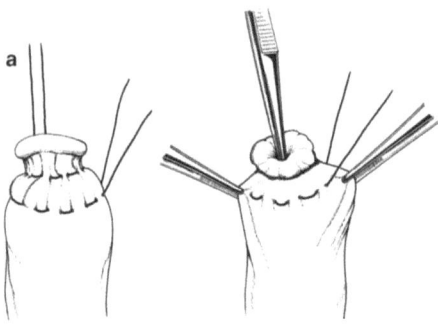

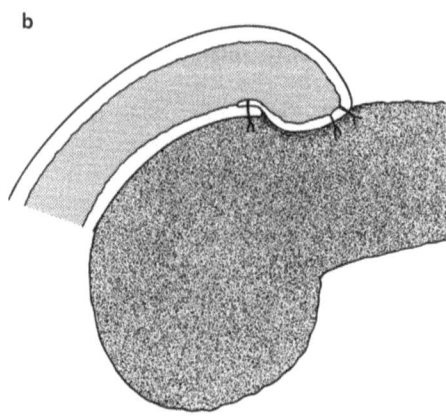

Abb. 7.23. a Duodenalverschluß mit doppelter Tabaksbeutelnaht. **b** Duodenalstumpfverschluß durch Aufnähen des Duodenums auf den Ulkusgrund nach Gohrbandt und Nissen

Operationsinstrumentarium
Billroth-I-Resektion

Grundinstrumentarium zur Laparotomie

Instrumentarium für die Schmutzphase

Zusätzlich:
2 weiche Darmklemmen nach Doyen
2 Darmklemmen abgewinkelt oder
2 Klemmen nach Satinsky
2 Klemmen nach Pean (Abwurfklemmen)
Haken nach Rochard
Rahmen nach Kirschner
Nähapparate.

7.7.2 Billroth-II-Resektion

Wenn aus technischen Gründen eine B-I-Resektion nicht möglich ist, muß der Magen mit der ersten Jejunumschlinge anastomosiert werden. Das Duodenumende muß nach proximal verschlossen werden.

Operationstechnik
Mobilisierung und Skelettierung des Magens.
Durchtrennung des Duodenums nach Anlegen der Darmklemmen wie oben beschrieben.
Der *Verschluß des Duodenalstumpfes* kann technisch in verschiedener Weise durchgeführt werden. Die Methode richtet sich jeweils nach den anatomischen Verhältnissen des Einzelfalles.
Bei ausreichender Mobilisierbarkeit und Fehlen von starken Vernarbungen des Duodenalstumpfes wird ein Verschluß durch eine doppelte Tabaksbeutelnaht durchgeführt. Als erste Naht wird dabei Chromcatgut oder Dexon verwendet und als zweite Naht meist auch Dexon oder ein nichtresorbierbarer Polyesterfaden, z. B. Ethibond (multifil beschichtet) (Abb. 7.23 a).
Wenn obiges Vorgehen nicht möglich ist, kann der Verschluß auch zweireihig, im Sinne einer Albert-Lembert-Naht durchgeführt werden. Die Schleimhaut kann

auch als erstes mit einer fortlaufenden oder Einzelknopfnahtreihe versorgt werden. Als Sicherung kann darüber hinaus ein *Netzzipfel* aus dem Lig. gastroduodenale auf den Duodenumstumpf aufgesteppt werden.

Wenn die Vernarbungen so stark sind, daß eine Lösung der Bulbushinterwand nicht möglich ist, kann der freie Rand der mobilisierten Vorderwand an den magenfernen Ulkusrand angenäht werden und in einer zweiten Schicht die Vorderwand an den proximalen Ulkusrand fixiert werden *(Gohrbandt und Nissen)* (Abb. 7.23 b).

Nur in Sonderfällen sollte der offene Duodenalstumpf auf das Ulkus aufgenäht werden (Bsteh) oder die Resektion im Antrum durchgeführt und die Schleimhaut bis zum Pylorus ausgelöst und abgetragen werden.

Es darf auch bei diesem Verfahren kein Rest von Antrumschleimhaut verbleiben. Nach Naht der Schleimhaut wird der Duodenalstumpf mit einer seromuskulären Nahtreihe nach Lembert verschlossen *(Madlener)*:

Wenn ein Verschluß nicht möglich ist, kann nach *Geißendörfer* die Gallenblase aus ihrem Bett mobilisiert werden und der eröffnete Gallenblasenfundus mit dem Duodenalstumpf End-zu-End anastomisiert werden.

Nissen hat ein Verfahren beschrieben, bei dem der Duodenalstumpf End-zu-Seit mit der zuführenden Schlinge der Gastroenterostomie anastomisiert wird.

Die Gastroenterostomie bei der B-II-Resektion

Nach Verschluß des Duodenalstumpfes wird die Gastroenterostomie mit der ersten Jejunumschlinge durchgeführt. Auch hierzu gibt es zahlreiche technische Möglichkeiten. Die Jejunumschlinge kann vor oder hinter dem Colon transversum zum Magenstumpf geführt werden. Es wechselt auch die Breite der Anastomose und ihre Lage in bezug zur Resektionslinie des Magens. Dem Verfahren nach Roux, mit Durchtrennung der Jejunumschlinge, Hochziehen der abführenden Schlinge zu der Anastomose und End-zu-Seit-Implantation der zuführenden Schlinge in die abführende Schlinge sollte aber der Vorzug gegeben werden (Abb. 7.24 a).

Das antekolische Vorgehen hat den Vorteil, daß bei einem erforderlichen Zweiteingriff, insbesondere bei malignen Erkrankungen, z. B. Stumpfkarzinom, die Darstellung der Anastomose einfacher ist. Außerdem besteht beim antekolischen Vorgehen nicht die Gefahr der Verletzung der A. colica media beim Schlitzen des Mesocolon transversum. Die antekolische Anastomose ist dagegen bei sehr kurzem, fettem Mesenterium des Dünndarmes nicht möglich. Auch besteht bei relativ kurzem Mesenterium die Gefahr der Einengung der Anastomose durch den Druck des sich stauenden Colon transversum.

Die Anastomosentechnik ist prinzipiell beim ante- und retrokolischen Vorgehen gleich. Bei der retrokolischen Anastomose muß die Anastomose oder die Magenvorderwand im Mesokolonschlitz mit Einzelknopfnähten fixiert werden, um eine innere Hernie einer Dünndarmschlinge durch diesen Schlitz in den Oberbauch zu verhindern und um Strangulationen der zu- und abführenden Schlinge zu vermeiden.

Die erste Jejunumschlinge wird relativ lang gewählt (70 cm), um einen Reflux von Galle und Pankreassaft über das Duodenum und die zuführende Schlinge in den Magen zu vermeiden. Dies ist besonders wichtig bei jüngeren Patienten, da dieser Reflux eine wesentliche Ursache des hohen Karzinomrisikos nach B-II-Resektionen ist.

Die Kuppe der Jejunumschlinge wird in gewünschter Länge mit einer geraden, weichen Darmklemme gefaßt und an den ebenfalls nach proximal mit einer Klemme verschlossenen Magen gehalten. Nach Naht der seromuskulären Hinterwand wird der Magen mit einer geraden Schere reseziert. Die hintere und dann die vordere Schleimhaut werden mit je einer fortlaufenden Dexon-3-0- oder Chromkatgutnaht

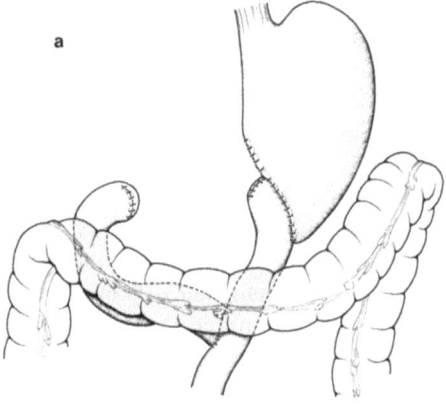

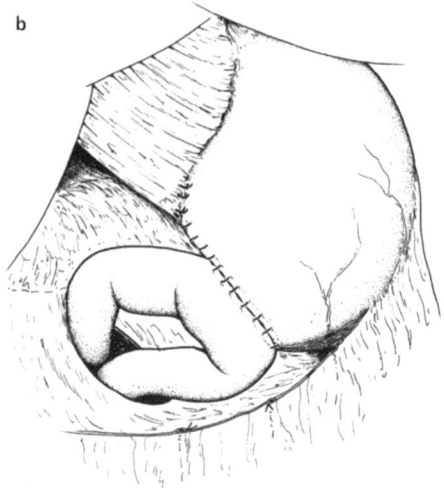

Abb. 7.24. a Gastroenterostomie mit einer Roux-Schlinge nach B-II-Resektion des Magens. **b** Gastroenterostomie mit einer Jejunumschlinge nach B-II-Resektion des Magens

genäht. Die vordere seromuskuläre Nahtreihe nach Lembert beendet die Anastomose. Als Faden eignet sich Dexon, Ethibond oder Seide 3-0 (Abb. 7.24 b).

Um einen direkten Zug auf die Anastomose zu verhindern, werden an beiden Enden der Anastomose – zwischen Magen und Jejunum – Aufhängenähte gelegt. Dies sind seromuskuläre Nähte (Dexon 3-0).

Um ein Aufsteigen von Duodenalinhalt zum Magen zu verhindern, wird zwischen der zu- und abführenden Schlinge, an deren tiefsten Punkt, eine Braun-Anastomose angelegt (s. Gastroenterostomie, S. 136).

Diese ist natürlich bei der Anastomose nach Roux nicht erforderlich.

Eine Magensonde wird in die zuführende Schlinge bis zur Braun-Anastomose vorgeschoben.

An den Duodenalstumpf und die Braun-Anastomose kann je eine Silikondrainage gelegt werden. Die Bauchwand wird in typischer Weise verschlossen (s. Laparotomien).

Anstelle der Jejunumschlinge kann eine Roux-Anastomose durchgeführt werden (s. S. 144).

Komplikationen. Nahtinsuffizienz, Dumpingsyndrom bei zu weiter Anastomose, Mangestumpfkarzinom bei Gallenreflux, Bridenileus.

Operationsinstrumentarium
Wie unter 7.7.1 beschrieben.

7.7.3 Subtotale Magenresektion und Gastrektomie

Beide Operationsverfahren dienen der Behandlung des Magenkarzinoms oder Sarkoms. Bis heute wird von vielen die subtotale Resektion wegen der geringeren Operationsmortalität bevorzugt. Sie bietet aber auch zwangsläufig eine geringere Radikalität, weshalb sie auch nur bei sicher ausreichendem Abstand vom Tumor vorgenommen werden sollte. Bei Fällen, in denen ohnehin eine radikale Tumorexstirpation wegen der Infiltration von Nachbarorganen nicht mehr möglich ist und nur die Durchgängigkeit des Verdauungstraktes angestrebt wird, sollte die subtotale Resektion durchgeführt werden, falls dies operationstechnisch noch machbar ist. Ansonsten wird eine Gastroenterostomie durchgeführt (s. S. 136).

Zugang. Es kann sowohl eine mediane Oberbauchlaparotomie, quere Oberbauchlaparotomie (Drüner), anterolaterale Thorakotomie, als auch ein thorakoabdominaler Zugang gewählt werden (Lagerung usw. s. dort).

Operationstechnik

Bei der typischen *Gastrektomie nach Schlatter* ähnelt das Vorgehen der B-II-Resektion. Die Ligg. gastrohepaticum und gastrocolicum werden magenfern durchtrennt. Das große Netz und die Milz sollten mitentfernt werden. Letzeres geschieht aus Gründen der Radikalität und aus operationstechnischen Gründen, da es bei der hohen Magenresektion und Ösophagojejunustomie häufig zu Verletzungen der Milz kommt, die zu starken Nachblutungen führen können.

Nach Durchtrennung des Duodenums wird der Duodenalstumpf, wie bei der B-II-Resektion beschrieben, versorgt (Abb. 7.23).

Der Magen wird bis zur Kardia freipräpariert. Dabei muß die A. gastrica sinistra möglichst nahe an ihrem Ursprung aus dem Truncus coeliacus durchtrennt werden. Sie ist der erste Ast von links aus dem Truncus coeliacus. Bei Mitentfernung der Milz wird auch die A. lienalis nahe an ihrem Ursprung aus dem Truncus coeliacus unterbunden. Falls die Milz belassen wird, müssen die A. gastroepiploica dextra und die kurzen Magenäste, – die Äste der A. lienalis sind – unterbunden werden.

Der Magen hängt nun nur noch am Ösophagus. Die peritoneale Umschlagfalte und die beiden Vagusstämme werden durchtrennt.

Die erste Jejunumschlinge wird nun an den Ösophagus hochgezogen. Dies geschieht retro- oder antekolisch.

Es wird eine End-zu-Seit-Anastomose zwischen Ösophagus und Jejunum durchgeführt. Als erstes werden zwischen dem Rand der peritonealen Umschlagfalte und dem Jejunum mehrere Einzelknopfnähte gelegt. Es folgt die seromuskuläre Hinterwandnahtreihe. Nachdem zuvor eine Satinsky-Klemme oberhalb der Kardia angelegt wurde, kann jetzt der Ösophagus durchtrennt und der Magen somit entfernt werden. Nun kann die Schleimhautnaht mit Dexoneinzelknopfnähten durchgeführt

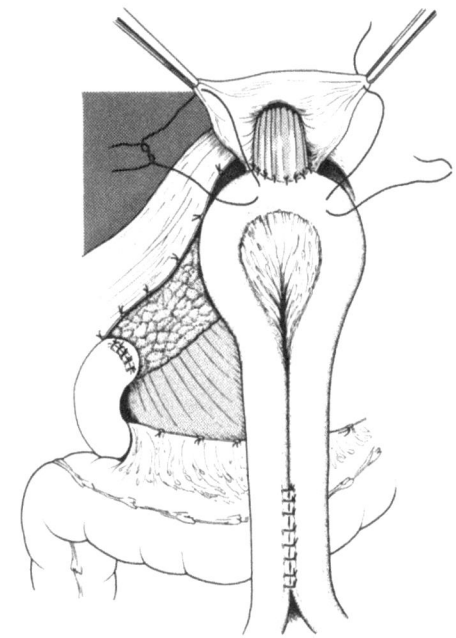

Abb. 7.25. Gastrektomie und Überbrückung der Resektion mit einer Jejunumschlinge mit Braun-Anastomose

werden. Gleiches Vorgehen an der Vorderwand. Um eine Spannung auf die Anastomose zu vermeiden, können zusätzliche Aufhängenähte zwischen Jejunumschlinge und Zwerchfell gelegt werden.

Am tiefsten Punkt der Jejunumschlinge wird, um einen Reflux zu verhindern, eine Braun-Anastomose gelegt (Abb. 7.25).

Eine Magensonde wird über die Ösophagojejunostomie in die zuführende Schlinge gelegt. An die Anastomosen kann je eine Silikondrainage gelegt werden.

Bauchverschluß in typischer Weise.

Es gibt auch zahlreiche andere Anastomosenmöglichkeiten nach einer Gastrektomie:

1. *Ösophagoduodenostomie durch Interposition eines Jejunumsegmentes* zwischen Ösophagus und Duodenum (*Longmire* u. a.).

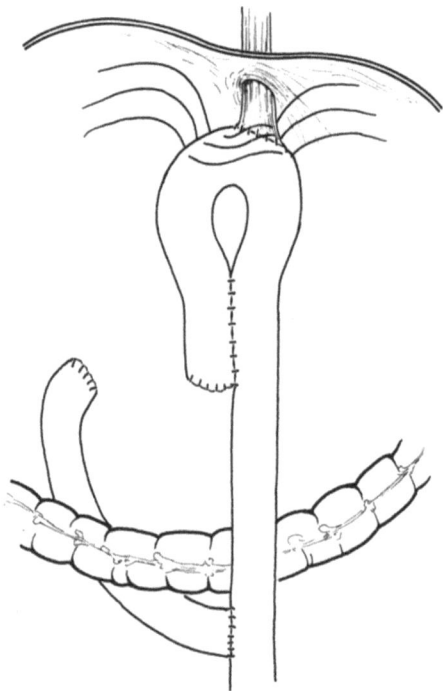

Abb. 7.26. Bildung eines Ersatzmagens nach Gastrektomie. Die Nähte der Antirefluxplastik im Sinne einer Semifundoplicatio sind gelegt, doch noch nicht geknüpft

2. *Ösophagojejunostomie durch eine Roux-Anastomose:* Durchtrennung der Jejunumschlinge, Hochzug des abführenden Schenkels und End-zu-Seit-Anastomose dieser Schlinge mit dem Ösophagus. Der proximale Schenkel des Jejunums wird End-zu-Seit mit dem abführenden Schenkel anastomosiert.

3. Bei der *Ösophagojejunostomie nach Tomoda* wird zusätzlich zur Schlatter-Operation das Duodenum nicht verschlossen, sondern End-zu-Seit in die abführende Schlinge eingepflanzt. Oberhalb der Braun-Anastomose werden nun die beiden Jejunumschenkel mit durchgreifenden Nähten verschlossen, so daß alle aufgenommenen Speisen auf normalem Wege über das Duodenum, zuführende Schlinge und Braun-Anastomose in die abführende Schlinge gelangen.

4. Eine wesentliche Verbesserung der Lebensqualität erreicht man durch die Bildung eines *Ersatzmagens.* Auch hierzu gibt es mehrere technische Möglichkeiten. Von uns bevorzugt wird die Technik des Magenpouches, der aus einer entsprechend langen Jejunumschlinge gebildet wird.

Das Vorgehen entspricht prinzipiell dem bei der Roux-Anastomose. Die Jejunumschlinge wird jedoch länger gewählt und die oberen 30 cm der Schlinge werden so skelettiert, daß eine ausreichende Ernährung vorhanden ist. Dieses Ende wird nun U-förmig umgeschlagen und die beiden Schenkel aneinandergelegt. Diese werden auf einer Länge von etwa 10 cm eröffnet und Seit-zu-Seit anastomosiert. Der Bogen der Schlinge wird dann End-zu-Seit mit dem Ösophagusstumpf anastomosiert (Abb. 7.26).

Um einen Reflux von Darminhalt in den Ösophagus zu vermeiden, wird ein Teil der Schlinge vor dem Ösophagus nach rechts gezogen und im Sinne einer Semifundoplicatio fixiert (s. S. 100).

Komplikationen. Nahtinsuffizienz mit Peritonitis. Störung des Hunger- und Sättigungsgefühles bei fehlendem Magenersatz. Brideileus.

Operationsinstrumentarium
Instrumentarium s. B-I-Resektion!

Zusätzlich:
Silikonzügel
1 Nierenstielklemme nach Guyen
Überlange Instrumente
1 abgewinkelte Klemme 90°
2 Wundhaken nach Simon (Blasenhaken)
1 Kardiahaken.

7.7.4 Querresektion des Magens nach Riedel

Operationsindikation. Die Operation ist nur bei gutartigen Tumoren der Magenwand, die sich durch einfache Exzision wegen ihrer Größe nicht entfernen lassen, angezeigt.

Zugang. Es wird auch bei dieser Operation meist der mediane Oberbauchschnitt verwendet. Dementsprechend befindet sich der Patient in Rückenlage.

Operationstechnik

Die große und die kleine Kurvatur des Magens werden in gewünschter Ausdehnung skelettiert.

Proximal und distal wird nun je eine weiche Darmklemme und tumorwärts je eine harte Klemme gesetzt (Abb. 7.27). Zwischen den beiden jeweils benachbarten Klemmen wird der Magen mit einer geraden Schere durchtrennt und entfernt.

Die beiden Darmklemmen werden aneinandergeführt und die Anastomose – zwischen proximalem und distalem Magenteil – zweischichtig durchgeführt.

Es werden zunächst die seromuskuläre Nahtreihe der Hinterwand und die fortlaufende Schleimhautnaht der Hinterwand durchgeführt und anschließend – in umgekehrter Reihenfolge – die Vorderwand verschlossen.

Auch die Schlitze in den Ligg. gastrocolicum und gastrohepaticum werden mit einigen Dexonnähten verschlossen.

Einlegen einer Silikondrainage an die Anastomose und Bauchwandverschluß.

Komplikationen. Nahtinsuffizienz, Brideni-leus.

Operationsinstrumentarium
Wie unter 7.7.1 beschrieben.

7.7.5 Ulcus pepticum nach Gastroenterostomie oder Billroth-II-Resektion

Meist – bei ungenügender Resektion oder Belassen von Antrumschleimhaut – kann es auch nach einer Magenresektion zu einem Ulkus kommen. Auch eine erhöhte

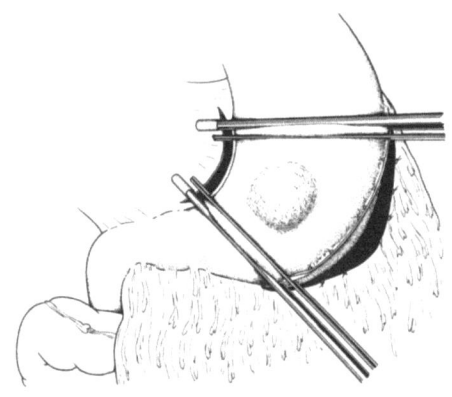

Abb. 7.27. Querresektion des Magens nach Riedel bei benignem Magenwandtumor

Gastrinsekretion – bei endokrinen Pankreastumoren (oder Tumoren der Darmwand) im Rahmen eines Zollinger-Ellison-Syndroms – kann die Ursache eines Anastomosenulkus sein. Wenn dies der Fall ist, muß eine Nachresektion durchgeführt werden. Diese ist besonders bei der retrokolischen Anastomose, wegen den meist starken Verwachsungen, schwierig. Ein besonders sorgfältiges und vorsichtiges Vorgehen ist erforderlich.

Zugang. Mediane Oberbauchlaparotomie oder Drüner-Zugang (s. dort).

Operationstechnik

Es muß zunächst, sowohl bei der retro- als auch bei der antekolischen Anastomose, die Anastomose allseits von ihren Verwachsungen gelöst werden. Bei der retrokolischen Anastomose ist beim Herauslösen aus dem Mesokolonschlitz besonders auf die A. colica media zu achten, da ansonsten eine Colon-transversum-Ischämie droht.

Am Magen und an der Jejunumschlinge werden je eine Darmklemme angesetzt und die Anastomose reseziert. Dabei wird das Anastomosenulkus mitentfernt.

Die Jejunumresektion kann zweireihig quer vernäht werden, wenn durch diese Technik allein eine Stenose des Jejunums an dieser Stelle vermieden werden kann.

Wenn die Längsresektion und Quervernähung zu einer Stenose führen würde oder diese aus irgendeinem Grunde nicht durchgeführt werden kann, werden beide Jejunumschenkel quer reseziert und zweireihig verschlossen, falls eine Braun-Anastomose vorhanden ist, oder End-zu-End anastomosiert, wenn dies nicht der Fall ist. Die Anastomose wird meist zweischichtig durchgeführt. Der Operationsabschnitt bis zu diesem Zeitpunkt wird als Degastroenterostomie bezeichnet.

Anschließend wird eine normale B-II-Resektion mit antekolischer Roux Anastomose durchgeführt. Dabei ist auf die Beseitigung der Ursache des Anastomosenulkus zu achten.

Komplikationen. Insuffizienz, Bridenileus, Rezidivierende Fistel.

Operationsinstrumentarium
Wie unter 7.7.1 beschrieben.

7.7.6 Gastrojejunokolische Fistel

Diese stellt eine schwerwiegende Komplikation nach Gastroenterostomie und Resektionsoperationen des Magens dar. Sie führt zum Übertreten von Kot in den Magen und damit zum Koterbrechen (Miserere).

Zugang. Wie oben beschrieben.

Operationstechnik
Auch hier zunächst sorgfältige und vorsichtige Darstellung der Anastomose und der Fistel zum Colon transversum. Das Präparieren ist auch bei diesem Zweiteingriff bei der antekolischen Anastomose einfacher.

Als letztes wird die Fistel zum Colon transversum durchtrennt.

Bei guter Serosadeckung des Kolons in der Umgebung der Fistel kann das Kolon direkt zweischichtig verschlossen werden. Ansonsten wird eine Querresektion mit End-zu-End- oder Seit-zu-Seit-Anastomose durchgeführt.

Es folgt wie oben beschrieben die Degastroenterostomie mit Nachresektion und das Anlegen einer typischen antekolischen Gastrojejunostomie und B-II-Resektion des Magens, falls die Magenresektion nicht schon beim Ersteingriff durchgeführt wurde.

Operationsinstrumentarium
Wie unter 7.7.1 beschrieben.

7.7.7 Umwandlungsoperation nach Billroth-II-Resektion

Eine Umwandlungsoperation nach einer B-II-Resektion kann sowohl bei einem Anastomosenulkus als auch bei einem Dumpingsyndrom angezeigt sein. Letzteres beruht wahrscheinlich auf zu schnellem Übertreten von Speisen aus dem Magen in den Dünndarm. Es führt zu einer erheblichen Beeinträchtigung des Allgemeinzustandes und zu Kreislaufstörungen nach Nahrungsaufnahme.

Operationstechnik
Bei einem Anastomosenulkus wird zunächst wie oben beschrieben die Degastroenterostomie durchgeführt und anschließend eine B-I-Anastomose angestrebt. Falls dies trotz Duodenummobilisation nach Kocher nicht gelingt, kann eine Jejunumschlinge zwischen Magen und Duodenum geschaltet werden. Die Jejunumschlinge muß durch einen Schlitz im Mesocolon transversum zum Magen geführt werden und darf in ihrer Durchblutung nicht gestört sein. Sie bleibt durch die Gefäße in ihrem Mesenterium versorgt. Das restliche Jejunum wird durch eine End-zu-End-

Anastomose in seiner Kontinuität wiederhergestellt.

Beim Dumpingsyndrom und auch in geeigneten Fällen mit Anastomosenulkus kann die Anastomose durch Verwendung eines Teils der Jejunumschlinge der B-II-Anastomose erreicht werden. Die zuführende Schlinge wird direkt vor der Anastomose und die abführende Schlinge in einem ausreichend weiten Abstand von der Anastomose durchtrennt. Diese Schlinge wird nun End-zu-End oder End-zu-Seit mit dem Duodenalstumpf anastomosiert.

Die Durchtrennungsstellen der zu- und abführenden Schlinge werden miteinander End-zu-End anastomosiert. Dadurch wird ein physiologischer Nahrungsweg vom Magen über Duodenum in den Dünndarm erreicht, was auch den Vorteil einer zeitgerechten Durchmischung der Nahrung mit Galle und Pankreassaft hat.

Operationsinstrumentarium
Wie unter 7.7.1 beschrieben.

7.8 Magendivertikel

Magendivertikel sind sehr selten und meist kardianahe an der kleinen Kurvatur lokalisiert. Eine Operationsindikation besteht nur bei erheblichen Beschwerden, die in einem gesicherten Zusammenhang mit dem Divertikel stehen.

Zugang. Mediane Oberbauchlaparotomie.

Operationstechnik
Bei kleinem Divertikel wird dieses eingestülpt und um die Divertikelbasis 1 oder 2 Tabaksbeutelnähte gelegt.
Große Divertikel werden nach dem Abklemmen mit einer geraden Darmklemme abgetragen und 2schichtig verschlossen.

Operationsinstrumentarium
Wie unter 7.7.1 beschrieben. Zusätzlich überlanges Instrumentarium.

7.9 Kardiomyotomie bei Achalasie
(nach Gottstein und Heller)

Die *Indikation* wurde bei der thorakalen Kardiomyotomie besprochen (s. S. 88).

Zugang. Mediane Oberbauchlaparotomie, linker Rippenbogenrandschnitt oder Drüner-Zugang.

Operationstechnik
Nach Eröffnung des Abdomens wird die Leber mit einem Leberhaken hochgehalten und zur besseren Übersicht das linke Dreiecksband der Leber gespalten.
Nun sind die Kardia und der abdominale Ösophagus gut sichtbar. Die peritoneale Umschlagfalte wird durchtrennt und – unter Schonung der Vagusstämme – der Ösophagus mobilisiert und angeschlungen.
Längsinzision der Muskularis bis auf die Kardiavorderwand.
Es ist besonders auf die Unversehrtheit der Schleimhaut zu achten, was für die Vermeidung eines Infektrisikos eine große Rolle spielt.
Wenn die Zwerchfellpfeiler ebenfalls eng aneinanderliegen und somit zu einer Kompression des distalen Ösophagus führen, muß die Ösophaguslücke des Zwerchfells durch Dehnung erweitert werden.
Zur Sicherung kann die Fundusvorderwand mit einem nichtresorbierbaren Faden über dem Serosa-Muskularis-Defekt genäht werden.

Operationsinstrumentarium
Siehe Hiatushernien (5.3).

7.10 Hiatushernien

Siehe Zwerchfellchirurgie (5.3).

7.11 Ösophagusvarizen

Siehe Ösophagusoperationen (4.3).

7.12 Operationen am Duodenum

Die weitaus häufigste Erkrankung des Duodenums ist das Ulkus des Bulbus duodeni. Seine Behandlung wurde bereits im Rahmen der Ulkuschirurgie beschrieben. Es geht immer mit einer Überproduktion von Säure einher. Als Operationsverfahren eignet sich am besten die Vagotomie. Bei einem Rezidiv sollte eine B-II-Resektion durchgeführt werden. Wegen der Ulkusvernarbung ist eine B-I-Resektion meist nicht möglich.

Wesentlich seltener kommen gutartige Tumoren und Divertikel des Duodenums vor. Bei stumpfen Bauchtraumen kann es auch zu Duodenumverletzungen kommen. Bei

Neugeborenen kommen Darmverschlußbilder vor. Im Rahmen verschiedener Magen- und Darmoperationen ist es erforderlich, das Duodenum in einem kleineren oder größeren Ausmaß zu mobilisieren. Diese Operationen werden im folgenden kurz beschrieben.

7.12.1 Duodenummobilisierung von rechts nach Kocher

Aufgrund entwicklungsgeschichtlicher Strukturen läßt sich das Duodenum mit dem Pankreas nach Durchtrennung der Umschlagfalte zum parietalen Peritoneum stumpf von dorsal ablösen. Dadurch wird das Duodenum beweglich, was z. B. bei einer Anastomose nach B I, aber auch bei einer Duodenaldivertikeloperation erforderlich ist.

Zugang. Je nach Eingriff verschiedene Formen der Oberbauchlaparotomie.

Operationstechnik
Nach der Laparotomie wird das Colon transversum nach unten und die Leber nach oben gehalten.
Die peritoneale Umschlagfalte wird mit einem Messer oder einer Schere durchtrennt. Das Duodenum wird anschließend mit einem Stiel- oder Präpariertupfer freipräpariert (Abb. 7.28).

7.12.2 Duodenummobilisation von links nach Clairmont

Sie ist angezeigt, wenn der letzte Abschnitt des Duodenums mobilisiert werden muß, z. B. bei einer Divertikeloperation in diesem Bereich.

Zugang. Mediane oder quere Oberbauchlaparotomie.

Operationstechnik
Da die dorsale Fixation des Mesocolon transversum nach links etwas ansteigend

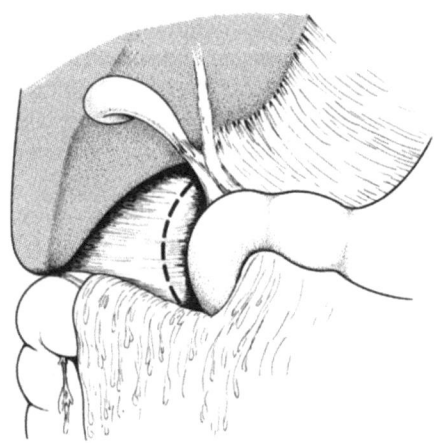

Abb. 7.28. Duodenummobilisation von rechts nach Kocher

verläuft, muß zur Darstellung des duo-
denojejunalen Übergangs das Colon
tranaversum angehoben werden. Der
Dünndarm wird mit einem Bauchtuch
abgedeckt und mit einem Bauchspatel
nach rechts gehalten.

Die Duodenojejunalfalte wird durchtrennt und das Duodenum mobilisiert.
Zwischen dieser Peritonealfalte und dem
Duodenum kann es auch zu einer sog.
inneren Hernie kommen. Auch zur Lösung einer solchen Hernie muß diese
Falte durchtrennt werden (Abb. 7.29).

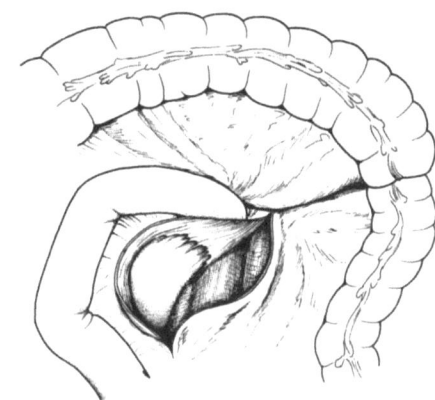

Abb. 7.29. Duodenummobilisation von links nach
Clairmont

7.12.3 Duodenaldivertikel

Diese entstehen immer am Rand der ehemaligen Mesenteriumansatzstelle, d.h. immer in Richtung auf das Pankreas. Der Art
nach sind es Pulsationsdivertikel, die an einer muskelschwachen Gefäßeintrittsstelle
entstehen (s. S. 85, Ösophagusdivertikel).
15–20% aller Menschen haben ein Duodenaldivertikel, das meist symptomlos ist.
Erst wenn es Beschwerden macht und andere Ursachen ausgeschlossen sind, ist eine
Operation angezeigt. Komplikationen auf
der Grundlage eines Divertikels sind die
Entzündung mit möglicher Perforation
sowie, bei Vorhandensein von ektopischer
Magenschleimhaut, das Entstehen eines
Ulkus an dieser Stelle oder die Entstehung
eines Adenokarzinoms, das im Gegensatz
zur Duodenalschleimhaut hier gehäuft auftreten kann. Die Hälfte aller Divertikel findet man im Bereich der Papilla Vateri.

Zugang und Duodenummobilisation wurden oben beschrieben.

Operationstechnik

Ein kleines Divertikel kann eingestülpt
und seine Basis mit einigen Einzelknopfnähten quer zum Duodenumverlauf verschlossen werden. Wenn die Blutversorgung des eingestülpten Divertikels unterbunden ist, wird dieses in das Darmlumen abgestoßen.

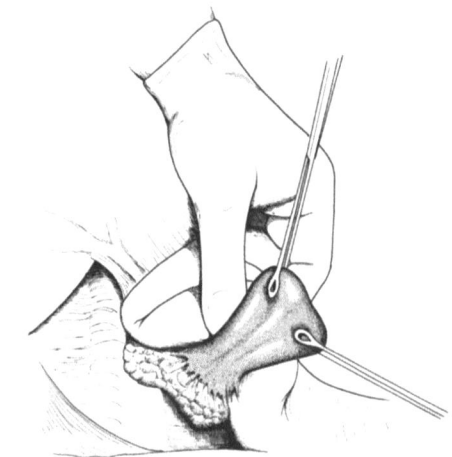

Abb. 7.30. Ein Divertikel des absteigenden Duodenums wird nach Kocher-Mobilisation freipräpariert

Bei größeren Divertikeln ist eine Einstülpung wegen der resultierenden Duode-
nalstenose nicht möglich. Nach Freipräparation des Divertikels wird dieses
abgetragen und das Duodenum, meist
zweischichtig, im Sinne einer Albert-
Lembert-Naht verschlossen. Die Abtragungsstelle kann durch Aufnähen eines
Netzzipfels gesichert werden (Abb. 7.30).

Operationsinstrumentarium

Grundinstrumentarium zur Laparotomie

Instrumentarium für die Schmutzphase

149

Zusätzlich
2 weiche Darmklemmen nach Doyen
Haken nach Rochard
Rahmen nach Kirschner
Silikonzügel.

7.12.4 Duodenaltumoren

Sie sind selten und gehen meist aus dem
Bereich der Papilla Vateri aus. Die bösartigen Tumoren sind im Duodenum, im Gegensatz zum restlichen Dünndarm, meist
Karzinome. Sie äußern sich entweder
durch einen schmerzlosen Ikterus (Papil-
lentumor) oder durch einen Ileus (bei Duodenalverschluß).
Die Operationstechnik ist entsprechend
den nahen topographischen Beziehungen
zum Pankreas die gleiche wie bei Pankreas-
kopfkarzinomen. Nur papillennahe Tumoren können nach Duodenotomie bei frü-
hem, nichtinvasivem Befund lokal ausge-
schält oder ausgeschnitten werden. Im
letzteren Fall müssen Choledochus und
Pankreasgang neu in das Duodenum eingepflanzt werden.
Gutartige Duodenumtumoren, z.B. Myome, Gastrinome bei Patienten mit Zollinger-Ellison-Syndrom, werden spindelförmig in Längsrichtung exzidiert und die
Exzisionsstelle quer vernäht.

Operationsinstrumentarium
Maligne Duodenaltumoren
Instrumentarium wie bei der Operation
nach Whipple (s. 9.4).

Benigne Duodenaltumoren
Instrumentarium wie bei Duodenaldivertikel (s. 7.12.3).

7.12.5 Duodenojejunostomie

Indikation. Bei Stenosen im distalen Duo-
denalabschnitt. Dies ist meist bei angebore-
nen Atresien oder Stenosen der Fall. Bei
reinen Duodenalmembranen ist dies nicht
erforderlich. Die Membran wird von einer
Duodenotomie aus exzidiert.

Zugang. Mediane Oberbauchlaparotomie.

Operationstechnik
Das Colon transversum wird nach oben
und die Dünndarmschlingen nach links
unten gehalten.
An einer freien Stelle der Duodenumvorderwand werden in Ausdehnung der
Anastomose 2 Haltefäden gelegt.
Die erste Jejunumschlinge wird an diese
Stelle herangeführt. Bei relativ hoher
Stenose muß sie durch einen Mesokolonschlitz geführt werden.
Es wird zuerst die seromuskuläre Hinterwandnahtreihe mit Dexon/Vicryl gelegt.
Anschließend Eröffnung des Duodenums und des Jejunums und Einzel-
knopf- oder fortlaufende Schleimhautnaht der Hinterwand und der Vorderwand. Mit der vorderen seromuskulären
Nahtreihe wird die Seit-zu-Seit-Anastomose zwischen Duodenum und Jejunum
vervollständigt.
Fixationsnähte zwischen Jejunumschlinge und Mesokolonschlitz, um die Bildung einer inneren Bruchpforte zu verhindern.

Komplikationen. Nahtinsuffizienz, Bridenbildung. Verletzung des Ductus choledochus oder Pankreas.

Operationsinstrumentarium
Wie bei Duodenaldivertikel (s. 7.12.3).

8 Operationen an den Gallenwegen, der Gallenblase und der Leber

8.1 Anatomische Grundlagen

Die einzige exokrine Drüsenfunktion der Leber ist die der Gallenproduktion. Die Galle, die an dem einen Zellpol in die kleinsten Gallenkapillaren abgegeben wird, wird zu immer größeren Gängen weitergeleitet, die schließlich die Leber am Leberhilus verlassen. Von dem rechten und dem linken Leberlappen bildet sich jeweils ein Gang, die als *rechter und linker Hepatikus* bezeichnet werden. Sie vereinigen sich in der Leberpforte zum *Hepatikusgang*. In diesen mündet von rechts der *Ductus cysticus,* der die Verbindung zur *Gallenblase* herstellt. Unterhalb dieser Einmündungsstelle wird der Gallengang als *Ductus choledochus* bezeichnet. Er zieht hinter dem Bulbus duodeni durch den Pankreaskopf oder zwischen diesem und dem Duodenum zur Vater-Papille. Hier mündet er zusammen mit dem Hauptausführungsgang des Pankreas in das Duodenum *(Wirsung-Gang).* Gallenbildung und Gallentransport können durch zahlreiche Erkrankungen, die nicht primär Gallenwegserkrankungen sind, ebenso gestört sein wie bei Erkrankungen, die von der Gallenblase und den Gallengängen selbst ausgehen. Aus chirurgischer Sicht am wichtigsten sind Erkrankungen, die zu einer mechanischen Behinderung des extrahepatischen Gallentransports führen, sowie Gallenblasenerkrankungen, da die Gallenblase ohne Schaden entfernt werden kann.

Die Leber ist ein lebenswichtiges Organ, ohne das es innerhalb weniger Stunden zur Selbstvergiftung und Tod des Individuums kommt.

Deshalb kann höchstens 50% des gesunden Lebergewebes reseziert werden.

8.2 Cholezystostomie nach König

Diese kleine und wenig belastende Operation wird selten durchgeführt. Eine *Indikation* besteht bei schwerem Hydrops oder Empyem der Gallenblase mit starken Verwachsungen sowie akuten Entzündungszeichen. Der Eingriff wird also nur durchgeführt, wenn eine kurative Behandlung der Gallenblasenerkrankung ohne Erhöhung des Operationsrisikos nicht durchführbar, aber wegen der starken Beschwerden des Patienten ein schnelles Handeln erforderlich ist.

Zugang. Rippenbogenrandschnitt oder Transrektalschnitt rechts.

Operationstechnik

Bei den oben erwähnten Zugängen läßt sich die Gallenblase leicht darstellen. Die Umgebung wird mit Bauchtüchern abgedeckt und am Gallenblasenfundus eine Tabaksbeutelnaht angelegt.

Innerhalb dieser Naht wird zunächst ein Teil der Galle mit einer Spritze abpunktiert, anschließend die Gallenblase inzidiert und der Inhalt ausgeräumt.

Durch die Öffnung wird eine Drainage eingelegt und die Tabaksbeutelnaht geknüpft.

Analog der Kader-Fistel des Magens kann mit einer zweiten Tabaksbeutelnaht um die erste herum ein kleiner peritonealisierter Schlauch gebildet werden.

Die Drainge wird durch eine Bauchwandinzision neben der Laparotomie ausgeleitet.

Zwischen Gallenblasenfundus und parietalem Peritoneum – im Bereich der

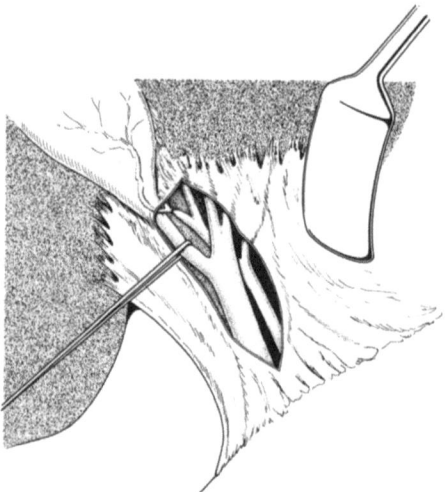

Abb. 8.1. Retrograde Cholezystektomie

Ausleitungsstelle – werden nun etwa 4 Nähte gelegt, um so ein Abfließen der Galle in die Bauchhöhle zu verhindern.
Der Bauchwandverschluß in üblicher Weise beendet den Eingriff.

Komplikationen. Gallige Peritonitis, Verwachsungen.

Operationsinstrumentarium
Grundinstrumentarium zur Cholezystektomie ohne Röntgendarstellung.

Zusätzlich:
1 Kanüle
1 Einmalspritze 20 ml.

8.3 Cholezystektomie

Operationsindikationen. Gallensteine, Gallenblasenhydrops oder Empyem.

Zugang. Rippenbogenrandschnitt oder Transrektalschnitt rechts. Dabei ist es günstig, bei der Lagerung des Patienten die Abknickung des Oberkörpers – in Höhe

des Schwertfortsatzes – vorzunehmen. Dadurch werden Leber und Gallenblase nach vorn gedrängt und somit besser zugänglich.

Operationstechnik
1. *Retrograde Cholezystektomie*
Nach der Laparotomie wird die Leber mit einem Leberhaken nach oben gehalten und nach Revision des gesamten Abdomens die Darmschlingen mit einem eingerollten Bauchtuch und einem Garrè-Spatel oder Leberhaken nach unten geschoben. Es wird somit eine gute Übersicht über den Leberhilus, den Choledochusverlauf und die Gallenblase erzielt.
Das Peritoneum über dem Ductus choledochus in Höhe des Lig. hepatoduodenale wird längs inzidiert und anschließend mit einem Präpariertupfer oder einer Overholt-Klemme der Ductus choledochus freipräpariert.
Die Einmündungsstelle des Ductus cysticus wird dargestellt.
Im Winkel zwischen diesem und dem Ductus hepaticus wird die A. cystica aufgesucht. Diese ist normalerweise ein Ast der rechten A. hepatica. Nur nach einwandfreier Identifizierung der A. cystica wird diese, möglichst nahe an der Gallenblasenwand, durchtrennt. Das ursprungsnahe Ende wird dabei mit 2 Dexonligaturen versorgt (Abb. 8.1).
Nun wird der Ductus cysticus zwischen 2 Overholt-Klemmen gefaßt und durchtrennt. Das gallenblasennahe Ende wird ligiert und die Gallenblase, teils stumpf, teils scharf, aus ihrem Bett herausgelöst. Kleine zusätzliche Gefäße oder Gallengänge werden durch Ligaturen oder durch Elektrokoagulation versorgt.
Das Gallenblasenbett wird mit einer fortlaufenden Katgutnaht verschlossen.
Zum Ausschluß von Gallengangssteinen wird nun in das distale Ende des Ductus cysticus eine gebogene *Cholangiographienadel* eingeführt. Die Verbindungsstelle wird durch Anbringen einer Overholt-Klemme oder besser durch eine

Dexon- oder Katgutligatur abgedichtet. Über diese Nadel läßt sich ein Kontrastmittel in die Gallenwege einbringen. Es können somit Steine in den intra- und extrahepatischen Gallenwegen nachgewiesen, aber auch die Abflußverhältnisse im Bereich der Papille beurteilt werden. Im Normalfall fließt das Kontrastmittel schnell in das Duodenum ab, und die Gallenwege erscheinen nicht erweitert. Das Eindringen von Luft in das System muß vermieden werden, da diese Steine in den Gallenwegen vortäuschen würde.

Die Cholangiographie kann auch vor Abtragen der Gallenblase durch eine kleine Inzision des Ductus cysticus durchgeführt werden.

Über eine ähnliche Verbindung läßt sich auch ein Radiomanometer anschließen. Es wird dabei der Druck, ab dem das Kontrastmittel in das Duodenum übertritt (12–15 cm H_2O), sowie der Restdruck, der im Choledochus vorhanden ist (6–12 cm (H_2O), gemessen.

Nun wird die Cholangiographienadel wieder entfernt und der Zystikusstumpf nahe an der Einmündungsstelle in den Choledochus mit einer Ligatur verschlossen. Zur Sicherung wird auch eine Durchstichligatur des Zystikusstumpfes gelegt. Die Ligatur muß möglichst choledochusnah geschehen, aber ohne den Choledochus einzuengen (Gefahr des Zystikusstumpfsyndroms mit Steinrezidiv, bei zu langem Stumpf. Choledochusstenose bei choledochusnaher Ligatur). Verschluß der Peritoneuminzision des Lig. hepatoduodenale mit Catgut- oder Dexonnähten.

Einlegen einer Silikondrainage an den Zystikusstumpf und Verschluß der Bauchwand in typischer Weise.

2. Orthograde Cholezystektomie

Im Gegensatz zu der oben beschriebenen Technik beginnt die Präparation vom Gallenblasenfundus her. Da während der Präparation die A. cystica noch nicht unterbunden ist, kann es leichter

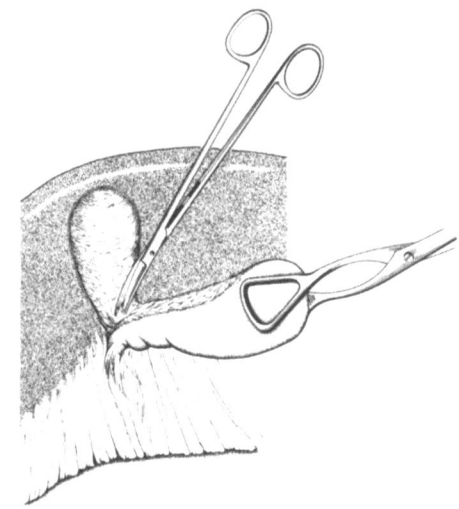

Abb. 8.2. Orthograde Cholezystektomie

durch Verletzung von Nebenästen zu Blutungen kommen. Andererseits hat dieses Vorgehen den Vorteil, daß eine Verletzung des Ductus hepaticus praktisch nicht möglich ist und auch die A. cystica leichter identifiziert wird.

Nach Darstellung der Gallenblasenregion mit Hilfe eines Leberhakens und eines Garrè-Spatels wird diese mit einer Gallenblasenfaßzange am Fundus angeklemmt. Evtl. vorhandene Verwachsungen mit dem Netz oder Kolon werden in ganzer Länge der Gallenblase gelöst. Dies geschieht zumeist stumpf mit einem Stieltupfer.

Das Peritoneum wird am Fundus zu beiden Seiten der Gallenblase, etwas vor dem Übergang des Peritoneums auf die Leber, mit einem Messer inzidiert. Dabei ist ein zu tiefes Einschneiden zu vermeiden, um die Gallenblase nicht zu eröffnen und um die Präparation in der richtigen Schicht durchzuführen. Die Gallenblase wird nun aus ihrem Bett freipräpariert. Dies geschieht teils stumpf mit einer halbgebogenen oder Overholt-Klemme, teils scharf mit einer Präparierschere (Abb. 8.2).

Nach Erreichen der A. cystica wird diese mit 2 Overholt-Klemmen gefaßt und zwischen 2 proximalen und einer distalen Ligatur durchtrennt.

Schließlich hängt die Gallenblase nur noch am Ductus cysticus. Dieser wird in gleicher Weise wie unter 1. versorgt. Eine intraoperative Cholangiographie oder eine Radiomanometrie können in gleicher Weise wie oben beschrieben durchgeführt werden.

Komplikationen. Zystikusinsuffizienz mit Peritonitis und Fistelbildung. Nachblutung. Zystikusstumpfsyndrom. Choledochusstenose mit Steinbildung in den Gallengängen.

Operationsinstrumentarium

Grundinstrumentarium zur
Cholezystektomie
Grundsieb
Magen-Galle-Sieb
1 Kunststoffrahmen mit Valven
  (röntgendurchlässig)
1 Zystikusklemmen
1 Abstrichröhrchen für die
  bakteriologische Untersuchung der
  Gallenflüssigkeit
1 Menghini-Nadel für die Leberbiopsie.

Instrumentariun zur Cholezystektomie
10 Arterienklemmen nach Pean
 1 Schere nach Cooper
 2 chirurgische Pinzetten, kurz
 2 Skalpelle
 1 atraumatische Pinzette, kurz
 2 atraumatische Pinzetten, mittellang, 1
  breit, 1 fein
 1 Schere nach Mayo-Lexer
 1 Schere nach Metzenbaum, 18 cm
 1 Schere nach Metzenbaum, 22 cm
 3 atraumatische Pinzetten, 1 lang, 1 breit,
  1 fein
 1 Kornzange, gerade, 20 cm
  (Präpariertupfer)
 2 Kornzangen, gebogen, 20 cm
  (Stieltupfer)
 2 Kornzangen, gerade, 24 cm
  (Präpariertupfer)
 2 Kornzangen, gebogen, 24 cm
  (Stieltupfer)

 4 Arterienklemmen nach Heiss
  (halbgebogen)
 2 Arterienklemmen nach Heiss, lang
 2 Klemmen nach Overholt
 2 Klemmen nach Kocher, kurz
 2 Klemmen nach Mikulicz
 1 Garrè-Spatel
4-6 Wundhaken nach Mikulicz
  (Leberhaken)
 1 Paar Sechszinker, scharf
 2 Haken nach Roux
 2 Gallenblasenfaßzangen

Zum Verschluß des Abdomens werden die
 2 chirurgischen Pinzetten
 2 Haken nach Roux
 1 Schere nach Cooper
 1 Präpariertupfer
 1 Stieltupfer
 4 Klemmen nach Mikulicz
  in ein bereitgelegtes Tuch gepackt.

Zusatztisch:
 3 Waschzangen
20 Tuchklemmen nach Backhaus
 2 Nadelhalter nach Hegar
 2 offene Nadelhalter
 1 Nadelhalter nach Hegar, 24 cm.

Zur intraoperativen Röntgendarstellung
werden zusätzlich benötigt:
1 Bezug für das Röntgengerät
1 Tuch zum Abdecken des
  Operationsgebietes während der
  Röntgendarstellung
2 Einmalspritzen, 20 ml
1 Zystikuskanüle, lang mit
  Cholangiographieschlauch
Kontrastmittel
1 Kanülenhalteklemme
1 Porzellanmensur, 100 ml.

8.4 Choledochotomie nach Kehr

Wenn Steine in den Gallenwegen festgestellt werden, ist es notwendig, diese zu entfernen, um ein Einklemmen mit Auftreten eines Verschlußikterus zu verhindern. Die dazu am besten zugängliche Stelle ist der supraduodenale Teil des Ductus choledochus. Der Eingriff wird gleichzeitig mit der Cholezystektomie durchgeführt.

Zugang. Wie bei der Cholezystektomie.

Operationstechnik

Nach Längsinzision des Peritoneums im Bereich des Lig. gastroduodenale wird der Choledochus stumpf freipräpariert.

Es werden 2 Haltefäden zu beiden Seiten der vorgesehenen Eröffnungsstelle angebracht. Nach Anspannen der Fäden kann der Choledochus mit einem Messer eröffnet werden, ohne dabei die Hinterwand zu verletzen. Die Inzision wird mit der abgewinkelten Potts-Schere auf 1,5 cm erweitert. Mit einem Sauger und Abdeckung des Operationsgebietes mit Bauchtüchern wird die Verunreinigung der Bauchhöhle mit Galle vermieden (Abb. 8.3 a).

Die Gallenwege werden mit einem Nelaton-Katheter mit lauwarmer Kochsalzlösung gespült.

Die Steinentfernung kann mit einem Fogarty-Katheter (Nr. 5) durchgeführt werden. Er ist am wenigsten traumatisierend und am wenigsten mit der Gefahr, den Stein weiter in die intrahepatischen Gallenwege vorzuschieben, verbunden. Dieser Katheter besteht aus einer biegsamen Sonde, die an ihrer Spitze einen auffüllbaren Gummiballon hat. Nachdem die Sonde den Stein passiert hat, wird der Ballon mit physiologischer Kochsalzlösung gefüllt und zurückgezogen. Nach Erscheinen des Steines in der Choledochotomie wird dieser mit einer atraumatischen Pinzette oder Klemme gefaßt und entfernt.

Anstelle des Fogarty-Katheters kann auch eine Gallensteinfaßzange verwendet werden. Diese wird geschlossen in den Choledochus eingeführt und dann mit geöffneten Branchen vorgeschoben. Dadurch läßt sich die Wand besser ab-

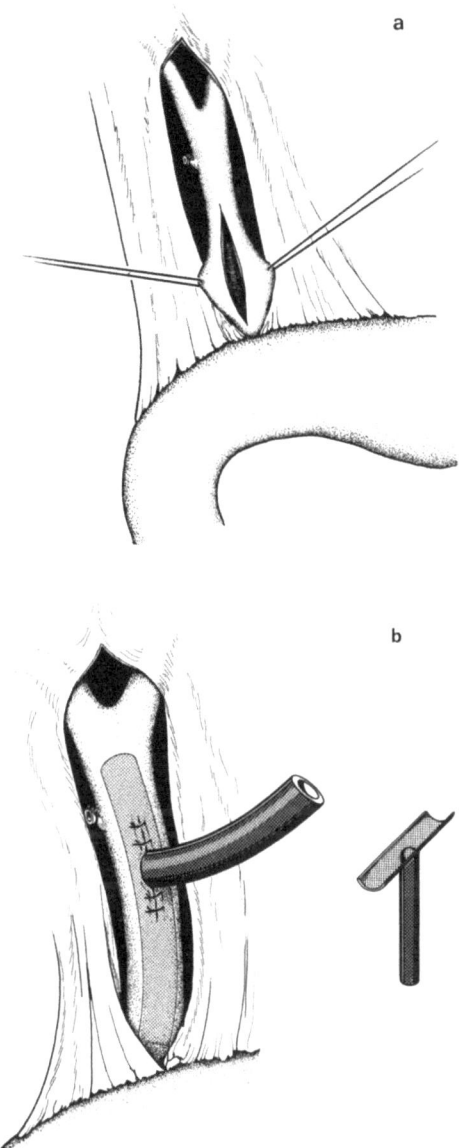

Abb. 8.3. a Choledochotomie nach Kehr, **b** Einlegen einer T-Drainage in den Ductus choledochus nach Choledochotomie

tasten, und der Stein wird nicht von der Zange hochgeschoben. Eine dritte Extraktionsmöglichkeit stellen die biegsamen Löffel und die Körbchensonden dar. Dies sind biegsame Metallsonden verschiedener Größe, die an ihrem Ende körbchenartig geformt sind.

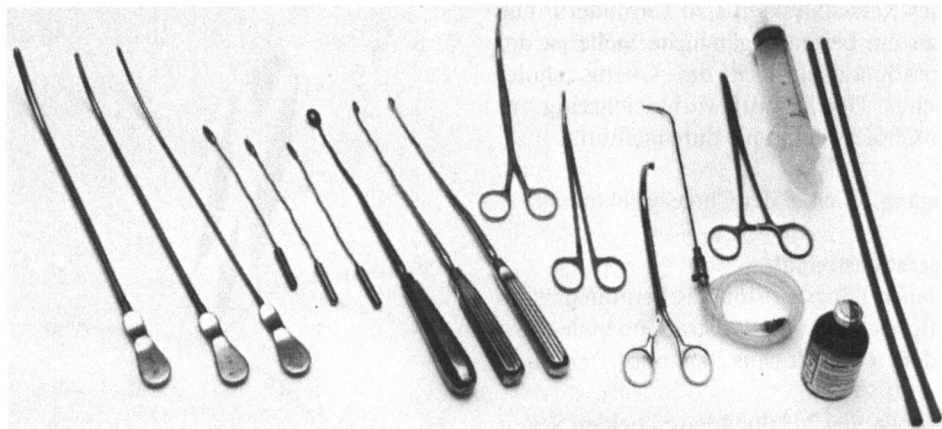

Abb. 8.4. Instrumentarium zur Choledochusrevision. Von *links* nach *rechts:* 3 Bougies nach Dittel, 3 Gallengangsdilatationsoliven nach Bakes, 3 Gallengangslöffel, 3 Steinfaßzangen, Zystikuskanüle mit Verlängerung und Haltezange, Einmalspritze 50 ml, Kontrastmittel, Nelatonkatheter

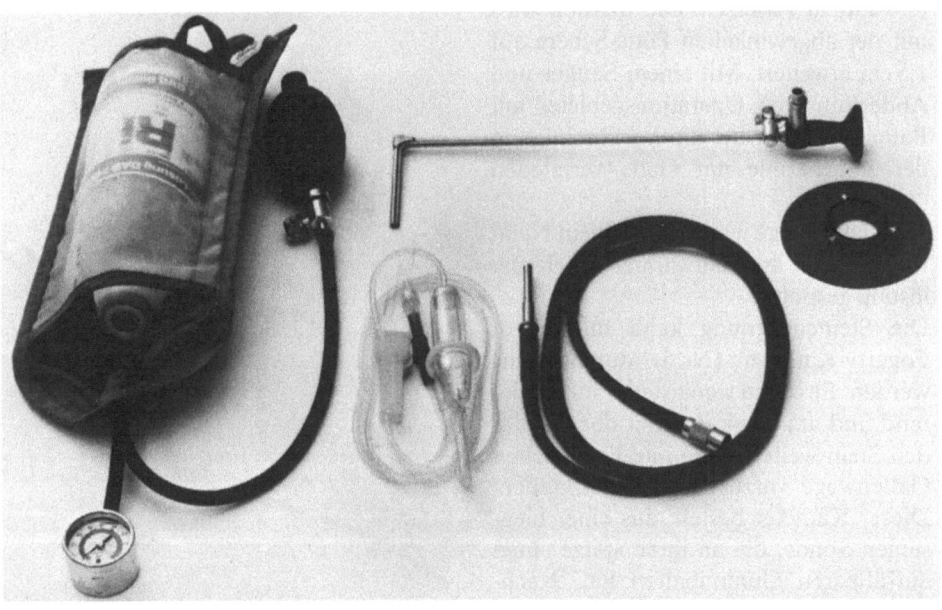

Abb. 8.5. Instrumentarium zur Choledochoskopie. Von *links* nach *rechts:* Druckbeutel, Infusionsbesteck, Kaltlichtkabel, Choledochoskop mit Schutzscheibe

Durch diese Manipulationen kommt es immer zu einer Schleimhautschwellung der Gallenwege. Deshalb sollte die Papille immer mit Gallengangsdilatationssonden bis auf Größe 7 dilatiert werden. Die Sondenpassage durch die Papille wird durch Tasten auf der der Papille gegenüberliegenden Duodenalwand kontrolliert. (Abb. 8.4).

Über die Choledochotomie kann auch ein *Choledochoskop* eingeführt werden. Mit diesem können die Gallenwege inspiziert, Probeexzisionen entnommen oder eingeklemmte Steine mobilisiert werden. (Abb. 8.5).

Vor Verschluß des Choledochus muß immer eine sog. T-Drainage in den Choledochus gelegt werden (Abb. 8.3 b). Das

T-förmige Ende hat dabei die Aufgabe, ein zu leichtes Herausgleiten der Drainage aus dem Choledochus zu verhindern. Andererseits dürfen die T-Schenkel nicht so lange sein, daß es zu Schwierigkeiten bei der Entfernung der Drainage kommt. Die T-Schenkel werden halbrohrförmig zugeschnitten.

Die Choledochotomie wird unter- und oberhalb der Drainage mit Dexon- oder Polyestereinzelknopfnähten verschlossen. Die Drainage wird seitlich der Laparotomie durch die Bauchdecke nach außen geleitet. Anschließend wird eine Cholangiographie über die T-Drainage durchgeführt (Ausschluß von übersehenen Steinen).

Silikondrainage in die Nähe der T-Drainage.

Bauchdeckenverschluß.

Komplikationen. Zurücklassen von Steinen. Gallige Peritonitis. Pankreatitis durch Papillenschwellung.

Operationsinstrumentarium

Grundinstrumentarium zur Cholezystektomie!

Zusätzlich:

1 Schere nach Potts
1 Skalpell, spitz
Starre Bougies nach Dittel
1 Satz biegsame Löffel
1 Einmalspritze, 50 ml
Nelaton-Katheter 10–12 ch.
1 Satz Gallengangsdilatationsoliven nach Bakes
1 Fogarty-Katheter Nr. 5
T-Drainagen
Verschiedene Steinfaßzangen
Choledochoskop
Lichtquelle
Ringer-Lösung, 500 ml
1 Infusionsbesteck
1 Druckmanschette
Kontrastmittel

8.5 Enterobiliäre Anastomosen

Bei allen Erkrankungen, die zu einem Verschluß der extrahepatischen Gallenwege geführt haben, ist es wichtig, einen ausreichenden Abfluß der Galle in den Darm zu erreichen. Dies ist auch bei sehr schlechter Prognose angezeigt, da damit eine wesentliche Besserung der Lebensqualität zu erreichen ist.

Die Ursache des Verschlusses sind meistens Malignome von Pankreaskopf, Papille oder Gallenwegen, jedoch auch benigne Erkrankungen, wie eine Pankreatitis, Vernarbungen oder Verletzungen.

8.5.1 Choledochoduodenostomie

Die Choledochoduodenostomie wird technisch auf verschiedene Weise erreicht; sie wird heute jedoch weniger angewandt. Die Anastomose kann supraduodenal (Riedel) oder im retroduodenalen Choledochusabschnitt (Sasse) durchgeführt werden. Sie kann außerdem auch transduodenal erfolgen (nach Mayo resp. Kocher).

Zugang. Es eignet sich in allen Fällen ein rechtsseitiger Rippenbogenrandschnitt, der gegebenenfalls quer verlängert wird.

Operationstechnik

1. *Die supraduodenale Choledochoduodenostomie* ist das klassische Vorgehen.
   Der Choledochus wird nach Längsspaltung des Peritoneums des Lig. hepatoduodenale freipräpariert.
   In entsprechender Höhe werden der Ductus choledochus und die Bulbusvorderwand auf einer Breite von 1,5–2 cm eröffnet. Die Choledochusinzision kann quer oder längs verlaufen, während die Duodenuminzision immer längs verläuft. Mit dem Sauger wird das Herausfließen von Galle oder Duodenuminhalt in die Bauchhöhle verhindert (Abb. 8.6). Die Anastomose wird zweischichtig in Lembert-Albert-Nahttechnik Seit-zu-

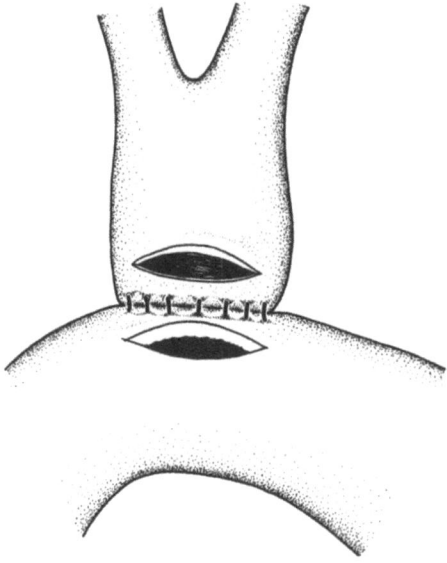

Abb. 8.6. Supraduodenale Choledochoduodeno-stomie

Seit durchgeführt. Dabei wird zur inneren Nahtreihe Katgut oder Dexon 4-0 und zur äußeren ein multifiler Polyesterfaden, oder Dexon 3-0 verwendet. Bei ausreichender Anastomosenweite kann auf eine vorübergehende T-Drainage des Ductus choledochus oberhalb der Anastomose verzichtet werden.
Silikondrainage in die Nähe der Anastomose.
Verschluß der Laparotomie.

2. *Beim Vorgehen nach Sasse* wird zunächst eine Kocher duodenummobilisation und Freilegung des retroduodenalen Choledochus durchgeführt.
Anastomose in analoger Weise zu 1.

3. *Bei Choledochusverletzungen* kann dieser auch *End-zu-Seit* mit dem Duodenum anastomosiert werden.
Um ein Zuschwellen der Anastomose zu verhindern, wird eine sog. *Völkel-Drainage* in den Choledochus und die Anastomose eingelegt. Diese wird durch die vordere Duodenumwand und Bauchwand ausgeleitet.

Ein serosierter Kanal wird entlang der Drainage – analog der Witzel-Fistel-Operation – angelegt. Anstelle der Völkel-Drainage wird heute meist eine T-Drainage eingelegt, falls der verbleibende Choledochus ausreichend lang ist.

4. *Transduodenale Choledochoduodenostomie*
Typische supraduodenale Choledochotomie, nach Freilegen des Choledochus.
Einführen einer Metallsonde bis zu der Papille oder – bei höherer Stenosenlokalisation – soweit wie möglich nach distal.
Durch Kippen der Sonde wird die Höhe der Papille getastet und das Duodenum auf der Vorderwand längs oder quer eröffnet.
Über der angehobenen Sonde wird die Duodenumhinterwand und Choledochuswand in einer Länge von 2 cm durchtrennt. Die Inzision wird nach Mayo von der Papille ausgehend und nach Kocher weiter proximal gelegt.
Nach sorgfältiger Blutstillung der Gefäße in der Duodenumwand wird die Anastomose mit einer einreihigen Allschichtnaht durchgeführt.
Um ein Zuschwellen der Anastomose zu verhindern, wird eine T-Drainage mit langem distalen Schenkel über die Choledochotomie eingelegt. Die Choledochotomie wird mit Catgut- oder Dexoneinzelknopfnähten verschlossen.
Die Duodenotomie wird zweischichtig quervernäht, um eine Duodenumstenose zu verhindern.
Silikondrainage des Operationsgebietes.
Verschluß der Laparotomie.

Komplikationen. Stenose der Anastomose, Papillenödem und dadurch Pankreatitis. Gallige Peritonitis.

Operationsinstrumentarium
Grundinstrumentarium zur Laparotomie

Instrumentarium für die Schmutzphase

Evtl. T-Drainage
Bougies nach Dittel
Gallengangsdilatationsoliven nach Bakes.

8.5.2 Choledocho- oder Hepatikojejunostomie

Dieses Verfahren wird heute bevorzugt. Eine spannungsfreie, genügend weite Anastomose ist immer zu erreichen.

Zugang. Quere Oberbauchlaparotomie.

Operationstechnik

Zur Anastomose wird die erste Jejunumschlinge verwendet. Diese kann je nach Mesenteriumlänge ante- oder retrokolisch zum Leberhilus hochgezogen werden. Anstelle der Schlinge kann das Jejunum durchtrennt und nur der abführende Schenkel in gleicher Weise zum Leberhilus hochgeführt werden. Bei diesem von Roux angegebenen Verfahren wird zur Wiederherstellung der Darmgängigkeit der proximale Schenkel End-zu-Seit in den abführenden Schenkel eingenäht. Die Anastomose wird mit einer Lembert-Albert-Naht zweischichtig durchgeführt. Diese Technik hat den Vorteil, daß ein Reflux von Darminhalt in die Gallenwege fast nicht mehr möglich ist. Zu diesem Zweck wird auch beim Verwenden einer Jejunumschlinge – an der Basis zwischen beiden Schenkeln – eine Braun-Anastomose angelegt (s. B-II-Resektion).
Je nach dem zur Verfügung stehenden Platz kann die Anastomose zwischen Ductus hepaticus und Jejunum End-zu-End (nach Durchtrennung des Hepaticus, Cholezystektomie und Verschluß des distalen Hepatikusstumpfes) End-zu-Seit (nach terminalem Verschluß der Roux-Schlinge) oder Seit-zu-Seit durchgeführt werden.
Wie bei allen Gallengangsanastomosen wird die innere Nahtreihe mit Katgut

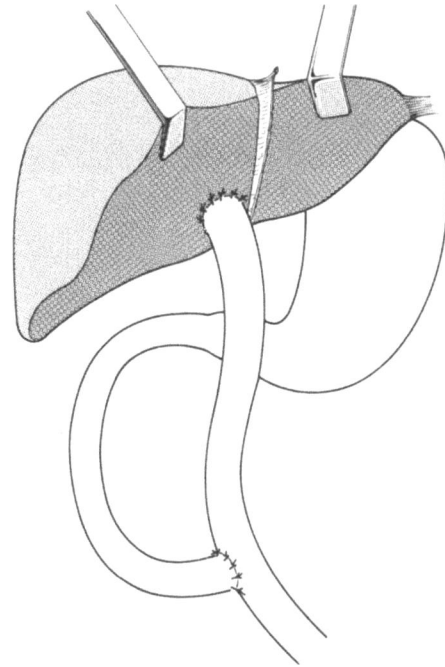

Abb.8.7. Roux-Anastomose einer Jejunumschlinge mit der Hepatikusgabel nach Warren

oder Dexon durchgeführt, um eine Steinbildung durch Fremdmaterial zu verhindern.
Die Durchgängigkeit der Anastomose kann durch Einlegen einer Drainage über die Anastomose gesichert werden. Diese wird über das Jejunum, entsprechend der Völkel-Drainage, ausgeleitet (s. dort). Bei tiefer Anastomose kann auch eine T-Drainage eingelegt werden.
Bei sehr hoher Anastomose, auf die *Hepatikusgabel* wird nach Warren eine *Y-förmige Drainage* in beide Hepatikusäste gelegt.
Silikonzieldrainage.
Verschluß der Laparotomie.
Bei *sehr hoher Anastomose im Hilus* wird eine End-zu-End- oder End-zu-Seit-Anastomose zwischen der Hepatikusgabel mit einer Roux-Jejunumschlinge durchgeführt (Abb. 8.7).
Bei der Anastomose nach *Rodney-Smith* wird – nach Darstellung der Hepatikus-

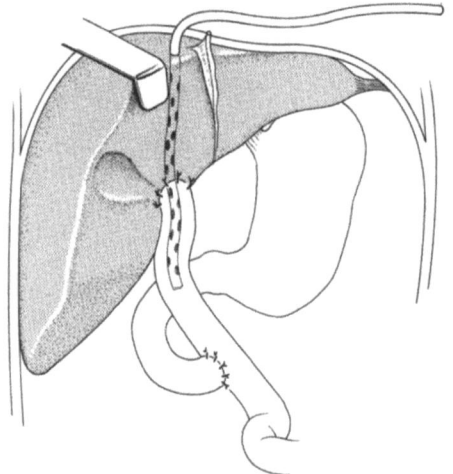

Abb. 8.8. Transhepatische Gallenwegsdrainage nach Rodney-Smith

gabel – mit einer Gallensteinfaßzange oder einer biegsamen Sonde durch den Gallengang zur Leberoberseite ein Kanal gebildet, durch den eine Drainage hindurchgezogen wird. Diese muß auf einem längeren Teil mit mehreren Öffnungen versehen sein, um auch bei evtl. Verschiebung weiter Kontakt zu den Gallengängen zu behalten (Abb. 8.8). Die Drainage wird in die hochgezogene Roux-Schlinge abgeleitet.

Die Anastomose wird wie oben beschrieben durchgeführt. Es sollte nach Möglichkeit auf mindestens ⅓ der Zirkumferenz ein direkter Schleimhautkontakt bestehen, um das Entstehen einer narbigen Stenose zu vermeiden.

Das obere Drainageende wird durch die Bauchdecke ausgeleitet.

Die Jejunumschlinge wird zusätzlich an der Leberkapsel fixiert, um die Anastomose zu schützen.

Einlage einer subhepatischen Silikondrainage.

Die Drainage wird für 4–6 Monate belassen und regelmäßig gespült, um ein Verstopfen der Drainage zu verhindern.

Komplikationen. Gallige Peritonitis, Stenose durch Tumorwachstum.

Operationsinstrumentarium
Choledocho- oder Hepatikojejunostomie

Grundinstrumentarium zur Lapaortomie!

Instrumentarium für die Schmutzphase!

Evtl. Nähapparate
Silikonzügel.

Transhepatische Drainage nach Rodney-Smith

Grundinstrumentarium zur Laparotomie!

Instrumentarium für die Schmutzphase!

Zusätzlich:
Haken nach Rochard
Rahmen nach Kirschner
Nähapparat
Silikondrainage, 50 cm lang, 18 ch.
1 Babyhohlmeißelzange nach Luer
1 Uterussonde, biegsam
1 Silikonzügel.

8.5.3 Cholezystoenterostomien

Bei völliger Tumorummauerung des Choledochus, aber freiem Hepatikus und Zystikus kann der Gallenabfluß über eine Anastomose zwischen Gallenblase und Magen oder Jejunum, zumindest bis zur weiteren Tumorausbreitung, erreicht werden.

8.5.3.1 Cholezystogastrostomie

Zugang. Mediane oder rechte paramediane Oberbauchlaparotomie.

Operationstechnik
Die Gallenblase wird orthograd – vom Fundus her – soweit aus dem Gallenbett gelöst, daß ein lockeres Aufeinanderlegen von Gallenblasenfundus und Magenvorderwand möglich ist.

Beide werden in entsprechender Länge mit einer geraden, weichen Darmklemme gefaßt und nach Legen der seromuskulären Hinterwandnaht breit eröffnet. Eine fortlaufende Dexon- oder Katgutnaht der Schleimhaut und die seromuskuläre Vorderwandnaht (Polyester oder Dexon) beenden die Anastomose. Zieldrainage an die Anastomose. Verschluß der Laparotomie.

Operationsinstrumentarium
Grundinstrumentarium zur Laparotomie

Instrumentarium für die Schmutzphase

Nähapparat
Silikonzügel.

8.5.3.2 Cholezystoduodenostomie

Zugang. Wie in 8.5.3.1 beschrieben.
Diese Technik hat den Vorteil der physiologischen Ableitung der Galle in das Duodenum, was für eine normale Verdauung der Nahrung günstig ist. Sie kann aber nur dann durchgeführt werden, wenn das Duodenum nach Kocher ausreichend mobilisiert werden kann.

Operationstechnik
Die Gallenblasenmobilisation und Anastomosentechnik entspricht dem unter 8.5.3.1 beschriebenen Vorgehen.

Operationsinstrumentarium
Wie unter 8.5.3.1 beschrieben.

8.5.3.3 Cholezystojejunostomie

Zugang. Wie unter 8.5.3.1 beschrieben.

Operationstechnik
Mobilisation der Gallenblase.
Eine Jejunumschlinge mit Braun-Anastomose oder ein Y-Schenkel nach Roux wird ante- oder retrokolisch an die Gallenblase herangeführt und Seit-zu-Seit oder End-zu-Seit mit der Gallenblase anastomosiert.
Bei retrokolischem Verlauf wird die Jejunumschlinge im Mesokolonschlitz mit einigen Einzelknopfnähten fixiert.
Zieldrainage.

Operationsinstrumentarium
Wie unter 8.5.3.1 beschrieben.

8.5.4 Hepatikocholangiojejunostomie

Die Hepatikocholangiojejunostomie nach Longmire wird bei völliger Tumorummauerung der extrahepatischen Gallenwege bis in den Hilus angewandt.

Operationstechnik
Es werden zunächst durchgreifende Lebernähte entlang der künftigen Leberresektionslinie gelegt. Verwendet wird dabei meist ein Teil des linken Leberlappens.
Die Leberresektion wird mit dem Thermokauter oder durch Digitoklasie durchgeführt. Dadurch und durch das vorherige Legen der Durchstichnähte werden die Blutung eingeschränkt und die Übersicht verbessert.
Ein möglichst weit aufgestauter Gallengang wird aus dem Lebergewebe isoliert und alle großen Blutgefäße mit Umstechungsligaturen versorgt. Die restliche Leberfläche kann mit Fibrinkleber abgedichtet werden.
Eine Jejunumschlinge wird an die Resektionsfläche herangeführt und mit deren Hinterwand vernäht. Entsprechend dem Gallengang erfolgt nun eine Inzision des Jejunums.
Zwischen dieser und Gallengang werden zur Fixation einige Einzelknopfnähte gelegt.
Schließlich wird der vordere Resektionsrand mit dem entsprechenden Rand der Jejunumschlinge vernäht.
Zieldrainage.
Verschluß der Laparotomie.

Operationsinstrumentarium
Wie unter 8.8.4

8.5.5 Perkutane transhepatische Cholangiographie (PTC) und perkutane transhepatische Drainage (PTD)

Die PTC stellt ursprünglich eine Röntgen-untersuchungsmethode der Gallenwege bei vorhandenem Ikterus dar. Der gleiche Katheter kann jedoch auch belassen werden und zum Ableiten der Galle verwendet werden. Die blinde Punktion, bei gestauter und somit funktionsgestörter Leber, ist jedoch komplikationsreich. Es kann zu einer galligen Peritonitis oder zur Blutung aus der Leber kommen. Bei zu hohem Einstich kann auch ein Pneumothorax auftreten.

Operationstechnik

Bei der PTD wird mit einer speziellen dicken Punktionsnadel in der Medioklavikularlinie rechts – etwa 12 cm oberhalb des Rippenbogens in einem Winkel von 45° – und leicht nach links eingegangen und die Nadel gegen den Leberhilus vorgeschoben. Durch Aspiration kann man sich über die Lage der Nadel in einem Gallengang versichern.

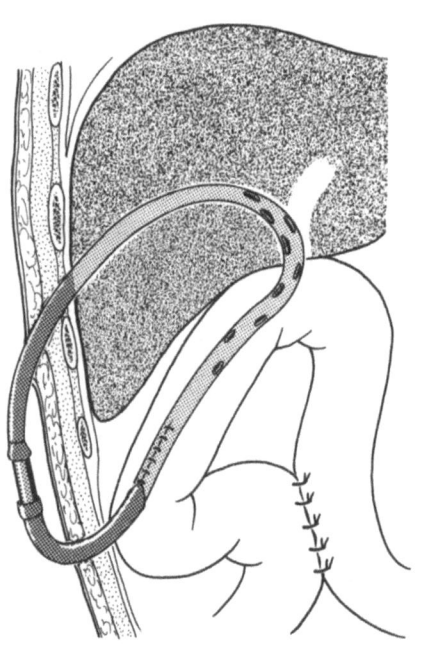

Abb. 8.9. Transhepatische Endlosdrainage

Über die Nadel wird nun unter Röntgenkontrolle ein Katheter vorgeschoben. Durch Einspritzen eines Kontrastmittels über den Katheter können die Gallenwegsverhältnisse abgeklärt und die richtige Lage des Katheters kontrolliert werden.

Der Katheter wird an der Haut festgenäht. Durch die Atembewegung ist jedoch die Gefahr des Herausgleitens des Katheters aus dem Gallenweg vorhanden.

Beim Auftreten einer Peritonitis oder Hb-Abfall ist eine Laparotomie erforderlich. Die PTD kann auch während einer Laparotomie – unter Sicht – durchgeführt werden, wenn wegen der Tumorausdehnung eine andere Gallenableitung nicht mehr möglich ist.

8.5.6 Transhepatische Dauerdrainage

Hierbei wird ein Katheter entsprechend der Völkel-Drainage durch eine hochgezogene Jejunumschlinge geführt. Die Drainage wird mit dem oberen Ende durch Leber und Bauchwand ausgeleitet. Es wird ein serosierter Kanal zwischen Jejunumschlinge und Bauchwand gebildet und die Schlinge an das vordere parietale Peritoneum fixiert. Andererseits wird die Jejunumschlinge im Bereich der Katheteraustrittstelle an die Leberunterseite fixiert. Der Katheter zeigt in seinem intrahepatischen und jejunalen Abschnitt multiple Perforationen, so daß die Galle sowohl in das Jejunum als auch nach außen abfließen kann.

An der Basis der Jejunumschlinge wird eine Braun-Anastomose gelegt (Abb. 8.9). Der PTC-Katheter und die transhepatische Dauerdrainage sind nur bei sonst inoperablen Verhältnissen angezeigt.

Operationsinstrumentarium
Wie unter 8.5.2

8.5.7 Tumorenendoprothese nach Hartenbach

Sie stellt eine intraluminale enterobiliäre Anstomose der Gallenwege dar und ist bei hilusnahen, stenosierenden Gallengangstumoren angezeigt.

Operationstechnik

Der Choledochus wird in üblicher Weise freigelegt.

Choledochotomie zwischen Haltefäden.

Aufweitung der Tumorstenosen zu beiden Hepatikusästen mit Sonden.

Nun wird die Endoprothese eingeführt. Über Gewindeverbindungen lassen sich weitere Drainagestücke anschrauben (Abb. 8.10). Über einen Seitenstutzen kann auch eine T-Drainage angeschlossen werden.

Verschluß der Choledochotomie.

Die Endoprothese kann auch im Sinne einer Völkel-Drainage transduodenal ausgeleitet werden.

Operationsinstrumentarium
(Abb. 8.11)
Grundinstrumentarium zur Cholezystektomie

Zusätzlich:
1 Schere nach Potts
1 Skalpell, spitz
Bougies nach Dittel
Dilatationsoliven nach Bakes
Hartenbach-Prothesen.

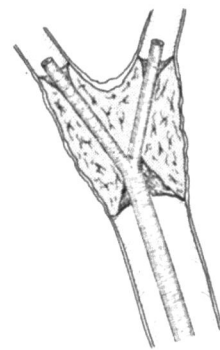

Abb. 8.10. Tumorendoprothese der Gallenwege nach Hartenbach

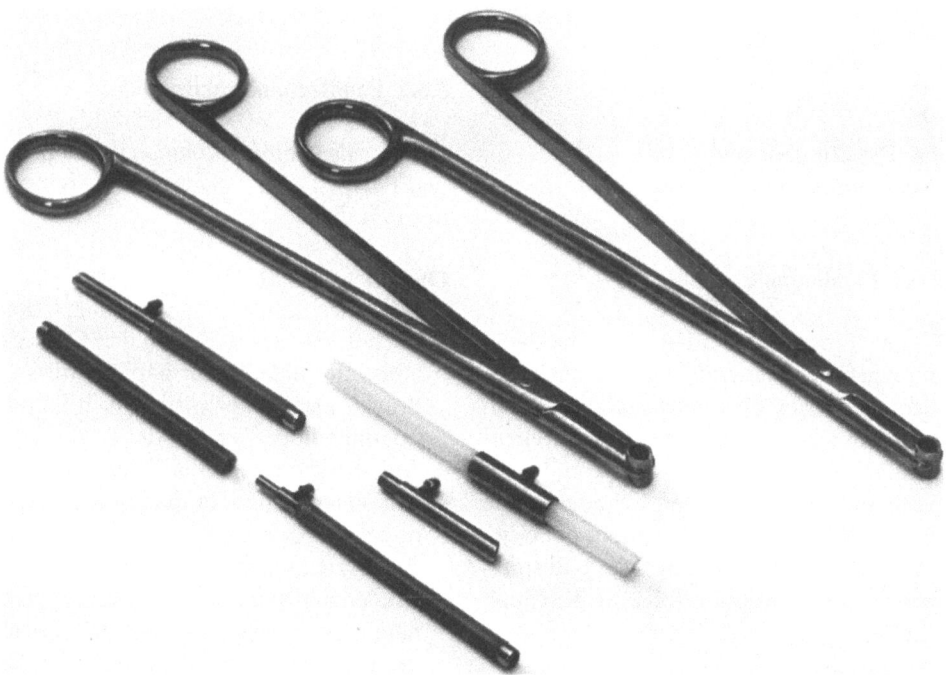

Abb. 8.11 Instrumentarium zur Plazierung der Hartenbach-Prothese

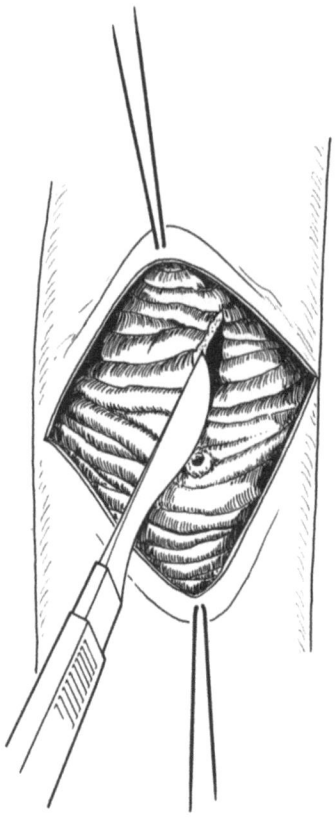

Abb. 8.12. Transduodenale Papillotomie

8.6 Papillotomie und Papillentumorexstirpation

8.6.1 Papillotomie

Beide Eingriffe werden transduodenal durchgeführt. Die *Indikation* zu einer *Papillotomie* besteht bei einer narbigen Papillenstenose oder eingeklemmtem Papillenstein. Der Eingriff kann auch endoskopisch mit einer speziellen Schneidesonde durchgeführt werden. Es besteht dabei jedoch ein höheres Blutungs- und Rezidivrisiko. Die Inzision erfolgt in Richtung 11 Uhr.

Zugang. Wie bei der Choledochoduodenostomie (s. 8.5.1).

Operationstechnik

Sie entspricht bei der Papillotomie weitgehend der bei der transduodenalen Choledochoduodenostomie nach Mayo angewandten (Abb. 8.12).

Die Inzision des Choledochus und Duodenums werden mit Dexon Einzelknopfnähten vereinigt, um ein Rezidiv oder eine Stenose zu vermeiden.

Choledochus und Pankreatikus werden getrennt sondiert, um einen gesicherten, freien Abfluß zu überprüfen (bei Stenose des Pankreatikus besteht Pankreatitisgefahr).

Komplikationen. Peritonitis, Pankreatitis durch Papillonödem, Gallefistel.

Operationsinstrumente
Grundinstrumentarium zur Cholezystektomie und Choledochotomie!

Instrumentarium für die Schmutzphase!

Zusätzlich:
1 Magenfaßzange
2 Klemmen nach Allis
2 Paar Haken nach Langenbeck.

8.6.2 Papillentumorexstirpation

Die *Papillentumorexstirpation* ist bei benignen Polypen oder Polypen mit Carcinoma in situ indiziert.

Operationstechnik

Mit einer Sonde wird von einer Choledochotomie aus der oft in den Choledochus reichende Tumor papillenwärts gedrückt. Der Tumor wird – nach Duodenotomie über der Sonde – mit einer Allis-Klemme gefaßt und angespannt.

Mit einer feinen Präparierschere wird nun der Tumor an der Grenze zur gesunden Schleimhaut abgetragen.

Choledochus- und Pankreatikusschleimhaut werden mit mehreren Nähten mit der Duodenalschleimhaut vereinigt. Dadurch wird eine Blutstillung erreicht und eine Stenose vermieden.

Sondierung der beiden Gangmündungen.

T-Drainage des Choledochus.

Zweischichtiger Verschluß der Duodenotomie.

Zieldrainage an den Choledochus.

Verschluß der Laparotomie.

Komplikationen. Wie bei 8.6.1 beschrieben. Zusätzlich Tumorrezidiv bei malignen Tumoren.

Operationsinstrumentarium
Wie bei 8.6.1 beschrieben.

8.7 Gallengangsverletzungen

Gallengangsverletzungen entstehen meist iatrogen durch versehentliche Ligatur, Durchtrennung oder Einengung während der Operation. Es ist in allen Fällen eine möglichst schnelle Wiederherstellung der Kontinuität anzustreben, da die Gallenstauung zu einer Leberschädigung führt.

Zugang. Entspricht den anderen Gallengangsoperationen (Rippenbogenrandschnitt oder transrektal rechts).

Operationstechnik
1. Bei *frischen Verletzungen* wird eine primäre Anastomose angestrebt.
   Die Ligatur- oder Durchtrennungsstelle wird reseziert und der Choledochus durch eine Allschichtnaht mit Dexon, Katgut oder Chromkatgut wiedervereinigt.
   Da es im Anastomosenbereich zu einer Schwellung der Schleimhaut und dadurch zu gestörtem Gallenfluß kommen kann, wird distal der Anastomose eine T-Drainage über eine zusätzliche Choledochotomie eingelegt. Der obere Drainageschenkel muß dabei über die Anastomose reichen.
   Gegebenenfalls muß zum Erreichen einer spannungsfreien Naht des Choledochus eine Mobilisation des Duodenums nach Kocher vorgenommen werden.

2. Bei *narbigen Choledochusstenosen wird* nach üblicher Darstellung des Choledochus im Bereich der Stenose eine Längsinzision gelegt. Diese wird anschließend quer vernäht. Falls dadurch keine ausreichende Erweiterung der Stenose erreicht wird, muß der stenotische Anteil reseziert werden und eine End-zu-End-Anastomose durchgeführt werden.
   Weiter distal muß eine weitere Choledochotomie vorgenommen und eine T-Drainage eingelegt werden. Anstelle der T-Drainage kann auch ein Drain im Sinne einer Völker-Drainage bis in die beiden Hepatikusäste vorgeschoben werden. Diese wird über die Papille und die Duodenumvorderwand ausgeleitet.

Komplikationen. Narbige Gangstenosen, Nahtinsuffizienz.

Operationsinstrumentarium
Grundinstrumentarium zur Laparotomie und Choledochotomie!

Instrumentarium für die Schmutzphase!

8.8 Leberchirurgie

Die Leber weist anatomisch und funktionell 2 Lappen auf: einen größeren rechten und einen linken Lappen. Diese werden jeweils durch einen Hauptast der A. hepatica, des Ductus choledochus und der V. portae versorgt. Diese verzweigen sich zu 8 Segmenten und schließlich bis zu den einzelnen Leberläppchen. Obwohl die Lebersegmente ebenso wie bei der Lunge unabhängige funktionelle Einheiten darstellen, sind sie aus chirurgischer Sicht weniger bedeutungsvoll, da ihre Grenzen intraoperativ nicht zu erkennen sind.
Leberresektionen können somit entlang der Lappengrenzen oder atypisch, d.h.

ohne Berücksichtigung der Grenzen der funktionellen Einheiten, durchgeführt werden.

8.8.1 Leberpunktion

Zur Lebergewebegewinnung kann eine Leberpunktion durchgeführt werden. Diese kann unter Sicht bei einer Laparotomie oder bei der Laparoskopie durchgeführt werden. Sie kann auch perkutan ohne Sicht durchgeführt werden. Dabei besteht jedoch immer die Gefahr der Nachblutung und der galligen Peritonitis. Sie darf deshalb nicht bei einer Gerinnungsstörung oder bei einem Aufstau der Gallenwege durchgeführt werden.

Man verwendet zur Leberpunktion eine stumpfe Punktionsnadel oder die *Menghini-Nadel*. Diese ist eine lange Punktionsnadel mit einem Mandrin, der auf etwa 2 cm Länge nur einen Teil des Nadellumens ausfüllt. Nach Vorschieben des Mandrins füllt sich dieser Bereich mit Lebergewebe, das bei weiterem Vorschieben der Nadel abgetrennt wird. Es werden so kleine Gewebezylinder gewonnen.

Komplikationen. Nachblutung, gallige Peritonitis, Lungen- oder Pleuraverletzungen bei perkutanem Vorgehen.

8.8.2 Leberkeilexzision

Die Leberkeilexzision ist ein diagnostischer Eingriff, der zur Gewinnung von Lebergewebe zur histologischen Untersuchung dient.

Zugang. Da der Eingriff nur gelegentlich einer Laparotomie aus einer anderen Ursache durchgeführt wird, hängt der Zugang vom jeweiligen Eingriff ab. Jeder Oberbauchzugang ist geeignet. (Ansonsten wird Lebergewebe durch eine blinde Punktion oder bei laparoskopischer Kontrolle gewonnen.)

Operationstechnik

Zu beiden Seiten der Keilexzision wird eine durchgreifende Naht gelegt.

Mit dem Messer Entnahme des Gewebekeils.

Mit durchgreifenden Nähten, die um die zuerst gesetzten Nähte fassen, wird der Defekt verschlossen.

Somit wird sowohl eine gute Blutstillung erreicht, als auch ein Einschneiden der Nähte in dem weichen Lebergewebe vermieden.

Komplikationen. Nachblutung, Galleperitonitis bei nicht ausreichender Versorgung der Exzisionsstelle.

8.8.3 Resektion des linken Leberlappens

Indikation. Tumoren, isolierte Metastasen, Echinokokkuszysten. Selten bei Verletzungen oder Abszessen.

Zugang. Eine gute Übersicht wird durch einen queren Oberbauchschnitt nach Drüner erreicht.

Operationstechnik

Ablösen des Lig. falciforme am parietalen Ansatz.

Längsspaltung des Peritoneums über dem Choledochus.

Choledochus, A. hepatica und V. portae werden isoliert und bis zum Hilus freipräpariert. Der Hauptast zum linken Lappen wird jeweils doppelt ligiert und durchtrennt.

Nach Durchtrennung des linken Anteils des Ringbandes und des linken Dreieckbandes der Leber kann der linke Lappen nach vorn geklappt und die linken Lebervenen dargestellt werden.

Diese werden nun ohne Einengung der V. cava – zwischen Ligaturen – durchtrennt.

Der Lappen wird durch Digitoklasie oder mit dem elektrischen Messer reseziert.

Größere Blutgefäße werden isoliert und umstochen (Abb. 8.13).

Zur Verhinderung von Blutungen wird die Resektionsfläche noch mit durchgreifenden Nähten, Aufnähen eines Netzstreifens oder mit Fibrinkleber versorgt. Auch die Infrarotkoagulation kann angewendet werden.

Verschluß der Peritoneuminzision.

Drainage des Operationsgebietes und Verschluß der Laparotomie.

Komplikationen. Nachblutung, gallige Peritonitis, Verletzung der V. cava, der V. portae oder des Choledochus.

8.8.4 Resektion des rechten Leberlappens

Die Resektion des rechten Leberlappens geschieht analog zu 8.8.3. Da er jedoch wesentlich größer als der linke ist, wird seine Resektion nur toleriert, wenn schon zum Operationszeitpunkt ein erheblicher Teil des Lappens nicht mehr funktionsfähig war und dementsprechend eine Hypertrophie des linken Lappens bestand.

Zugang. Querer Oberbauchschnitt oder thorakoabdominaler Zugang rechts.

Komplikationen. Wie unter 8.8.3. Leberinsuffizienz.

Operationsinstrumentarium

Grundinstrumentarium zur Laparotomie!

Zusätzlich:

Haken nach Rochard

Rahmen nach Kirschner

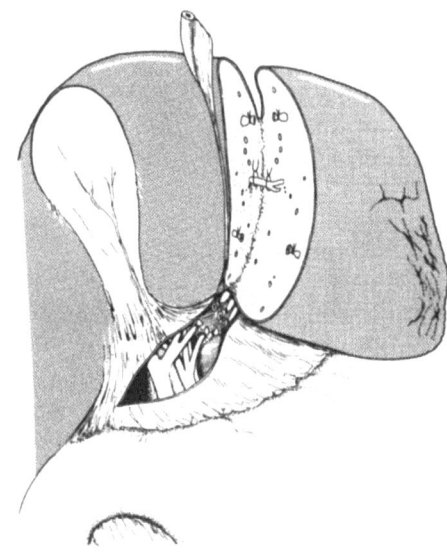

Abb. 8.13. Resektion des linken Leberlappens. Die größeren Gefäße werden zwischen Ligaturen durchtrennt

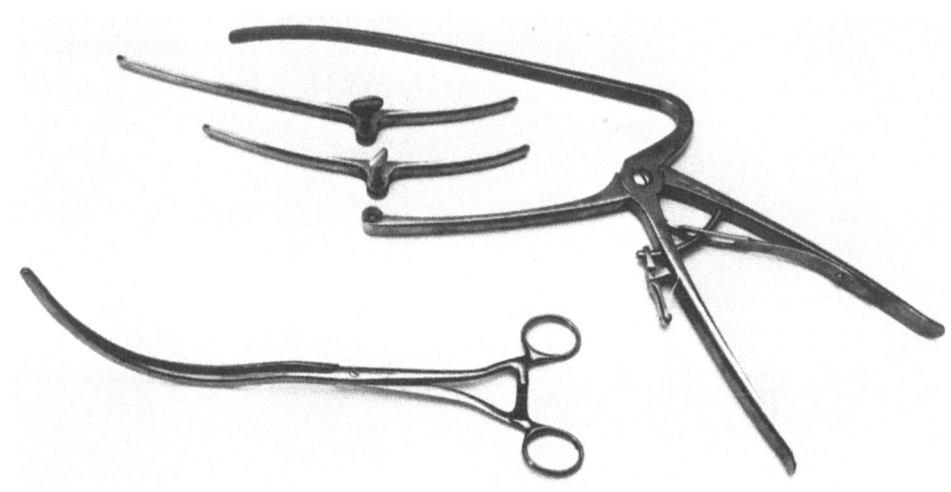

Abb. 8.14. Leberklemmen

Überlange Instrumente
Leberresektionsklemme
Hemo-Clip, mittel und groß mit Anlegezange

1 Silikonzügel mit Muffe (für den Leberhilus)
3 atraumatische Bulldoggklemmen nach DeBakey
10 Arterienklemmen nach Pean
6 Arterienklemmen nach Heiss
1 Nierenstielklemme nach Guyen.

Für die evtl. Thorakotomie zusätzlich:
1 Rippenschere nach Brunner
1 Thoraxsperrer
1 Thoraxdrainage mit Verlängerung.

8.8.5 Leberabszeß

Dieser wird – auch zum Ausschluß eines Tumors – freigelegt und drainiert. Eine Leberresektion ist meist nicht erforderlich. Mit der Sonographie und dem Computertomogramm kann die Lokalisation des Abszesses genau bestimmt und der Zugang entsprechend gewählt werden.

8.8.6 Leberverletzungen

Leberverletzungen können sowohl bei stumpfen wie bei scharfen Abdomenverletzungen, aber auch transhorakal erfolgen.

Indikation. Immer wenn Zeichen einer Peritonitis vorliegen oder wenn die Abdomenlavage einen blutigen Befund ergibt, ist eine Laparotomie erforderlich.

Zugang. Querer Oberbauchschnitt (er ist bei gleichzeitiger Versorgung der Milz vorteilhaft) oder mediane Oberbauchlaparotomie.

Operationstechnik

Die Verletzungen werden mit durchgreifenden Nähten versorgt. Dazu werden eine Katgut-CTX-Naht oder Kollagenbänder verwendet. Diese haben den Vorteil, daß sie in das weiche Lebergewebe nicht einschneiden. Es kann auch ein Netzzipfel mit eingenäht oder die Blutung mit Infrarot-Koagulation oder Fibrinkleber gestillt werden.

Nur selten ist eine – meist atypische – Resektion erforderlich.

Drainage und Verschluß der Laparotomie.

Komplikationen. Nachblutung.

Operationsinstrumentarium
Grundinstrumentarium zur Laparotomie!

Zusätzlich:
Haken nach Rochard
Rahmen nach Kirschner
Je nach Ausmaß der Verletzung auch alle Instrumente zur Hemihepatektomie.

9 Pankreaschirurgie

Das Pankreas oder die Bauchspeicheldrüse ist eine gemischte Drüse, die einerseits als exokrine Drüse den Pankreassaft produziert und andererseits als endokrine Drüse Insulin, Glukagon, aber auch Gastrin in den sog. Langerhans-Inselzellen produziert. Während diese Hormone direkt in die Blutbahn abgegeben werden, wird der Pankreassaft über einen großen (Wirsung) und einen kleinen Pankreasgang (Santorini) in das Duodenum ausgeschieden. Der Pankreassaft ist reich an Verdauungsenzymen, die normalerweise aber erst im Duodenum aktiv werden. Anatomisch unterscheidet man am Pankreas einen Kopf, der vom Duodenum umfaßt wird, einen Körper und einen nahe an den Milzhilus reichenden Schwanz.

Das Pankreas weist eine reiche Blutversorgung auf, die dementsprechend die Blutungsgefahr bei Pankreaseingriffen erhöht. Im Kopfbereich bilden die A. pancreaticoduodenalis superior (Ast der A. gastroduodenalis, die wiederum aus der A. hepatica communis entspringt) und die A. pancreaticoduodenalis inferior (aus der A. mesenterica superior) mehrere Anastomosen (Abb. 4.4).

Entlang des Pankreasoberrandes verlaufen die Milzgefäße, die auch Äste an den Körper und den Schwanz des Pankreas abgeben.

Wegen der innigen anatomischen Verbindung zum Duodenum und der hier zahlreichen Blutgefäße muß bei einer Pankreaskopfentfernung immer auch das Duodenum mitreseziert werden.

Operationsindikationen

1. Verletzungen
2. Entzündliche Veränderungen: – Pseudozysten wegen ihrem nekrotischen In-

halt oder der mechanischen Kompression der Nachbarorgane.
   – Chronische Pankreatitis mit Verschlußikterus.
   – Akute Pankreatitis.

3. Pankreaskarzinome.

4. Endokrine Pankreastumoren (Insulinome und Gastrinome im Rahmen des Zollinger-Ellison-Syndroms).

5. Pankreasfisteln.

9.1 Pankreasverletzungen

Bei Pankreasquetschungen reicht eine sorgfältige Blutstillung und Drainage des Operationsgebietes.

Wenn es bei einem stumpfen Bauchtrauma zu einer Durchtrennung des Pankreaskörpers kommt, muß ein ungestörter Abfluß des Pankreassaftes erreicht werden. Dies kann z. B. durch Einlegen der beiden Querschenkel einer T-Drainage in den verletzten Pankreasgang und Kapselnähte erreicht werden.

Es kann auch eine Jejunumschlinge mit den beiden Durchtrennungsflächen anastomosiert werden. Diese wird retrokolisch hochgezogen und an ihrem tiefsten Punkt mit einer Braun-Anastomose versehen (analog zu der B-II-Anastomose, s. S. 136).

Komplikationen. Fistelbildung, Pankreatitis.

Operationsinstrumentarium für die Pankreaschirurgie
Grundinstrumentarium zur Laparotomie

Instrumentarium für die Schmutzphase

Zusätzlich:
Hemo-Clip, mittel und groß mit Anlegezange
Haken nach Rochard
Rahmen nach Kirschner
Überlange Instrumente
Silikonzügel
Evtl. Nähapparate
Dilatationsoliven nach Bakes
Nelatonkatheter
Kontrastmittel
1 Einmalspritze, 50 ml
T-Drainagen.

9.2 Pankreaspseudozyste

Eine Pankreaspseudozyste muß entleert werden und – um ein erneutes Füllen zu verhindern – nach außen oder nach innen drainiert werden.

Die *Drainage nach außen* kann über mehrere Silikondrainagen oder durch eine Marsupialisation erreicht werden, d.h. die Vereinigung der Zystenwand mit der vorderen Bauchwand und anschließende Eröffnung der Zyste.

Die *innere Drainage* kann durch eine Anastomose mit dem Magen, Duodenum oder Jejunum erreicht werden. Die technischen Möglichkeiten sind zahlreich. Es ist in jedem Falle wichtig, eine dichte Anastomose zu erreichen und für die Drainage des Operationsgebietes zu sorgen.

Komplikationen. Rezidiv, Fistelbildung.

Operationsinstrumentarium
Wie unter 9.1

9.3 Pankreaskörper- und Pankreasschwanzresektion

Dieser Eingriff ist bei multiplen Zysten, endokrin aktiven Tumoren oder chronisch-entzündlichen Veränderungen, die sich auf diesen Pankreasabschnitt beschränken, angezeigt.

Operationstechnik
Nach Darstellung des Pankreas, wie eingangs beschrieben, werden die Mesenterialgefäße dargestellt und das Pankreas von ihnen stumpf gelöst.

Das Colon transversum wird nun nach oben gehalten und unter Schonung der A. colica media das Mesocolon transversum durchtrennt. Der Unterrand des Pankreaskörpers läßt sich nun freipräparieren.

In Höhe der künftigen Resektionsfläche werden nun die Milzgefäße doppelt ligiert und durchtrennt.

Das Pankreas wird von dorsal freipräpariert und zwischen Klemmen oder Ligaturen durchtrennt.

Exstirpation des Pankreaskörpers und -schwanzes.

Der Wirsung-Gang wird an der Resektionsfläche isoliert und ligiert. Die Resektionsfläche selbst wird durch fortlaufende Naht der vorderen und hinteren Kapsel verschlossen.

Drainage.

Verschluß der Laparotomie.

Operationsinstrumentarium
Wie unter 9.1 beschrieben.

9.4 Pankreatoduodenektomie nach Whipple

Dieser Eingriff ist sehr ausgedehnt und hat dementsprechend auch ein höheres Operationsrisiko. Er umfaßt die Resektion des Pankreaskopfes, des Duodenums, der distalen ⅔ des Magens, des Ductus choledochus bis zur Zystikuseinmündung und meistens auch der Gallenblase. Es wurden zahlreiche Operationstechniken beschrieben. Diese unterscheiden sich teilweise im Ausmaß der Resektion, aber insbesondere in der Art der Anastomosierung von Magen, Jejunum, Choledochus und Pankreas. Bei der malignen Erkrankung besteht die Tendenz zu einer totalen Pankreatektomie, da eine sichere Grenze zwischen benignen und malignen Veränderungen nicht zu erkennen ist und außerdem die retrograde Ausbreitung von Tumorzellen im Pankreasgang nachgewiesen ist. Eine Verbesserung der Prognose konnte dadurch jedoch nicht erreicht werden.

Operationsindikation. Die Indikation zu einer Duodenopankreatektomie nach Whipple besteht insbesondere beim Karzinom der Papilla Vateri sowie bei chronisch-pankreatitischen Veränderungen des Pankreaskopfes, die zu einem Verschlußikterus geführt haben und außerdem mit rezidivierenden Schüben der Pankreatitis einhergehen. Beim Pankreaskopfkarzinom dagegen sollte die radikalere totale Pankreatektomie vorgezogen werden.

Zugang. Querer Oberbauchschnitt.

Operationstechnik

Durchtrennung des Lig. gastrocolicum.

Mobilisation des Duodenums nach Kocher.

Durchtrennung des Lig. gastrohepaticum unter sorgfältiger Darstellung des Choledochus, V. portae und der A. hepatica. Hier muß die A. gastrica dextra unterbunden werden.

Die Mesenterialgefäße werden stumpf vom Duodenum und Pankreas abgelöst. Wenn dies wegen Tumorinfiltration nicht möglich ist, kann die Resektion nicht durchgeführt werden.

Besteht eine operable Situation, wird der distale Magen wie bei der B-II-Resektion skelettiert und zwischen 2 weichen Darmklemmen mit dem Nähapparat durchtrennt.

Die Abgangsstelle der A. gastroduodenalis aus der A. hepatica wird übersichtlich dargestellt und erst dann zwischen 2 Ligaturen durchtrennt.

Dies ist von großer Bedeutung, da eine fälschliche Durchtrennung der A. hepatica propria in 75% der Fälle zu schweren Durchblutungsstörungen der Leber führt.

Durchtrennung des Duodenums zwischen weichen Darmklemmen rechts oder links der Mesenterialgefäße. Die unteren Pankreatikoduodenalgefäße, die hier aus der Mesenterialarterie entspringen, werden ligiert.

Bei Mitentfernung der Gallenblase (nicht bei der ursprünglich von Whipple angegebenen Technik) wird diese, wie bei der Cholezystektomie beschrieben, aus ihrem Bett gelöst und der Choledochus an der Zystikuseinmündungsstelle durchtrennt.

Der Pankreaskörper wird nun zwischen 2 Ligaturen durchtrennt und das Präparat entfernt.

Wenn nicht eine ⅔-Resektion des Magens durchgeführt wurde, muß eine Vagotomie durchgeführt werden, um die Entstehung eines Anastomosenulkus zu vermeiden.

Bei der totalen Pankreatektomie werden die Milzgefäße, die am Oberrand des Pankreas verlaufen, durchtrennt und die Milz mitentfernt.

Nun müssen Magen, Choledochus und Pankreasrest mit einer oder 2 hochgezogenen Jejunumschlingen anastomosiert werden. Die Duodenumdurchtrennungsstelle wird blind verschlossen. Es wurden zahlreiche Methoden der Anastomosierung beschrieben. Am häufigsten wird eine Roux Schlinge mit endständiger Teleskopanastomose mit dem Pankreasrest verwendet. Der Pankreasrest kann auch nach Ligatur des Ductus Wirsungianus an der Resektionsstelle blind verschlossen werden. Dabei wird aber die exokrine Pankreasfunktion ausgeschaltet. Dies kann aber durch die Gabe entsprechender Enzympräparate ausgeglichen werden. Bei der totalen Pankreatektomie ist darüber hinaus auf das Auftreten eines Diabetes mellitus zu achten und dieser durch Insulinzufuhr zu behandeln (Abb. 9.1).

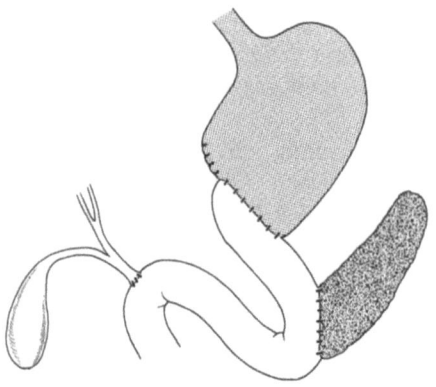

Abb. 9.1. Schematische Darstellung der Anastomosen zwischen Magenrest, Pankreasrest, Ductus choledochus und dem Jejunum nach Duodeno-pankreatikozephalektomie

Komplikationen der resezierenden Pankreasoperationen. Blutung, Ikterus, Galle- und Pankreasfisteln, Peritonitis, Bridenileus.

Komplikationen der totalen Pankreatektomie. Insuffizienz der Anastomose, Fistel, Nachblutung, Ikterus, Diabetes mellitus u. a.

Operationsinstrumentarium
Grundinstrumentarium zur Laparotomie!

Instrumentarium für die Schmutzphase!

Zusätzlich:
2 Gallenblasenfaßzangen
Silikonzügel
Nähapparate
Hemo-Clip, mittel und groß mit Anlegezange
Rahmen nach Kirschner
Haken nach Rochard
Atraumatische Bulldoggklemme (für den Choledochus).

9.5 Akute Pankreatitis

Operationsindikation. Bei schwerem Verlauf mit Komplikationen.

Zugang. Drüner-Schnitt oder mediane Laparotomie.

Das Therapiekonzept der akuten Pankreatitis ist uneinheitlich. Wir vertreten die Ansicht, daß eine möglichst frühe Operation angezeigt ist, um einen möglichst großen Teil der Toxine zu entfernen.

Operationstechnik
Bei Verschlechterung des Allgemeinzustandes wird immer eine Laparotomie mit ausgiebiger Drainage des Retroperitoneums sowie des Peritonealraumes durchgeführt. Intraoperativ wird das Abdomen reichlich gespült. Auch eine weitere postoperative Spülung über diese Drainagen kann durchgeführt werden.
Falls sich Pankreasnekrosen auffinden lassen und sich ohne Blutungsgefahr entfernen lassen, müssen diese entfernt werden.
Außerdem legen wir ein Ileostoma an, um die Resorption der Toxine aus dem Kolon zu verhindern.
Das operationstechnische Vorgehen ist für den Einzelfall nicht standardisierbar (s. auch S. 178, Ileostomie).

Komplikationen. Abszesse, Pseudozysten, Fisteln, Peritonitis, Diabetes mellitus.

Operationsinstrumentarium
Grundinstrumente zur Laparotomie

Zusätzlich:
Silikondrainagen
Haken nach Rochard
Rahmen nach Kirschner.

9.6 Chronische Pankreatitis

Operationsindikation
Bei häufig rezidivierenden Beschwerden und Pankreatitisschüben ist eine operative Therapie erforderlich.

Zugang. Wie oben.

Operationstechnik

1. Falls eine Pankreasinduration mit Erweiterung des Pankreasganges, aber ohne Ikterus besteht, ist das Operationsverfahren der Wahl die *Pankreatikojejunostomie.*

Eine Jejunumschlinge oder eine Roux-Schlinge wird retrokolisch zu der Pankreasvorderfläche geführt.

Die Bursa omentalis wird durch das Lig. gastrocolicum eröffnet. Das Pankreas wird auf seiner Vorderseite in der Länge des erweiterten Pankreasganges inzidiert und mit der Jejunumschlinge auf ganzer Länge Seit-zu-Seit anastomosiert (Abb.9.2). Die Anastomose wird zweischichtig durchgeführt. Die äußere Nahtreihe wird dabei zwischen Seromuskularis des Jejunums und Pankreaskapsel und die innere zwischen Darmschleimhaut und Pankreasgang gelegt.

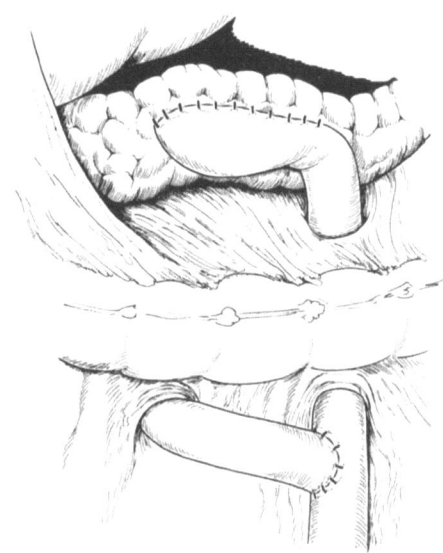

Abb.9.2. Pankreatikojejunostomie bei chronischer Pankreatitis. Seit-zu-Seit-Anastomose zwischen dem gespaltenem Pankreasgang und einer Roux-Jejunumschlinge

2. Falls zusätzlich eine Choledochuseinengung vorhanden ist, kann zusätzlich zu dem obigen Vorgehen eine Hepatikojejunostomie durchgeführt werden.

Eine zweite Möglichkeit ist die resezierende Operation des Pankreaskopfes im Sinne einer Whipple-Operation.

3. Falls die benigne Natur der Pankreasveränderung nicht gesichert ist, sollte eine Pankreatektomie durchgeführt werden.

9.7 Pankreasfisteln

Falls eine konservative Behandlung durch Nahrungskarenz und Somatostatininfusion nicht zum Erfolg führt, ist ein operatives Vorgehen erforderlich.

Der Eingriff besteht in Darstellung und Abtragung der Fisteln. Da eine Naht der Ursprungsstelle am Pankreas sicher zu einem Rezidiv führen würde, wird auf diese Stelle eine Jejunumschlinge oder eine Jejunumschlinge die nach Roux ausgeschaltet ist, aufgenäht (Abb.9.3).

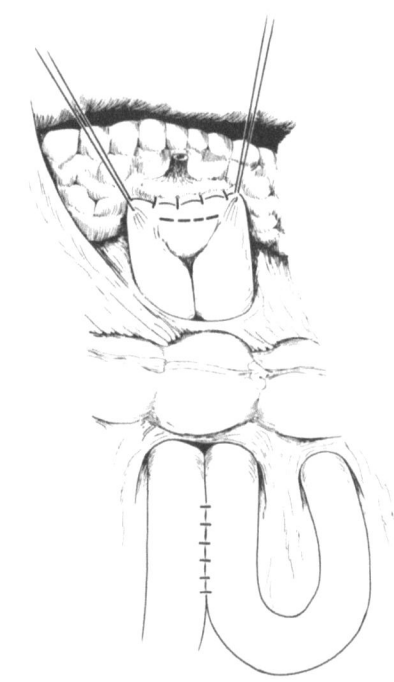

Abb.9.3. Pankreatikojejunostomie bei einer Pankreasfistel. Die Fistel ist abgetragen und die hintere Nahtreihe zwischen Jejunum und Pankreas gelegt

Komplikationen. Rezidiv der Fistel, Briden-ileus.

Operationsinstrumentarium
Siehe Instrumentarium für die Pankreaschirurgie (S. 170).

9.8 Endokrine Pankreastumoren

Die häufigsten Pankreastumoren, die von endokrinen Zellen ausgehen, sind Insulinome. Von praktisch großer Bedeutung sind auch die gastrinproduzierenden Tumoren, die für das Zollinger-Ellison-Syndrom verantwortlich sind (hohe Magensäureproduktion, Ulcera duodeni, nicht insulinproduzierender Pankreastumor).

Die operative Behandlung stellt im Idealfall die Tumorenukleation dar. Dies ist jedoch nur bei einer Tumorlokalisation auf der Pankreasvorderfläche möglich. Auch eine Pankreasteilresektion kommt in Betracht. Dagegen stellt die totale Pankreatektomie meist ein zu hohes Operationsrisiko dar.

Beim Zollinger-Ellison-Syndrom kann auch die Gastrektomie erforderlich sein. Bei diesen Wahleingriffen beträgt die Operationsmortalität unter 2%.

Komplikationen. Persistenz der Symptome bei multipler Lokalisation, Fisteln.

Operationsinstrumentatium
Siehe Instrumentarium für die Pankreaschirurgie (S. 170).

10 Dünndarmchirurgie

Darunter versteht man im chirurgischen Sinne nicht Operationen am Duodenum, sondern nur am Jejunum und am Ileum.

10.1 Anatomische Grundlagen

Das Jejunum und das Ileum liegen intraperitoneal und sind an die hintere Bauchwand mit einem mobilen Mesenterium fixiert. Das Jejunum setzt sich nach proximal in das Duodenum fort. An dieser Stelle bildet es einen scharfen Bogen, die Flexura duodenojejunalis. Das Ileum stellt den distalen Dünndarmanteil dar. Es unterscheidet sich nur feingeweblich vom Jejunum und mündet in das Kolon an der Grenze zwischen Zäkum und Colon ascendens. An dieser Stelle befindet sich die Bauhin-Ileozäkalklappe. Diese reguliert den Übertritt von Dünndarminhalt in den Dickdarm.

Im Mesenterium verlaufen die obere Mesenterialarterie und -vene. Sie versorgen den gesamten Dünndarm sowie das Kolon bis zum Colon transversum. Entlang der Gefäße befinden sich zahlreiche Lymphgefäße und Lymphknoten.

10.2 Meckel-Divertikel

Bei 2% aller Menschen schließt sich der Ductus omphaloentericus nicht oder nur zum Teil. Im letzteren Fall entsteht etwa 60 cm von der Ileozäkalklappe eine Ausstülpung, die als Meckel-Divertikel bezeichnet wird. Dieses wird nur bemerkbar durch seine Komplikationen:

durch Entzündung und bei Vorhandensein von distoper Magenschleimhaut durch Ulkusblutung oder Perforation.

Zugang. Mediane Unterbauchlaparotomie. Da die Diagnose aber fast nie präoperativ feststeht, wird meist der Pararektalzugang, wie bei der Appendektomie, verwendet.

Operationstechnik

Die Ileozäkalregion wird dargestellt und das Ileum schrittweise hervorluxiert.

Falls ein Mesenteriolum vorhanden ist, wird dieses mit dem Dechamps und Rinne oder Overholt-Klemmen unterfahren und zwischen Ligaturen durchtrennt (Abb. 10.1 a).

Bei schmaler Divertikelbasis wird diese ligiert und nach Setzen einer Klemme das Divertikel abgetragen. Eine Tabaksbeutelnaht, um die Ligatur gelegt, verhindert das Auftreten einer Insuffizienz (Abb. 10.1 b).

Bei einer breiten Basis würde dieses Vorgehen eine Stenose hervorrufen. Das Divertikel wird deshalb an seiner Basis in Längsrichtung abgetragen und die Abtragungsstelle wird quer, zweischichtig oder mit einer Allschichtnaht einreihig verschlossen.

Komplikationen. Brideileus, Stenose, Nahtinsuffizienz.

Operationsinstrumentarium

Grundtisch I

Zusätzlich:
Magen-Galle-Sieb
Instrumentarium für die Schmutzphase!
2 weiche Darmklemmen nach Doyen.

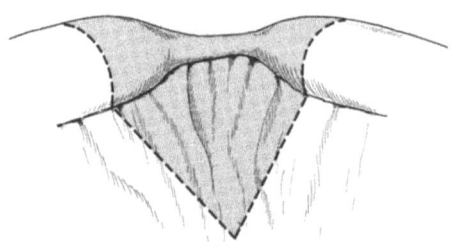

Abb. 10.2. Segmentale Resektion einer Dünndarm-
stenose

10.3 Dünndarmresektion

Operationsindikation. Die Resektion eines
Dünndarmabschnitts kann aus verschiedener Ursache notwendig sein:
Mesenterialarterienembolie, Mesenterial-
venenthrombose, Volvulus oder Inkarzera-
tion des Darmes, die alle zu Durchblutungsstörungen führen, oder aber bei den
seltenen Tumoren oder Atresien des Dünn-
darms sowie bei entzündlichen Erkrankungen, wie M. Crohn und Tuberkulose.

Zugang. Mediane Unterbauchlaparotomie.

Operationstechnik
An den vorgesehenen Resektionsgren-
zen wird das Mesenterium mit je einer
Overholt-Klemme durchstoßen und der
Dünndarm mit einem Gummizügel angeschlungen.
Das Mesenterium wird nun zwischen
diesen beiden Punkten bogen- oder keilförmig zwischen Ligaturen durchtrennt
(Abb. 10.2).
Bei der End-zu-End-Anastomose werden nun beide Resektionsstellen zwischen 2 Darmklemmen durchtrennt. Die
Anastomose wird einschichtig mit einer
Allschichtnaht oder zweischichtig mit einer Lembert-Albert-Naht durchgeführt.
Bei der Seit-zu-Seit-Anastomose werden
das proximale und das distale Stumpf-
ende analog zu dem Duodenalstumpfverschluß verschlossen. Die beiden
Schlingen werden längs mit einer Darm-

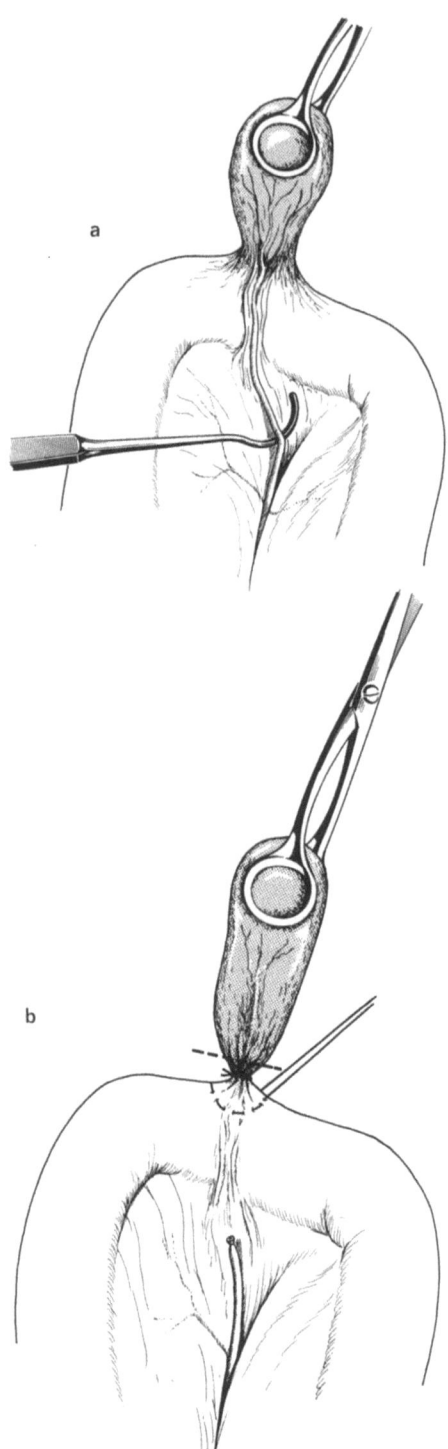

Abb. 10.1. a Unterbindung der Gefäßzufuhr eines
Meckel-Divertikels. **b** Abtragung des Divertikels
nach Anlegen einer Tabaksbeutelnaht und Ligatur
der Divertikelbasis

klemme gefaßt und isoperistaltisch aneinandergelegt. Hintere, seromuskuläre
Einzelknopfnahtreihe, Eröffnung der
Darmschlingen auf gewünschter Länge
mit Messer und gerader Schere, fortlaufende Schleimhautnaht der Hinter- und
der Vorderwand, seromuskuläre Vorderwandnaht. Fixation der beiden Stumpf-
enden an die jeweils andere Schlinge.
Verschluß des Mesenteriumschlitzes, um
das Einklemmen einer anderen Darmschlinge im Sinne einer inneren Hernie
zu verhindern.

Komplikationen. Bridenileus, Peritonitis,
Darmgangrän bei Verletzung der A. mesenterica superior.

Operationsinstrumentarium
Grundinstrumentarium zur Laparotomie!

Instrumentarium für die Schmutzphase!

Zusätzlich:
Rahmen nach Kirschner
Silikonzügel
2 weiche Darmklemmen nach Doyen
2 Abwurfklemmen.

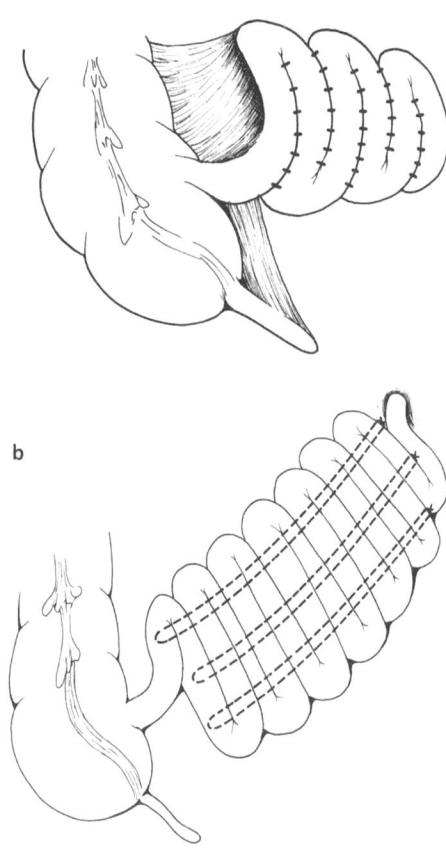

Abb. 10.3a, b. Plikatur des Dünndarmes nach Bri-
denlösung. **a** Operation nach Nobel, **b** Operation
nach Childs

10.4 Bridenileus

Operationsindikation. Der Darmverschluß,
der infolge von Verwachsungen des Peritoneums auftritt, wird als Bridenileus bezeichnet. Jeder manifeste Ileus stellt eine
sofortige Operationsindikation dar.

Zugang. Da die genaue Lokalisation der
Bride vor der Operation nicht bekannt ist,
wird eine mediane Laparotomie mit Umschneidung des Nabels bevorzugt. Dieser
Schnitt kann je nach Bedarf nach unten
oder nach oben verlängert werden.

Operationstechnik
Das Vorgehen hängt von der Situation im
Einzelfall ab. Bei einzelnen Verwachsungs-

strängen und bei Fehlen von Durchblutungsstörungen des Darmes reicht eine
Durchtrennung der Bride aus. Bei Inkarze-
ration (bei innerer oder äußerer Hernie)
oder Volvulus müssen diese gelöst werden.
Wenn der Darm durch eine zu lange Stran-
gulation geschädigt ist, muß der entsprechende Abschnitt nach der oben beschriebenen Technik reseziert werden. (Eine evtl.
vorhandene Bruchpforte wird verschlossen
– s. Hernienchirurgie, S. 106.)
Wenn zahlreiche Verwachsungen des gesamten Dünndarmes bestehen, reicht die
scharfe (weniger traumatische) Lösung der
Verwachsungen nicht aus, sondern es wird
eine sog. *Plikationsoperation* durchgeführt.
Dies wird dadurch erreicht, daß die Darm-

schlingen mit Nähten so aneinander fixiert werden, daß ein Abknicken nicht mehr möglich ist. Die letzten und die ersten 10 cm bleiben dabei frei. Wichtig ist auch, daß die letzte Schlinge nach oben gerichtet ist und der freie Abschnitt vor der Ileozäkalklappe an das Colon ascendens geheftet wird, um ein Abknicken im Ileozäkalbereich zu verhindern.

Bei der Operationstechnik nach *Nobel* wird die Schlingenplikatur durch Einzelknopfnähte erreicht. Auch die Mesenteriumfalten werden mit Einzelknopfnähten aneinandergenäht (Abb. 10.3 a).

Bei der Operation nach *Childs* wird die Plikatur nur durch durchgreifende Nähte der Mesenteriumfalten erreicht (Abb. 10.3 b).

Operationsinstrumentarium
Grundinstrumentarium zur Laparotomie!

Instrumentarium für die Schmutzphase

Zusätzlich:
Rahmen nach Kirschner.

10.5 Jejunumfistel

Operationsindikation. Wenn bei malignen Magen- oder Össophaguserkrankungen eine orale Nahrungszufuhr nicht mehr möglich ist oder wenn z.B. wegen Bewußtlosigkeit eine längere künstliche Ernährung erforderlich ist, kann anstelle einer Magenfistel eine Jejunumfistel angelegt werden. Im Falle des inoperablen Antrumkarzinoms besteht zu der Jejunumfistel keine Alternative.

Zugang. Mediane Laparotomie.

Operationstechnik
Diese gleicht weitgehend der Kader-Fisteloperation. Es wird die oberste Jejunumschlinge verwendet.
Nach Anlagen einer Tabaksbeutelnaht wird ein Pezzer-Katheter (20 ch.) in das Je-

junum eingeführt. Die Eintrittstelle wird durch eine zweite Tabaksbeutelnaht gesichert. Die Drainage wird seitlich der Laparotomie ausgeleitet.
Zwischen dem parietalen Peritoneum, an der Ausleitungsstelle und der Darmeintrittstelle werden einige Dexonnähte gelegt. Es wird dadurch ein serosierter Kanal erreicht und somit eine Bauchhöhlenverunreinigung mit Darminhalt vermieden.
Verschluß der Laparotomie.

Komplikationen. Bridenbildung.

Operationsinstrumentarium
Siehe Kader-Fistel des Magens (7.4.2.2).

10.6 Ileostomie

Je nach Indikation kann eine endständige oder eine doppelläufige Ileostomie durchgeführt werden. Eine endständige Ileostomie ist nach einer Proktokolektomie erforderlich. Dagegen wird ein doppelläufiges Ileostoma bei einem chronischen Ileus, z.B. bei einer schweren Pankreatitis, zur Entlastung des Darmes angelegt.

Zugang. Pararektal rechts, mediane oder bei der Proktokolektomie auch links pararektale Laparotomie.

Operationstechnik
Bei dem dauernden oder *langzeitigen doppelläufigen Ileostoma* wird die letzte Dünndarmschlinge etwa 20 cm vor der Ileozäkalklappe gefaßt und hervorluxiert. Durchtrennung des Ileums an dieser Stelle.
Der orale Schenkel wird rechts der Laparotomie durch eine gesonderte Inzision ausgeleitet. Um eine Kompression zu vermeiden, wird meist ein rundes 3 cm großes Hautstück ausgeschnitten (Abb. 10.4 a).
Von innen kann das Ileum an die Bauchwand fixiert werden. Der Mesenteriumrand wird an die laterale Bauchwand fi-

xiert, um ein Vorfallen von Dünndarm-schlingen durch diesen Spalt zu verhindern.

Außen wird nun die Ileumschleimhaut mit der äußeren Haut vernäht. Um ein Abknicken zu verhindern, können die letzten Dünndarmschlingen entsprechend der Nobel-Operation durch Plikaturen fixiert werden.

Ganz analog ist das Vorgehen beim *endständigen Ileostoma*.

Beim *doppelläufigen Ileostoma* wird nun die abführende Schlinge im unteren Teil der Laparotomie eingenäht und die Laparotomie verschlossen.

Falls ein *doppelläufiges Ileostoma* nur *temporär* angelegt wird, wird die Jejunumschlinge nicht durchtrennt. Die letzte Ileumschlinge wird hervorluxiert und über einem Reiter (Stab) vor der Bauchwand fixiert. Das Ileostoma wird in seinem abführenden Teil eröffnet und die evertierte Schleimhaut mit der Haut mit mehreren Einzelknopfnähten vereinigt (Abb. 10.4b).

Komplikationen. Bridenbildung.

Operationsinstrumentarium
Grundinstrumentarium zur Laparotomie!

Instrumentarium für die Schmutzphase!

Zusätzlich:
Rahmen nach Kirschner
Silikonzügel
Instrumentarium zum Anlegen des Ileostoma:
2 Vierzinker, scharf
2 Haken nach Roux, Nr. I
2 Paar Haken nach Langenbeck
1 Anus-praeter-Stab.

10.7 Invagination

Die Invagination kommt durch das Einstülpen eines proximalen Darmabschnittes in den darauffolgenden Darm zustande.

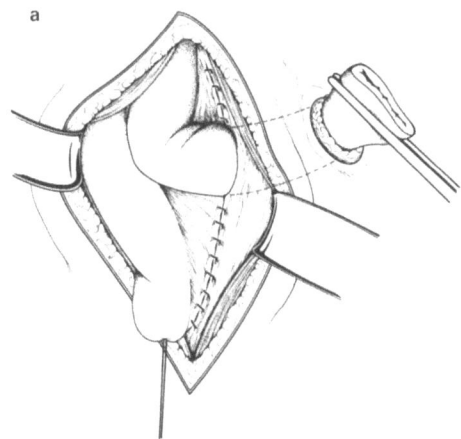

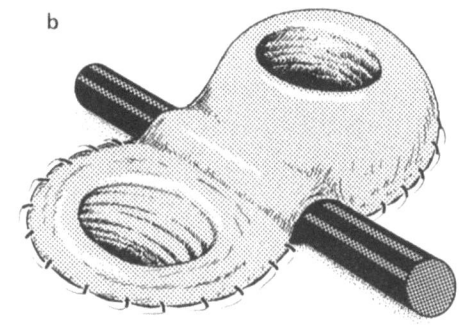

Abb. 10.4a, b. Doppelläufiges Ileostoma. **a** Langzeitileostoma mit Durchtrennung des Lumens. Die zuführende Schlinge ist durch die Bauchdecke ausgeleitet. Die abführende Schlinge wird im unteren Teil der Laparotomie ausgeleitet. **b** Doppelläufiges Ileostoma

Die häufigste Lokalisation ist dabei die Ileozäkalregion. Auch andere Darmabschnitte können jedoch eine Invagination aufweisen. Auslösend sind dabei Polypen oder Tumoren, die durch die Peristaltik nach aboral gezogen werden und dabei zur Einstülpung der gesamten Darmwand führen. Die Invagination führt zu einem typischen Verschlußileus und bei längerer Dauer auch zur Nekrose des eingestülpten Darmes. Es besteht meistens eine dringende Operationsindikation. Gelegentlich gelingt es, mittels diagnostischem Kontrastmitteleinlauf, die Invagination zurückzuschieben. Dies darf aber nicht erzwungen werden.

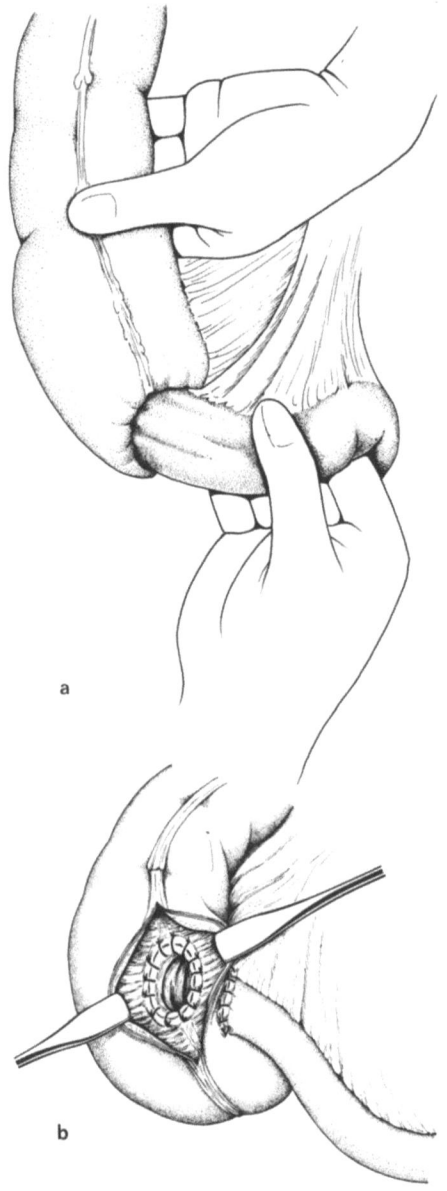

Abb. 10.5a, b. Ileozäkale Invagination. **a** Versuch der Desobliteration durch retrogrades Ausdrücken des Colon ascendens, **b** Resektion der invaginierten Dünndarmschlinge und Reanastomosierung in Höhe der Ileozäkalklappe

Zugang. Mediane oder rechts pararektale Unterbauchlaparotomie.

Operationstechnik

Zunächst wird die Desinvagination durch melkende Bewegungen und durch sanften Zug am Ileum versucht (Abb. 10.5a).

Falls der Darm nicht durchblutungsgestört ist, wird das distale Ileum mit einigen Nähten an das Colon ascendens fixiert. Dadurch wird ein Rezidiv vermieden.

Wenn der Darm nicht desinvaginiert werden kann oder dieser durchblutungsgestört ist, muß dieser Abschnitt reseziert werden. Nach *Jesset* wird dazu das Colon ascendens längs eröffnet und nach Anlegen einer ersten Nahtreihe der eingestülpte Darm reseziert. Eine zweite Nahtreihe der Schleimhaut sowie der Kolonverschluß vervollständigen den Eingriff (Abb. 10.5b). Die Anastomose wird durch das Einlegen einer Drainage entlastet. Diese wird analog einer Kaderoder Witzel-Fistel ausgeleitet (s. Jejunumfistel, 10.5).

Komplikationen. Darmgangrän mit Peritonitis. Rezidiv.

Operationsinstrumentarium
Grundinstrumentarium zur Laparotomie!

Instrumentarium für die Schmutzphase!

Zusätzlich:
Rahmen nach Kirschner
Silikonzügel.

10.8 Dünndarmtumoren

Die Dünndarmtumoren sind insgesamt selten. Sie können gutartig sein (Lipom, Leiomyom, Polyp) oder bösartig (Karzinom, Sarkom und Lymphom). Die gutartigen Tumoren werden lokal exzidiert, die malignen Tumoren durch eine ausgedehnte Segmentresektion mit Lymphknotenausräumung behandelt. Falls schon eine ausgedehnte Metastasierung eingetreten und ein Darmverschluß aufgetreten ist, wird eine palliative Umgehungsanastomose, z. B. im Sinne einer Ileotransversostomie (s. S. 187), durchgeführt.

Operationsinstrumentarium
Grundinstrumentarium zur Laparotomie

Instrumentarium für die Schmutzphase

Zusätzlich:
Rahmen nach Kirschner
Silikonzügel
2 weiche Darmklemmen nach Doyen
2 Abwurfklemmen.

11 Dickdarmchirurgie

11.1 Anatomische Grundlagen

Der Dickdarm unterscheidet sich vom Dünndarm sowohl durch den Wandaufbau, seine Funktion, als auch durch seine Lage in bezug zum Peritoneum. Topographisch, und im Falle der Appendix und des Rektums auch funktionell, unterscheidet man von rechts unten beginnend folgende Abschnitte:

Die Appendix entspricht einem rudimentären Dickdarmabschnitt.

Das Zäkum reicht bis zur Ileozäkalklappe.

Das Colon ascendens reicht bis zur rechten Flexur an der Unterseite der Leber. Es liegt retroperitoneal, im Gegensatz zu den beiden vorherigen Abschnitten.

Das Colon transversum ist intraperitoneal und an der dorsalen Bauchwand mittels eines Mesokolon fixiert. Dieses grenzt Ober- von Mittelbauch ab. Das Colon transversum setzt sich an der linken oder Milzflexur in das Colon descendens fort.

Das Colon descendens ist wieder retroperitoneal.

Das Sigma befindet sich im linken Unterbauch und liegt wie das Colon transversum intraperitoneal. Es hat dementsprechend ein Mesosigma.

Das Rektum (Enddarm) liegt hinter der Blase, resp. bei der Frau hinter der Gebärmutter. Es weist einen weiten ampullären Teil und einen engen Analkanal auf. Dieser durchzieht den Beckenboden und mündet mit dem Anus nach außen.

Die Blutversorgung erfolgt für die rechte Kolonhälfte über die A. mesenterica superior und für die linke Kolonhälfte über die A. mesenterica inferior. Das Rektum wird auch noch durch Äste aus der A. iliaca interna und der A. pudenda (Schamarterie) versorgt.

11.2 Appendizitis

Operationsindikation. Die Appendizitis ist die häufigste akut entzündliche chirurgische Erkrankung überhaupt. Sie entsteht z. B. durch Stauung von Darminhalt, der sich zu Kotsteinen umwandelt. Eine einmal in Gang gekommene Entzündung kann zwar abheilen, sie führt aber in vielen Fällen zu einem stetigen Fortschreiten der Entzündung mit Nekrose der Darmwand (Gangrän) und zur Perforation mit Ausbildung einer Peritonitis. Deshalb inpliziert die Appendizitis, einmal festgestellt, eine sofortige Operationsindikation.

Die Diagnose wird in erster Linie anhand der klinischen Befunde gestellt. Die Leukozytenerhöhung sowie die Erhöhung der rektalen Temperatur sind jedoch ebenfalls wichtige Merkmale.

Zugang. Bei sicher auf den rechten Unterbauch beschränktem Befund kann der Wechselschnitt nach McBurney verwendet werden. Ist dies nicht der Fall, sollte der Pararektalschnitt rechts zur Anwendung kommen.

Operationstechnik

Pararektalschnitt rechts von etwa 8 cm Länge mit schichtweiser Durchtrennung der Bauchdecken (s. S. 121).

Die Wunde wird nach Umlegung mit

2 Bauchtüchern mit 2 Roux-Haken aufgehalten.

Von lateral läßt sich das Zäkum leicht
auffinden und mit einer breiten anatomischen Pinzette vor die Bauchdecke luxieren. Unterhalb der Ileozäkalklappe medial befindet sich die Einmündungsstelle
der Appendix. Diese Stelle findet man
auch, wenn man die freie Taenie des Kolons nach unten verfolgt. Die Appendix
verläuft dabei meist frei nach medial unten, jedoch auch ein Verlauf nach oben,
lateral oder in das kleine Becken sind
möglich.

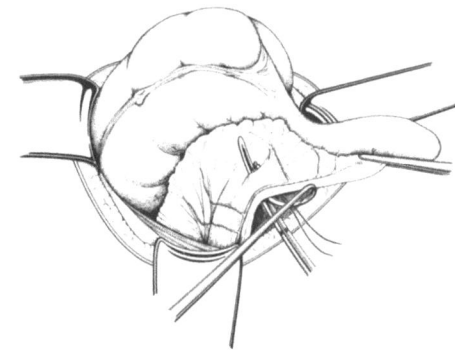

Abb. 11.1. Appendektomie. Die Appendix ist
hochgezogen. Die Mesenterialgefäße werden mit
Hilfe einer Dechamps-Nadel ligiert

Die Appendix wird an ihrem Mesenteriolum mit einer Klemmen gefaßt.

Das Mesenteriolum mit der A. appendi-
cularis wird zwischen Ligaturen durchtrennt (Abb. 11.1).

Um die Appendixeinmündungsstelle
wird eine Tabakbeutelnaht gelegt.

Die Basis der Appendix wird mit einer
Klemme gequetscht. Die Klemme wird
in ½ cm Entfernung von der Quetschstelle erneut gesetzt.

Ligatur der Appendix in Höhe der
Quetschstelle mit einem Dexon-2-0-
Faden (Abb. 11.2).

Durchtrennung der Appendix direkt
unterhalb der Klemme. Ein Stieltupfer
wird dabei als Widerlager verwendet.
Der Stumpf wird mit einer anatomischen Pinzette gefaßt und eingestülpt.

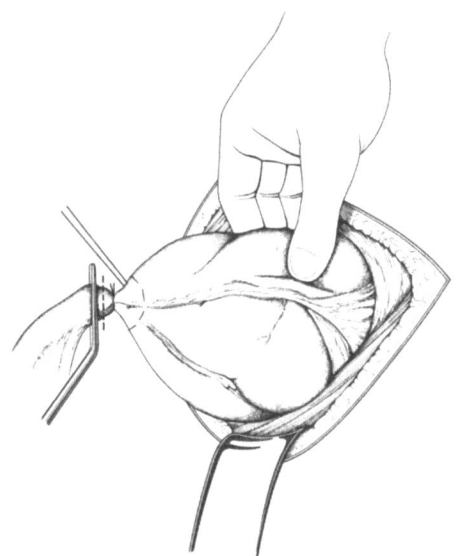

Abb. 11.2. Appendektomie. Abtragung der Appendix nach Tabaksbeutelnaht und Ligatur der Appen-
dixbasis

Knüpfen der Tabaksbeutelnaht unter
langsamem Rückzug der Pinzette. Pinzette, Stieltupfer und Messer werden ver-
worfen (Abb. 11.3).

Die Abtragungsstelle kann durch eine
zweite Tabaksbeutelnaht oder Z-Naht
gesichert werden.

Es sollte, insbesondere wenn die Appendix keine wesentliche Entzündungszeichen zeigte, nach einem Meckel-Divertikel gefahndet werden. Dazu wird der
Dünndarm auf etwa 1 m Länge hervorgezogen. Dies wird durch feuchte Mullplatten oder feuchte Stieltupfer erleichtert.

Auch das kleine Becken, insbesondere
die Adnexen, lassen sich von diesem Zu-

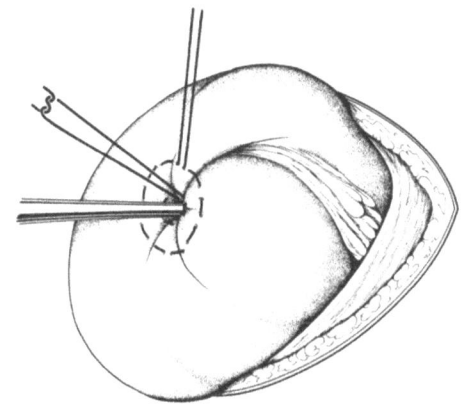

Abb. 11.3. Appendektomie. Versenkung des Appendixstumpfes

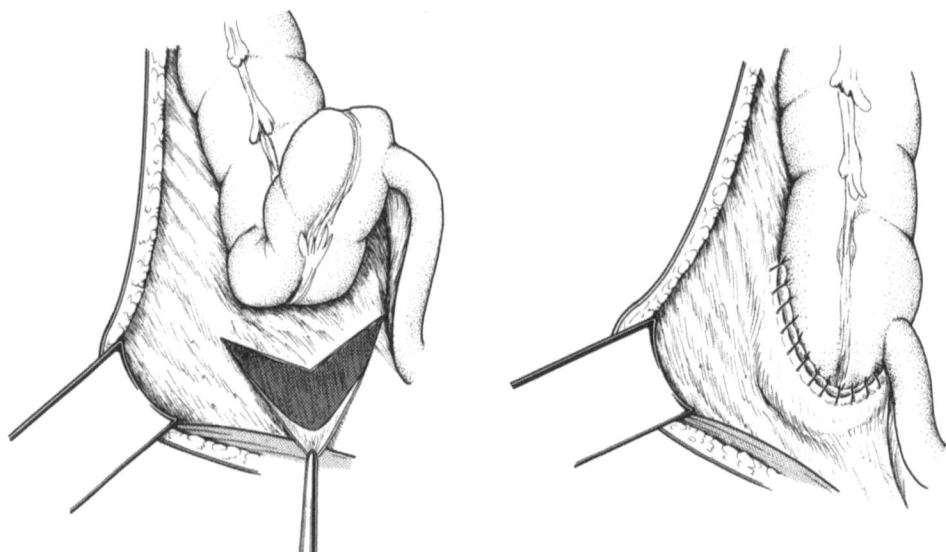

Abb. 11.4. Versenkung und Fixation eines mobilen Zäkums

gang aus ebenfalls gut beurteilen (Ovarialzyste, Adnexitis, Extrauteringravidität, stielgedrehte Myome, die ähnliche Beschwerden wie die Appendizitis hervorrufen können).

Falls eine perforierte Appendizitis mit diffuser Peritonitis vorlag, wird das Abdomen mit reichlich warmer Kochsalzlösung gespült. In die Nähe der Appendixabtragungsstelle und in den Douglasraum wird je eine Silikondrainage eingelegt.

Schichtweiser Bauchdeckenverschluß.

Bei einem perityphlitischen Abszeß wird dieser ausgeräumt und drainiert. Eine Appendixabtragung ist in diesem Zustand meist nicht möglich.

Komplikationen. Peritonitis bei Nahtinsuffizienz, Bauchdecken- oder intraperitonealer Abszeß.

Operationsinstrumentarium

Grundtisch I

Zusätzlich:
1 Klemme nach Kocher, gerade
1 Klemme nach Pean, gerade oder 1 Appendixquetsche

1 Führungshohlsonde nach Brunner, klein mit Unterbindungsnadel nach Dechamps
2 anatomische Pinzetten, kurz.

11.3 Zäkum mobile

Operationsindikation. Ein abnorm mobiles Zäkum kann einen Krankheitswert haben, z. B. bei der Entstehung von Invaginationen. Hinter einem mobilen Zäkum kann es auch zu einer inneren Hernie kommen. Ein Zäkum mobile wird deshalb auch erst intraoperativ als Krankheitsursache erkannt.

Zugang. Richtet sich nach dem Erkrankungsbild und ist meist eine mediane oder pararektale rechtsseitige Laparotomie.

Operationstechnik
Die Fixation kann an der seitlichen Bauchwand mit mehreren Einzelknopfnähten erfolgen, oder nach Inzision des parietalen Peritoneums, hinter dem Zäkum, wird das Zäkum nach retroperitoneal verlagert. Einzelknopfnähte 3-0-

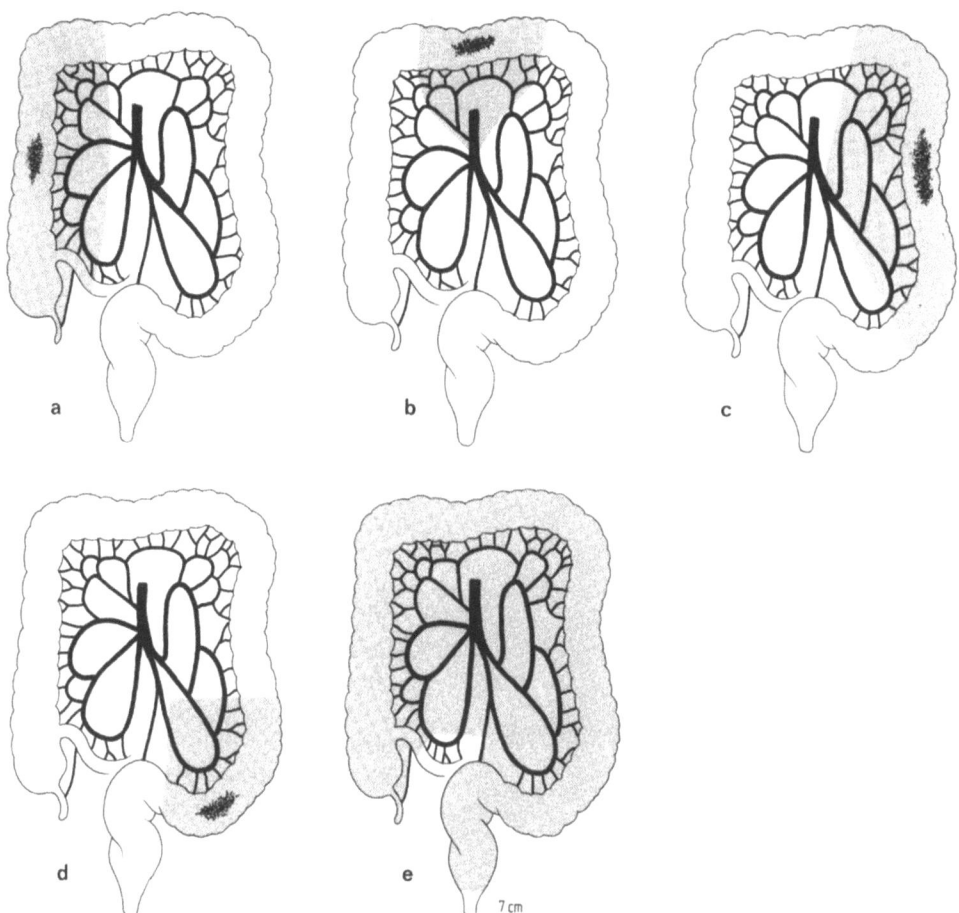

Abb. 11.5 a–e. Schematische Darstellung von Dick-
darmresektionen. **a** Hemikolektomie rechts, **b** Resektion des Colon transversum, **c** Hemikolektomie
links, **d** Sigmaresektion, **e** subtotale Kolektomie

Dexon zwischen der Peritoneuminzision
und der Zäkumvorderwand fixieren diesen Zustand (Abb. 11.4).

Operationsinstrumentarium
Grundinstrumentarium zur Laparotomie

Zusätzlich:
Rahmen nach Kirschner.

11.4 Dickdarmresektionen

Dickdarmtumoren sind sehr häufig und
noch weiter in Zunahme begriffen. Dickdarmtumoren, aber auch entzündliche Erkrankungen, wie Colitis ulcerosa, M.
Crohn oder auch ein entzündlicher Diverti-
kulitistumor, können eine Dickdarmresek-
tion erforderlich machen.
Die Ausdehnung der Resektion wird je
nach der Art der Erkrankung und nach deren Ausdehnung, insbesondere bei malignen Erkrankungen, verschieden sein. Es
bestehen folgende Möglichkeiten:

Ileozäkalresektion, z. B. bei Appendix-
oder Zäkumtumoren.
Hemikolektomie rechts, z. B. bei Tumoren des Colon ascendens (A-b. 11.5 a).
Colon-transversum-Resektion, z. B. bei
Tumoren im mittleren Teil des Colon
transversum (Abb. 11.5 b).

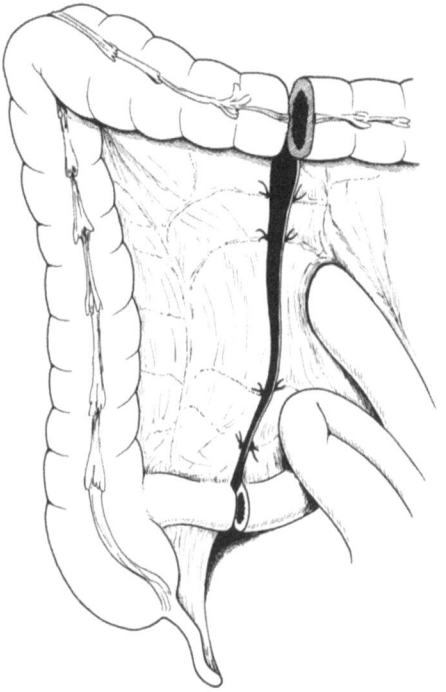

Abb. 11.6. Resektionsgrenze der rechtsseitigen Hemikolektomie

Hemikolektomie links, z. B. bei Tumoren des Colon descendens (Abb. 11.5 c).
Sigmaresektion, z. B. bei Sigmatumoren (Abb. 11.5 d). (Dabei darf die A. haemorrhoidalis superior unterbunden werden. Die A. colica sinistra muß aber erhalten bleiben – Sudeck-Punkt.)
Subtotale Kolektomie, z. B. bei toxischem Megakolon, bei Colitis ulcerosa oder bei familiärer Polyposis coli (Abb. 11.5 e).
Proktokolektomie, z. B. bei familiärer Polyposis mit Befall des Rektums, oder Colitis ulcerosa.

Bei all diesen Resektionen wird auf die Gefäßversorgung des Dickdarms Rücksicht genommen. Die Anastomose wird meist End-zu-End, zweischichtig angelegt. Auch ein einschichtiges Vorgehen, sowie eine Seit-zu-Seit- oder End-zu-Seit-Anastomose sind möglich.

Zugang. Er richtet sich nach dem Eingriff. Bei vorher nicht genau bekannter Ausdehnung wird eine mediane Laparotomie gewählt. Ansonsten kann je nach Eingriff eine paramediane oder pararektale Laparotomie rechts resp. links durchgeführt werden.

Operationstechnik
Rechtsseitige Hemikolektomie
Der Dünndarm wird nach links verlagert und mit feuchten Bauchtüchern abgedeckt.
Zäkum und Colon ascendens werden nach links gehalten und das Peritoneum an der Übergangsstelle zum parietalen Peritoneum inzidiert.
Nach oben spannt sich das rechte Lig. phrenicocolicum, das nun ebenfalls durchtrennt wird.
Nach oben wird in dem zu entfernenden Abschnitt des Colon transversum das Lig. gastrocolicum zwischen Ligaturen durchtrennt.
Die Resektionsstelle am Ileum wird angeschlungen, und die Resektionsstelle am Colon transversum wird festgelegt. Hier ist besonders auf den Verlauf der A. colica media zu achten.
Das große Netz wird reseziert.
Das rechte Kolon wird nun stumpf mit der Hand oder mit einem Stieltupfer vom Retroperitoneum gelöst.
Das parietale Peritoneum zwischen den Resektionsstellen von Ileum und Colon transversum wird durchtrennt und das Mesocolon transversum in diesem Verlauf ebenfalls ligiert und durchtrennt.
Die A. ileocolica und die A. colica dextra werden doppelt ligiert und durchtrennt.
Ileum und Colon transversum werden zwischen 2 Darmklemmen durchtrennt und das Präparat fällt ab (Abb. 11.6).
Bei einer End-zu-End-Anastomose muß die Resektion des Ileums schräg erfolgen, um bei der Anastomose gleichweite Darmlumina zu haben.
Bei der Seit-zu-Seit-Anastomose werden beide Enden mit je 2 Tabaksbeutelnäh-

ten oder mit zweischichtiger Naht verschlossen. Die Anastomose erfolgt isoperistaltisch auf einer ausreichenden Länge mit einer Lembert-Albert-Naht (Abb. 11.7).

Die peritonealen Inzisionen werden sorgfältig verschlossen, um das Einstülpen einer Darmschlinge zu vermeiden.

Sphinkterdehnung (s. S. 205).

In der Tumorchirurgie sollte die Präparation umgekehrt, d. h. vom Gefäßstiel aus, erfolgen. Es werden also zunächst die Ileum- und die Kolonresektion festgelegt und angeschlungen und dann zwischen diesen – entlang des Gefäßstieles – das parietale Peritoneum und die oben genannten Gefäße unterbunden.

Die Resektion und Anastomose werden wie oben beschrieben durchgeführt. Reinigung mit Oxycyanatlösung.

Es muß immer nach evtl. vorhandenen Lebermetastasen gesucht werden. Falls einzelne Metastasen vorhanden sind, sollte eine Leberlappenresektion oder Metastasenexstirpation durchgeführt werden (s. Leberchirurgie, 8.8).

Andere Kolonresektionen

Das Vorgehen bei allen anderen Resektionen ist analog. Bei der Mobilisation der linken Kolonflexur besteht jedoch die Gefahr der Milzruptur. Es muß hier entsprechend vorsichtig operiert und gegebenenfalls eine auftretende Milzruptur versorgt werden (s. Milzoperationen, Kap. 14).

Operationsinstrumentarium

Grundinstrumentarium zur Laparotomie

Instrumentarium für die Schmutzphase

Zusätzlich:

Rahmen nach Kirschner
Silikonzügel
2 weiche Darmklemmen nach Doyen
2 Abwurfklemmen.

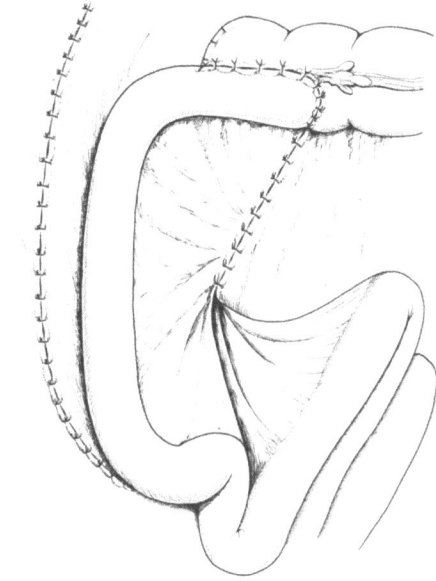

Abb. 11.7. Zustand nach rechtsseitiger Hemikolektomie. Seit-zu-Seit-Anastomose zwischen Ileum und Colon transversum. Das parietale Peritoneum ist wieder verschlossen

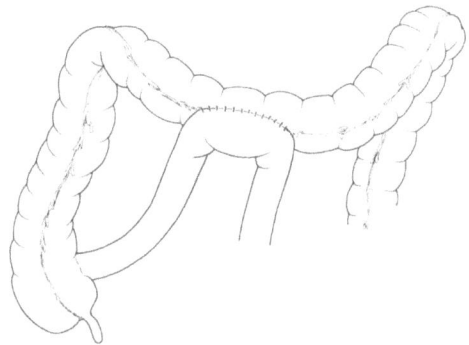

Abb. 11.8. Ileotransversostomie

11.5 Ileotransversostomie

Bei einem Darmverschluß in der Ileozäkalregion kann wegen dem schlechten Zustand oder wegen der sehr schlechten Prognose des Patienten eine radikale Operation nicht mehr angezeigt sein. Es wird in diesen Fällen analog der Gastrojejunostomie eine Ileotransversostomie angelegt.

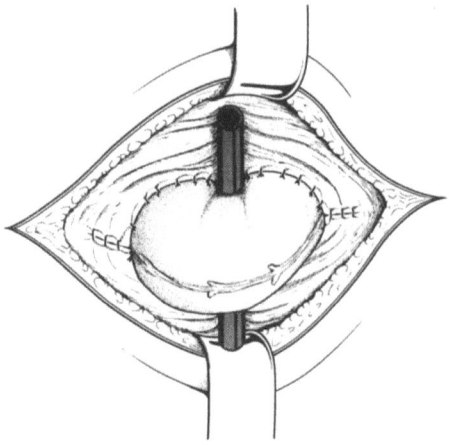

Abb. 11.9. Anlage eines doppelläufigen Anus praeter

ten Flexur oder ein Ileostoma angelegt werden. Dadurch kann man bei einer späteren Resektion die linke Flexur mobilisieren und eine spannungsfreie Anastomose erreichen. Bei der Anlage als dauernder Anus praeter kann dieser auch im Bereich des Sigmas angelegt werden.

Zugang. Zur Anlage des Anus praeter reicht eine pararektale Oberbauchlaparotomie rechts aus. Sie ermöglicht keine ausreichende Revision der Bauchhöhle. Es wird deshalb meist eine mediane Laparotomie verwendet und der Anus durch eine zweite Inzision im rechten Oberbauch ausgeleitet.

Diese besteht in einer isoperistaltischen Seit-zu-Seit-Anastomose zwischen der letzten Ileumschlinge und dem Colon transversum. Die Inzision des Kolons sollte wie bei anderen Kolonanastomosen im Verlauf der Taenia libera gelegt werden (Abb. 11.8).

Operationsinstrumentarium
Siehe unter Hemikolektomie (11.4).

11.6 Anus praeter naturalis

Bei einem akutem Dickdarmileus ist eine notfallmäßige Resektion mit einem wesentlich höheren Risiko verbunden als bei einem Wahleingriff. In diesem Fall ist es besser, vorübergehend eine Ausleitung des Darmes vor der Stenose durchzuführen. Diese Darmausleitung wird als Anus praeter bezeichnet. Dieser kann wie im oben beschriebenen Fall doppelläufig oder im Falle der Exstirpation des Enddarms und des distalen Kolonanteils endständig angelegt werden.

11.6.1 Doppelläufiger Anus praeter

Auch bei einem Verschluß im Bereich des Sigmas sollte der Anus praeter an der rech-

Operationstechnik
Der rechte Teil des Colon transversum wird, nach Inzision der Bauchdecke pararektal rechts, ohne Spannung vor die Bauchdecke gelagert. Ist dies nicht möglich, wird die rechte Flexur, soweit erforderlich, mobilisiert.
Der Mesokolonansatz wird am Kolon mit einer Overholt-Klemme gespalten und dadurch ein Reiter geschoben.
Darmserosa und Peritoneum sowie Fascia transversalis können mit Einzelknopfnähten vereinigt und dadurch die Kolonschlinge in ihrer Lage fixiert werden (Abb. 11.9).
Die restliche Bauchwunde wird schichtweise, bis auf die Austrittsstelle der Anusschlinge, verschlossen.
Wir führen nur eine Naht zwischen Haut und Seromuskularis des Darmes durch. Es wird damit ein Zurückgleiten der Schlinge verhindert. Andererseits wird die Präparation bei der Rückverlagerungsoperation durch das Fehlen von Nähten zwischen Darm und Faszie, resp. Peritoneum, erleichtert.
Der Reiter kann zur Sicherung gegen Herausgleiten mit einer Naht an der Haut fixiert werden.
Die Eröffnung des Anus erfolgt meist am ersten Tag nach der Operation mit einem Diathermiemesser.

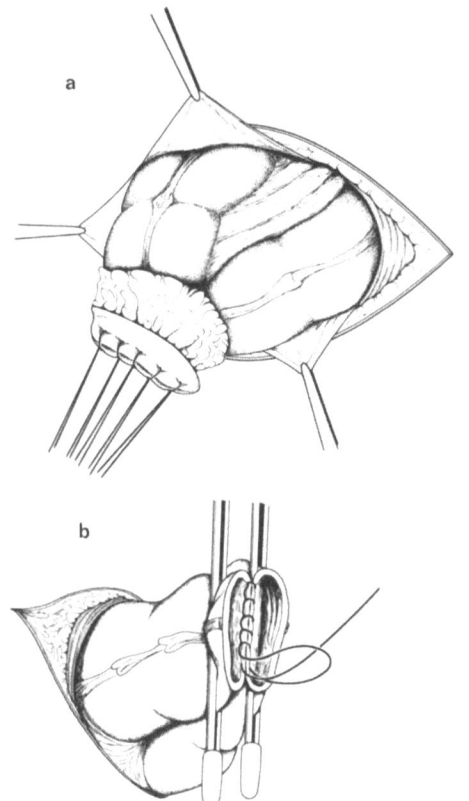

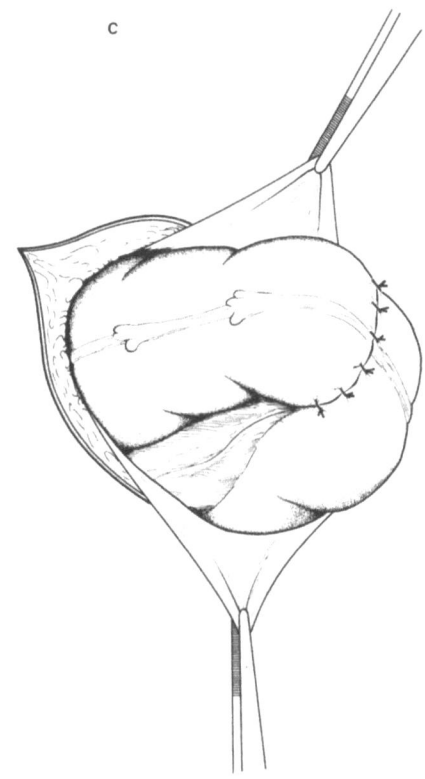

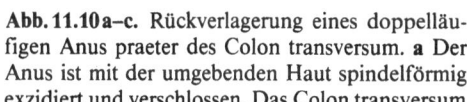

Abb. 11.10 a–c. Rückverlagerung eines doppelläufigen Anus praeter des Colon transversum. **a** Der Anus ist mit der umgebenden Haut spindelförmig exzidiert und verschlossen. Das Colon transversum ist freipräpariert. **b** Reanastomosierung des Colon transversum nach Resektion des Anus-praeter-Segmentes. **c** Endzustand nach zweischichtiger Anastomose

Komplikationen. Zurückgleiten des Anus bei nicht richtiger Fixierung.

Operationsinstrumentarium
Wie bei der Ileostomie beschrieben (s. 10.6).

11.6.2 Rückverlagerung des doppelläufigen Anus praeter

Wenn ein Anus praeter nicht mehr erforderlich ist, kann dieser zurückverlagert werden.

Operationstechnik
Die Haut um den Anus praeter wird spindelförmig umschnitten.

Mit mehreren Einzelknopfnähten werden die beiden Seiten der Hautumschneidung miteinander vereinigt. Dadurch wird eine Verunreinigung durch den austretenden Darminhalt vermieden.
Die Verwachsungen zwischen dem Darm und den Bauchwandschichten werden teils stumpf, teils scharf mit einer Präparierschere gelöst (Abb. 11.10 a).
Nach Anbringen von Darmklemmen an der zu- und abführenden Schlinge wird die Haut und das Narbengewebe aus der Umgebung des Anus praeter scharf abgetragen. Der Darmverschluß wird nun quer zur Dickdarmachse mit Einzelknopfnähten mit innenliegendem Knoten durchgeführt. Eine zweite, seromus-

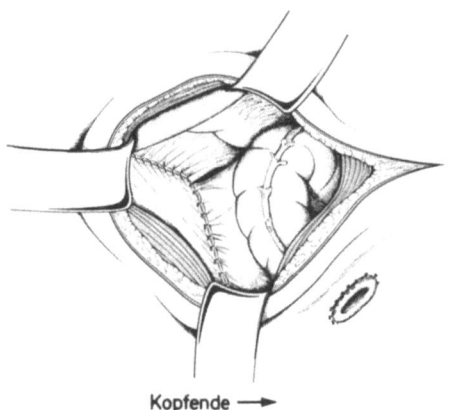

Kopfende ⟶

Abb. 11.11. Anlage eines endständigen Sigmaanus nach Rektumamputation

kuläre Nahtreihe beendet den Verschluß.

Einlegen einer Drainage in die Nähe des ehemaligen Anus. Bei unsicherem Verschluß ist es besser, den entsprechenden Kolonabschnitt in das parietale Peritoneum so einzunähen, daß eine Nahtinsuffizienz nicht zu einer Peritonitis führen kann.

Wenn die Kolonschlinge im Bereich der Anastomose erheblich narbig eingeengt ist, wird besser ein kurzer Abschnitt des Kolons reseziert und End-zu-End anastomosiert (Abb. 11.10b und c).

Komplikationen. Nahtinsuffizienz. Stenose.

Operationsinstrumentarium
Instrumentarium siehe Hemikolektomie!

Zusätzlich:
In einem Tuch für den Verschluß des Anus praeter:
1 Skalpell
1 chirurgische Pinzette
2 Vierzinker, scharf
1 Nadelhalter nach Mathieu
und Nadel mit kräftiger Naht
1 Schere nach Cooper

Nach dem Verschluß des Anus praeter werden diese Instrumente abgegeben.
Handschuhwechsel!

11.6.3 Endständiger Anus praeter

Operationsindikation. Wenn z. B. eine Rektumamputation durchgeführt wurde, aber auch wenn bei dem Primäreingriff eine Anastomose zwischen proximalem und distalem Darmabschnitt nicht hergestellt wird, muß der proximale Darm durch einen endständigen Anus praeter nach außen abgeleitet werden. (Hartmann Situation)

Operationstechnik
Der endständig verschlossene Darm wird durch eine Inzision der Bauchdecke, die seitlich der Laparotomie gelegt wird, ausgeleitet.

Die Haut in diesem Bereich wird in einem Durchmesser von etwa 3 cm exzidiert, um eine Stenose des Anus zu verhindern.

Im Falle des am häufigsten durchgeführten endständigen Sigmaanus wird der Anus in der Mitte der Linie zwischen der linken Spina iliaca anterior superior und Nabel gelegt. Die Stelle muß vor der Operation im Stehen angezeichnet werden.

Die Darmschlinge wird durch mehrere Einzelknopfnähte am parietalen Peritoneum fixiert.

Die Lücke zwischen Mesosigma und parietalem Peritoneum muß ebenfalls verschlossen werden, um eine innere Hernie zu vermeiden (Abb. 11.11).

Verschluß der Laparotomie.

Nun wird der Anus eröffnet, und die Schleimhaut des Kolons und die Haut werden mit Einzelknopfnähten vernäht.

Komplikationen. Bridenileus, innere Hernie.

Operationsinstrumentarium
Grundinstrumentarium zur Laparotomie

Zusätzliches Instrumentarium zum Anlegen des Anus praeter s. bei Ileostomie.

11.7 Hirschsprung-Krankheit

Diese Kolonerkrankung beruht auf der gestörten Einwanderung von Nervenzellen in das distale Kolon in der 6.–12. Schwangerschaftswoche. Die dafür verantwortliche Störung ist nicht bekannt. Dadurch ist der Darm in seinem distalen Abschnitt enggestellt. Es fehlt der Öffnungsreflex. Die Kolonerweiterung ist also nur sekundär.

Dementsprechend ist das Operationsziel die Entfernung des enggestellten Darmabschnittes. Dies ist in über 90% der Fälle der Rektosigmoidbereich.

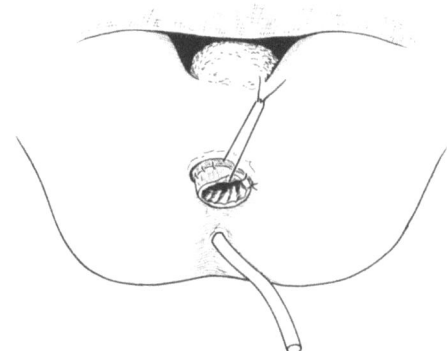

Abb. 11.12. Externe Dickdarmanastomose bei der Swenson-Operation des M. Hirschsprung

Operationstechnik
Es sind dazu mehrere Operationstechniken beschrieben worden:

1. Die *Operation nach Rehbein* entspricht der anterioren Rektumamputation (s. S. 196).

2. Bei der *Operation nach Swenson* wird die Sigmamobilisierung in typischer Weise mit Ligatur der A. haemorrhoidalis superior durchgeführt. Die Resektionsgrenze wird mit einem Faden markiert. Ein Darmrohr wird bis zur Hälfte der Strecke zwischen Resektion und Anus vorgeschoben und an dieser Stelle mit festen Nähten an die Darmwand fixiert. Durch Zug am Darmrohr wird ein künstlicher Prolaps hervorgerufen.
Kurz oberhalb des Anus werden nun die beiden Darmteile durchtrennt und zweischichtig miteinander anastomosiert. Dadurch ist eine sehr tiefe Anastomose möglich und somit eine radikale Entfernung des aganglionären Segmentes (Abb. 11.12).
Rückstülpen des anastomosierten Darmes.
Drainage des präsakralen Raumes.
Verschluß der Laparotomie wie bei der anterioren Rektumamputation.

3. In neuerer Zeit weit verbreitet ist das *Verfahren nach Duhamel*. Bei dieser

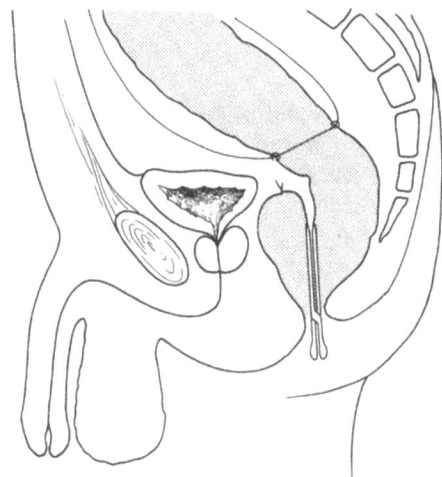

Abb. 11.13. Schematische Darstellung des Operationsverfahren nach Duhamel bei M. Hirschsprung

Operation wird das Rektum verschlossen, das enge Sigmasegment reseziert und das normale Kolon dorsal des Rektums nach unten gezogen. Es wird transsphinktär nach außen geleitet und hier fixiert. Mit einer Spornklemme wird durch Drucknekrose der aneinanderliegenden Darmwände eine breite Verbindung zwischen Rektumampulle und dem heruntergezogenen Kolon hergestellt (Abb. 11.13). Die Sphinkterfunktion bleibt erhalten.

Komplikationen. Rezidiv bei ungenügender Resektion. Nahtinsuffizienz. Störung der Sphinkterfunktion.

Operationsinstrumentarium
Grundinstrumentarium zur Laparotomie!

Instrumentarium für die Schmutzphase!

Zusätzlich:
Überlange Instrumente
Atraumatische Klemmen nach Satinsky
1 Paar Wundhaken nach Simon (Blasen-
haken)
Rahmen nach Kirschner
Silikonzügel.

11.8 Dickdarmpolypen

Wegen der häufigen malignen Entartung
ist eine Entfernung prinzipiell angezeigt.
Bei gestielten Polypen ist dies meist endoskopisch durchzuführen. Bei breiter Basis

oder bei großem Polyp, der in einem intra-
peritonealen Abschnitt liegt, sollte aber
eine Laparotomie erfolgen. Nach einer um-
schriebenen Kolotomie im Bereich der
Taenia libera wird der Polyp umschnitten
und die Darmwand an dieser Stelle quer
ein- oder zweischichtig verschlossen. Bei
kleinen Polypen ist gegebenenfalls eine
gleichzeitige Koloskopie zur genauen Lokalisation erforderlich.

Komplikationen. Endoskopisch: Perforation. Laparotomie: Bridenbildung.

Operationsinstrumentarium
Grundinstrumentarium zur Laparotomie!

Instrumentarium für die Schmutzphase!

Zusätzlich:
Rahmen nach Kirschner
Silikonzügel.

12 Mastdarmchirurgie und Analchirurgie

12.1 Rektumkarzinom

Das Rektumkarzinom stellt ca. 50% aller Dickdarmkarzinome. Es ist diagnostisch mit wenig aufwendigen Mitteln festzustellen. Deshalb sollte eine rechtzeitige Diagnose und somit operative Behandlung immer angestrebt werden. Die operative Therapie hängt von der Höhe der Tumorlokalisation ab. Bei einem Tumor in Höhe der peritonealen Umschlagsfalte ist eine anteriore Resektion des tumortragenden Darmabschnittes möglich. Bei tiefergelegenen Tumoren (unter 5 cm) ist nur die Rektumamputation möglich. In diesem Falle muß ein endständiger Sigmaanus angelegt werden.

12.1.1 Abdominosakrale Rektumamputation

Indikation. Rektumkarzinom, Polyposis, die auch den Mastdarm befällt, oder M. Crohn und Colitis ulcerosa mit Rektumbefall (im letzteren Fall meist im Rahmen einer totalen Kolektomie).

Zugang. Für den abdominalen Teil der Operation wird eine mediane oder linksseitig paramediane Laparotomie durchgeführt. Diese kann bei Bedarf bei der Kolonmobilisation nach oben verlängert werden.

Lagerung. Für den sakralen Teil der Operation kann der Patient in Bauchlage gebracht und die Hüftgelenke auf Beinstützen gebeugt und abgewinkelt. Der Oberkörper wird mit dem Kopf nach unten gelagert (Westhues-Lagerung).

Eine Steinschnittlage ist ebenfalls möglich, jedoch weniger übersichtlich.

Dementsprechend ist bei der *Abdeckung im sakralen Teil* der Operation das getrennte Abdecken beider Beine mit je einem großen Abdecktuch oder Beinsäcken erforderlich. Das Perineum wird mit einem großen Schlitztuch abgedeckt. Nach oben werden ebenfalls große Abdecktücher verwendet und nach unten ein mittleres Abdecktuch. Die Tücher werden angenäht oder mit Backhaus-Klemmen fixiert.

Die Abdeckung für den abdominalen Teil der Operation entspricht dem bei den Laparotomien beschriebenen Vorgehen.

Die abdominosakrale Rektumamputation kann auch durch 2 Operationsteams gleichzeitig – von abdominal und von perineal – erfolgen. Dazu wird der Patient in eine sog. *Perineallagerung* gebracht. Der Patient ist in Rückenlage und die Beine sind weit gespreizt. Die Abdeckung wird wie folgt durchgeführt: Abdeckung der Beine mit je einem Beinsack, Abdeckung des Oberkörpers mit einem großen Abdecktuch. Ein kleines Abdecktuch wird unter das Gesäß des Patienten geschoben. Nun wird ein großes Abdecktuch quer unter den Beinen des Patienten an beiden Seiten des Patienten kopfwärts geführt. Die Schamgegend wird mit einem kleinen Abdecktuch bedeckt. Bis zu Beginn des perinealen Operationsteiles wird außerdem noch ein Tuch über das perineale Operationsgebiet gelegt.

Stellung des Operationsteams. Während des abdominalen Teils der Operation steht der Operateur an der linken Seite des Patienten und die Operationsschwester ebenfalls links am Tischende. Während des sa-

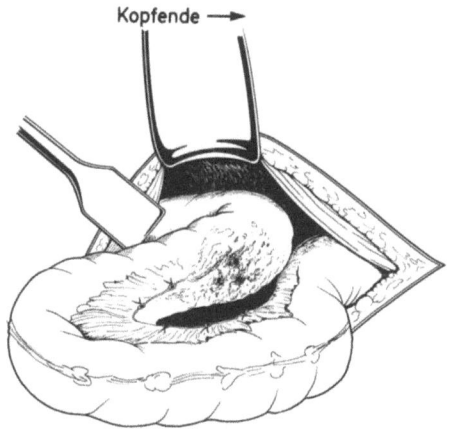

Kopfende →

Abb. 12.1. Rektumamputation. Das Rektosigma ist bereits mobilisiert und das Mesosigma durchtrennt

kralen Operationsteils sitzt der Operateur vor dem Operationsgebiet und die Operationsschwester ist hinter ihm. Die beiden Assistenten (sakraler Operationsteil) stehen je nach Abduzierbarkeit der Beine, zu beiden Seiten des Operateurs, medial der Beine oder einer medial und einer lateral des Beines.

Operationstechnik
Es wurden zahlreiche technische Modifikationen der Rektumamputation beschrieben. Im folgenden soll die abdominosakrale Rektumamputation nach *Gaudier* beschrieben werden:

Abdominaler Operationsteil
Mediane oder links-paramediane Laparotomie.
Feststellung der Operabilität. Bei Infiltration des Blasenhalses oder beider Ureteren oder bei einer vollständigen Ausmauerung des kleinen Beckens durch den Tumor ist eine radikale Operation nicht mehr möglich resp. nicht mehr sinnvoll. In einem solchen Falle ist es meist besser, nur einen Anus praeter anzulegen.
Suche nach der Ausdehnung evtl. befallener Lymphknoten und Beurteilung des Leberbefalls zur Festlegung des Tumor-

stadiums und der erforderlichen Ausdehnung der Operation.
Das Sigma wird angehoben und zunächst nach rechts gezogen.
Die peritoneale Umschlagfalte vom Mesosigma zum parietalen Peritoneum wird durchtrennt. Im Retroperitoneum wird der linke Ureter dargestellt und mit einem Gummizügel angeschlungen. Vor der Operation kann zum leichteren Auffinden des Ureters ein Ureterenkatheter eingelegt werden.
Nun wird das Sigma nach links gehalten und die peritoneale Umschlagfalte auch auf dieser Seite durchtrennt.
Die beiden Inzisionen werden in Höhe der rektovesikalen (beim Mann) resp. der rektouterinen Umschlagsfalte (bei der Frau) vor dem Rektum miteinander verbunden.
Die Mesosigmawurzel wird nun durchtrennt (Abb. 12.1). Nach dem Abgang der A. colica sinistra wird der Endast der A. mesenterica inferior, die A. haemorrhoidalis superior, ligiert und durchtrennt. Diese versorgt das Sigma und den oberen Rektumteil. Die Durchtrennungsstelle wird als Sudeck-Punkt bezeichnet.
Die Mobilisierung des Rektums beginnt von der Hinterwand durch stumpfes Abschieben von der Vorderseite des Sakrums. Die A. sacralis media kann hier zu Blutungsproblemen führen. Sie sollte unterbunden werden.
Nun wird die Rektumvorderseite freipräpariert. Dabei werden die beiden rektovesikalen Bänder durchtrennt.
Stumpfe Freipräparation der Seitenwände mit dem Finger oder einem Stieltupfer.
Die obere Resektionsgrenze wird festgelegt. Der Darm wird an dieser Stelle auf wenige Zentimeter vom Mesosigma befreit und zwischen 2 Klemmen oder Nähapparatklammerreihen durchtrennt.
Der aborale Sigmastumpf wird mit einem Handschuh überzogen und dieser mit einer Ligatur verschlossen, um das

Austreten von Darminhalt zu verhindern. Das Rektosigma wird in das kleine Becken gelegt.

Das Beckenbodenperitoneum wird verschlossen. Dies kann mit Einzelknopf- oder fortlaufender Naht geschehen (Dexon).

Anlage eines terminalen Sigmaanus [s. endständiger Anus praeter (11.6.3) u. Abb. 11.11].

Die peritoneale Lücke zwischen dem Sigma und der linken Bauchwand muß unbedingt verschlossen werden, um die Entstehung einer inneren Hernie zu verhindern.

Verschluß der Laparotomie.

Sakraler Operationsteil

Zur Präparationserleichterung wird zunächst eine Tamponade in das Rektum und bei der Frau auch in die Scheide eingeführt.

Der Anus wird mit einer kräftigen Tabaksbeutelnaht verschlossen.

Spindelförmige Umschneidung des Anus. Der Hautschnitt kann in seinem ventralen Teil durch einen queren zusätzlichen Schnitt erweitert und dadurch die Übersicht verbessert werden. Bei tief sitzenden, großen Tumoren können dadurch das Fettgewebe und die Lymphknoten der Fossa ischiorectalis besser ausgeräumt werden.

Unter Mitnahme des perirektalen Fettgewebes wird die Steißbeinspitze freigelegt. Durchtrennung der Membrana coccygea und der sakrotuberalen Bänder. Nach oben wird die Rektumhinterwand nun stumpf gelöst.

Zu beiden Seiten des Rektums werden die Levatorschenkel mit dem Finger unterfahren und durchtrennt.

Die Rektumvorderwand kann sowohl von aboral als auch nach Hervorluxieren des Rektums von oral her freipräpariert werden. Es müssen hier das Centrum tendineum des Beckenbodens und die Rektourethralmuskeln scharf durchtrennt werden. Im weiteren geschieht die Präparation möglichst stumpf. Dabei darf beim Mann die Prostata und die Harnröhre, bei der Frau die Scheide nicht verletzt werden. Durch die stark ausgeprägten Venengeflechte kommt es hier leicht zu Blutungen.

Sorgfältige Kontrolle der Blutstillung. Oxycyanatspülung.

Einlegen von 2 Redondrainagen in die Sakralhöhle. Wenn das Beckenbodenperitoneum nicht verschlossen werden konnte, werden nur Gummidrainagen ohne Sog gelegt.

Vernähen der beiden Levatorschenkel mit Dexoneinzelknopfnähten 2-0.

Situationsnähte der Haut, aber kein vollständiger Wundverschluß, um das Abfließen von Wundsekret zu ermöglichen.

Komplikationen. Verletzung des Ureters, der Blase, Prostata oder der Scheide. Schwer stillbare Blutung im kleinen Becken. Potenzstörungen.

Bei dem *gleichzeitigen abdominalen und perinealen Vorgehen* ist die Operationstechnik grundsätzlich gleich. Es wird zunächst abdominal begonnen und nach der Sigmamobilisation auch von perineal operiert. Dadurch wird die Operationszeit verkürzt.

Auch eine *sakroabdominale* Operationsweise wird angewandt, d.h. es wird zunächst von perineal das Rektum mobilisiert und nach anschließender Umlagerung die Operation von abdominal beendet.

Operationsinstrumentarium
Abdominaler Eingriff:

Grundinstrumentarium zur Laparotomie!

Instrumentarium für die Schmutzphase!

Zusätzlich:
Rahmen nach Kirschner
Überlange Instrumente
Silikonzügel
2 Wundhaken nach Simon (Blasenhaken)
1 Sackfolie für den Darm
2 weiche Darmklemmen nach Doyen, gebogen

2 Abwurfklemmen
1 Kapselschere
Evtl. mittlerer Nähapparat mit Magazin
1 Blaustift.

*Instrumentarium zum Anlegen eines end-
ständigen Anus praeter:*
2 Paar kleine Haken nach Langenbeck
1 Haken nach Roux
1 Kornzange, gebogen, 20 cm, zum Durch-
ziehen des Darmes
1 chirurgische Pinzette
1 Skalpell.

Sakraler Eingriff:
Rektumsieb
2–3 Redondrainagen
2 Klemmen nach Allis.

*Instrumententisch zur sakralen Rectum-
amputation:*
4 Arterienklemmen nach Pean (gebogen)
1 Schere nach Cooper
2 chirurgische Pinzetten, kurz
1 Skalpell
1 atraumatische Pinzette, kurz
2 atraumatische Pinzetten, mittellang
2 atraumatische Pinzetten, lang
1 Schere nach Mayo-Lexer
1 Schere nach Metzenbaum, 18 cm
1 Schere nach Metzenbaum, 22 cm
2 Präpariertupfer
2–3 Stieltupfer
1 Paar Sechszinker, scharf
2 Wundhaken nach Simon (Blasenhaken)
2–3 Wundhaken nach Mikulicz (Leberhaken)
1 Paar Haken nach Langenbeck, mittel
4 Arterienklemmen nach Heiss
2 Klemmen nach Overholt.

Zusatztisch:
3 Waschzangen
2 offene Nadelhalter
1 Nadelhalter nach Hegar, mittellang
12 Tuchklemmen nach Backhaus.

Instrumente zum Verschluß des Anus werden auf einem Tuch zusätzlich vorbereitet:
1 Nadelhalter nach Mathieu mit kräftiger

Nadel und 2 Nähten für die doppelte
Tabaksbeutelnaht um den Anus
1 chirurgische Pinzette, kurz
1 Schere nach Cooper;
diese Instrumente werden dann abgegeben.
1 Klemme nach Kocher zum Anklemmen
der äußeren Tabaksbeutelnaht.

*Rektumamputationslagerung nach West-
hues*

Instrumentarium für den sakralen Eingriff!

Zusätzlich:
2 tiefe Wundhaken nach Körte (Kral-
lenhaken).

*Instrumente zur evtl. Resektion des Steiß-
beines:*
1 Raspatorium
1 Flachmeißel
1 Hammer
1 Knochenfaßzange nach Semb
1 Hohlmeißelzange nach Luer
1 Klemme nach Kocher.

12.1.2 Anteriore Rektumresektion nach Schloffer

Operationsindikation. Tumoren oberhalb
5 cm vom Anus können, Tumoren oberhalb
der peritonealen Umschlagsfalte werden
immer anterior reseziert.

Zugang. Untere mediane oder links paramediane Laparotomie.

Operationstechnik
Mobilisation des Sigmas wie oben be-
schrieben.
Nach Abdecken des Resektionsgebietes
mit Bauchtüchern werden unterhalb der
Resektionsstelle 2 Haltefäden ange-
bracht.
Das Rektum wird nach oral mit einer
Satinsky-Klemme verschlossen. An den
distalen Stumpf kann vorübergehend

eine weiche Klemme angebracht werden.

Proximale Resektion des Sigmas in ausreichendem Tumorabstand (10 cm).

Wenn ein ausreichend langes Sigma zur Verfügung steht und sich dieses ohne Spannung an den distalen Rektumstumpf herabziehen läßt, kann die Anastomose durchgeführt werden.

Wenn dies nicht der Fall ist, wird zunächst das Colon descendens und bei Bedarf auch die linke Flexur mobilisiert. Dazu wird die peritoneale Umschlagfalte auf der lateralen Seite des Colon descendens durchtrennt. Bei Mobilisierung der linken Flexur wird das linke Lig. phrenicocolicum durchtrennt und das große Netz in seinem linken Anteil vom Querkolon abgelöst. Dadurch erreicht man genügend Mobilität, um eine spannungsfreie Anastomose durchführen zu können.

Die Anastomose kann End-zu-End oder Seit-zu-End durchgeführt werden. Sie wird meist zweireihig – im Sinne einer Lembert-Albert-Naht – durchgeführt, sie kann jedoch auch einreihig allschichtig durchgeführt werden.

Man beginnt mit der Hinterwandnaht (seromuskuläre Einzelknopfnähte). Das Lumen beider Darmteile wird reichlich mit Oxycyanat gespült.

Die Schleimhautnaht kann als Einzelknopf- oder als fortlaufende Naht durchgeführt werden. Das Ende der Naht sollte dabei jedoch auf der Vorderseite zu liegen kommen und nicht an einem der Anastomosenränder. Die vordere seromuskuläre Naht beendet die Anastomose.

Es gibt auch zahlreiche andere Methoden der Anastomosierung. Durch Einführung des Nähapparates hat sich in diesem Bereich eine wesentliche technische Erleichterung ergeben. Dieser besteht aus 2 halbkugelförmigen Teilen, die auf einer Achse montiert sind. Der obere Teil wird in den proximalen Darmteil vom Anus her eingeführt. Hinter ihm wird das freie Darmende mit einer Ta-

baksbeutelnaht weitgehend verschlossen. Vor dem unterem Teil des Nähapparates (Stapler) wird auch eine Tabaksbeutelnaht gelegt und verschlossen. Durch Zudrücken des Staplergriffes ist die Anastomose beendet. Die abfallenden Gewebsringe müssen auf ihre Vollständigkeit überprüft werden.

Drainage der sakralen Wundhöhle mit einer Redondrainage.

Adaptationsnähte des Peritoneums, des Beckenbodens und Fixation desselben an der Anastomose.

Sphinkterdehnung.

Komplikationen. Anastomoseninsuffizienz, schwer stillbare Blutung im kleinen Becken, Ureterverletzung, Potenzstörungen.

Operationsinstrumentarium
Grundinstrumentarium zur Laparotomie!

Instrumentarium für die Schmutzphase!

Zusätzlich:
Rahmen nach Kirschner
Überlange Instrumente
Silikonzügel
2 Klemmen nach Satinsky oder
1 abgewinkelte Darmklemme 90°
2 weiche Darmklemmen nach Doyen
2 Abwurfklemmen
1 Kapselschere
1 Kardiahaken.

Wird beabsichtigt, die tiefe Darmanastomose mittels Nähapparat (Stapler) auszuführen, ist zu Beginn der Operation auf die operationsgerechte Lagerung zu achten. (Perineallagerung)

12.2 Rektumpolypen

Je nach der Lokalisation, Größe und Form der Polypenbasis werden verschiedene Verfahren angewandt.

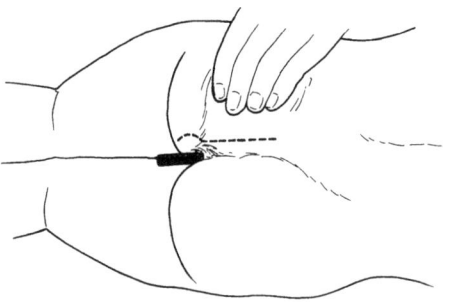

Abb. 12.2. Schnittführung bei der Rectotomia posterior

12.2.1 Transsphinktere Polypabtragung

Ein schmalbasiger Polyp kann entweder *rektoskopisch* – ohne Anästhesie oder nach Sphinkterspreizung – mit einem *Parks-Spekulum* transanal abgetragen werden (Vollnarkose).

Rektoskopisch kann dies – beim Ansaugen des Polypen – mit einer Schlinge geschehen. Dabei sollte nach Möglichkeit die Elektrokoagulation verwendet werden. Kleinste Polypen können auch mit einer Biopsiezange abgetragen werden. Eine Blutung der Abtragungsstelle steht meist selbst oder nach Betupfen mit adrenalinhaltiger Lösung. Wenn dies nicht der Fall ist, muß – nach Einstellung der Blutungsquelle mit dem Parks-Spekulum – die Blutung mit einer Umstechungsligatur gestillt werden. Bei der Verwendung des Parks-Spekulums wird der Polyp mit einer Faßzange hervorgezogen, an der Basis umstochen und abgetragen.

Komplikationen. Blutung, bei hohen Polypen Perforation, Darmgasexplosion.

Operationsinstrumentarium
(Steinschnittlagerung)
Grundtisch I, ohne scharfe Haken und Haken nach Roux

Zusätzlich:
2 Wundhaken nach Simon (Blasenhaken)
2 Klemmen nach Allis
2 Klemmen nach Kocher
2 Arterienklemmen nach Heiss
1 Nadelhalter nach Hegar
1 Analspekulum
1 Satz Wundhaken nach Parks
1 Einmalspritze, 20 ml
1 Einmalspritze, 2 ml
2 feine Kanülen, 1 kurz, 1 lang
1 Porzellanmensur, 100 ml
1 Ampulle Por 8
1 Metalltopf mit Gleitmittel.

12.2.2 Abtragung breitbasiger und großer Rektumpolypen

Zur Entfernung breitbasiger Polypen wird eine *Rectotomia posterior* oder eine *transsphinktere Rektotomie* nach *Mason* durchgeführt.

Lagerung. Bauchlage mit stark angewinkelten Hüftgelenken (Westhues-Lagerung). Eine Rectotomia posterior kann auch in Rechtsseitenlage durchgeführt werden.

Operationstechnik
1. *Operationstechnik* der *Rectotomia posterior*
Der Hautschnitt umschneidet links bogenförmig den Anus und zieht an der linken Steißbeinseite nach oben (Abb. 12.2).
Durchtrennung des Lig. anococcygeum. Freilegung der Rektumhinterwand. Der M. levator ani wird nicht durchtrennt.
Eröffnung des Rektums in benötigter Ausdehnung. Durch Einsetzen von Langenbeck-Haken erreicht man die nötige Übersicht.
Der Tumor wird an der Grenze der gesunden Schleimhaut exzidiert. Bei Lokalisation unterhalb der peritonealen Umschlagfalte kann die Exzision ohne Infektionsgefahr alle Schichten miterfassen.
Bei kleinem Defekt der Schleimhaut ohne Eröffnung des Rektums wird dieser quer vernäht. Ansonsten wird die Wundheilung einer sekundären Granulation überlassen. Oxycyanatspülung.

2schichtiger Verschluß der Rektotomie. Einlegen einer Redondrainage.

Naht des Lig. anococcygeum, Dexon-2-0, Subkutan- (Dexon 3-0) und Hautnaht (Prolene/Supramid).

2. *Transsphinktere Rektotomie nach Mason*
Die Hautinzision wird vom Anus aus auf der linken Seite des Steißbeins nach oben gezogen. Der M. sphincter ani externus und die Beckenbodenmuskeln werden schichtweise dargestellt, mit Haltefäden markiert und durchtrennt.

Nun wird das Rektum auf gewünschter Länge eröffnet und die Polypenabtragung vorgenommen.

Schichtweiser Wundverschluß, wie bei der Rectotomia posterior.

Die durchtrennte Muskulatur wird ebenfalls vernäht (Dexon 3-0).

Komplikationen. Bei transsphinkterer Operation: Stenose oder Insuffizienz des Sphinkterapparates.

Operationsinstrumentarium

Grundtisch I

Instrumentarium für die Schmutzphase!

Zusätzlich:
3 Arterienklemmen nach Heiss
1 Vierzinker, scharf
4 Klemmen nach Allis
2 Klemmen nach Kocher, mittellang
1 Wundspreizer nach Beckmann (abgewinkelt)
1 Einmalspritze 20 ml
1 Einmalspritze 2 ml
2 feine Kanülen 1 kurz, 1 lang
1 Ampulle Por 8
1 Porzellanmensur, 100 ml
1 Schale mit Oxycyanat
1 anatomische Pinzette
1 Rektumtamponade.

12.3 Rektumprolaps

Bei Lockerung der bindegewebigen Aufhängung des Rektums kann es beim Pressen oder bei der Stuhlentleerung zum Mastdarmvorfall durch den Anus kommen. Es kann sich um einen isolierten Schleimhautvorfall, aber auch um den Vorfall aller Darmschichten handeln. Häufig handelt es sich im letzteren Fall um eine Insuffizienz der Beckenbodenmuskulatur und des Sphincter ani externus, so daß es zur Ausbildung einer Gleithernie von der Douglas-Peritonealfalte aus kommt. Die Hernie enthält häufig eine Dünndarmschlinge.

12.3.1 Operation nach Thiersch

Sie ist bei isoliertem Schleimhautprolaps angezeigt.

Lagerung. Steinschnittlage (Rückenlage mit gebeugten Hüft- und Kniegelenken und Abspreizen der Beine. Die Beine werden auf entsprechenden Stützen gelagert und fixiert).

Anästhesie. Der Eingriff kann in Lokalanästhesie durchgeführt werden.

Operationstechnik
Reposition des Prolaps.
Bei 6 und bei 12 Uhr werden am Analring je eine kleine Inzision gelegt.
Mit einem Dechamps oder einer großen Nadel wird ein Draht- oder Seidenfaden zirkulär um den Anus gelegt. Um eine Verletzung der Schleimhaut zu vermeiden, wird die Nadelführung durch den in den Anus eingeführten Zeigefinger der linken Hand kontrolliert.
Der Faden wird vor dem Anus geknüpft und die Haut mit einigen Einzelknopfnähten verschlossen.
Der Anus muß für einen Finger passierbar bleiben. Durch die Fibrosierung wird ein erneuter Vorfall vermieden. Der

Faden kann nach einem halben Jahr wieder entfernt werden.

Komplikationen. Narbige Anusstenose.

Operationsinstrumentarium
Instrumentarium aus dem Grundsieb:
4 Klemmen nach Pean
1 Schere nach Cooper
2 chirurgische Pinzetten
1 Skalpell
2 anatomische Pinzetten
3 Waschzangen

Zusätzlich für die Drahtnaht:
1 Unterbindungsnadel nach Dechamps oder
1 gebogene Hohlnadel
0,8 mm V2A-Draht
1 Flachzange
1 Seitenschneider
1 Rundzange.

12.3.2 Prolapsresektion nach Dieffenbach und v. Mikulicz

Der Eingriff entspricht grundsätzlich der Resektion nach Swenson im Rahmen der Hirschsprung-Krankheit. Im Gegensatz dazu ist jedoch eine Mobilisation des Rectosigmoids nicht erforderlich, da diese spontan vorliegt.

Lagerung. Steinschnittlage.

Operationstechnik
Es wird zunächst die Vorderwand des Prolaps durchtrennt und, falls vorhanden, der Bruchinhalt einer evtl. vorhandenen Gleithernie reponiert. Anschließend wird auch die innenliegende Wand durchtrennt. Beide werden 2schichtig anastomosiert.
Gleiches Vorgehen an der hinteren Wand des Prolaps. Sorgfältige Blutstillung.

Komplikationen. Verletzung einer Dünndarmschlinge.

Operationsinstrumentarium
Grundinstrumentarium zur Laparotomie!

Instrumentarium für die Schmutzphase!

Zusätzlich:
Silikonzügel

12.3.3 Abdominale Prolapsoperation nach Sudeck

Zugang. Mediane oder links paramediane Laparotomie.

Operationstechnik
Mediale und laterale Sigmamobilisation, wie bei der Rektumamputation beschrieben.
Das Rektum wird bis zum Beckenboden stumpf mobilisiert. Die Blutversorgung darf dabei nicht beeinträchtigt werden.
Mit einigen nichtresorbierbaren Nähten wird das Rectum am Promontorium fixiert.
Das Peritoneum des Beckenbodens wird mobilisiert und vor dem Rektosigmoid vereinigt. Fixation desselben am Rektosigmoid und Verschluß der verbleibenden Peritoneumlücken.
Drainage der sakralen Wunde zum Damm oder zum unteren Wundpol der Laparotomie.

Komplikationen. Rezidiv bei nicht ausreichenden Aufhängenähten. Blutung.

Operationsinstrumentarium
Grundinstrumentarium zur Laparotomie!

Zusätzlich:
2 Wundhaken nach Simon (Blasenhaken)
2 Klemmen nach Allis
Rahmen nach Kirschner
Teflonfilz.

12.3.4 Operationsverfahren nach Ripstein

Bei dem Operationsverfahren nach Ripstein wird ähnlich wie bei der Operation nach Sudeck vorgegangen.

Operationstechnik

Das mobilisierte Rektosigmoid wird mit einer Marlex- oder Teflonkunststoffnetz an die Vorderseite des Sakrums etwa 5 cm unterhalb des Promontoriums fixiert.

Die Nähte werden so gelegt, daß zwischen der Kunststoffplatte und dem Darm noch Raum für 2 Finger verbleibt. Dadurch wird eine Stenose vermieden.

Um das Verrutschen des Darmes in Bezug zu der Kunststoffplatte zu verhindern, werden zu beiden Seiten des Rektums einige nichtresorbierbare Nähte zwischen der Darmwand und der Kunststoffplatte gelegt.

Verschluß des Peritoneums (Abb. 12.3).

Komplikationen. Stenose des Darmes, Kontinenzstörung bei Schädigung des präsakralen Plexus. Nachblutung. Potenzstörungen.

Operationsinstrumentarium
Siehe Operation nach Sudeck (12.3.3).

12.4 Hämorrhoiden

Hämorrhoiden sind pathologische Vergrößerungen der normalerweise vorhandenen submukösen Venenpolster im unteren Teil des Analkanals. Diese Venen sind Teil des komplexen Systems zur Gewährleistung der Kontinenz. Ihre Entstehung beruht wahrscheinlich in erster Linie auf dem erhöhten Sphinktertonus.

Hämorrhoiden treten in typischer Weise entsprechend der Blutversorgung bei 3, 7 und 11 Uhr am Anus des auf dem Rücken liegenden Patienten auf.

Operationsindikation. Besteht bei der akuten Thrombose und bei prolabierten (Stadium 3 + 4) und stärker blutenden Hämorrhoiden des Stadiums 2.

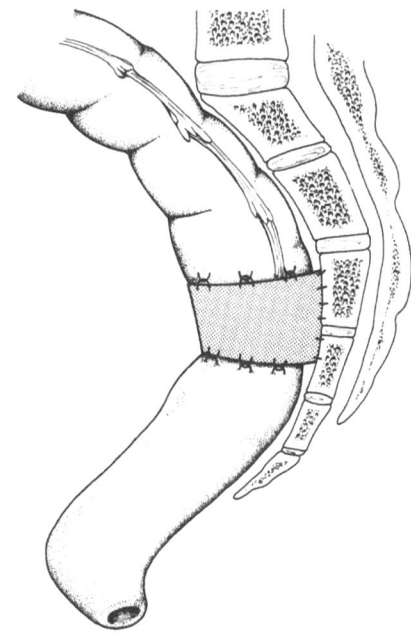

Abb. 12.3. Rektumprolapsoperation nach Ripstein. Das Rektum ist durch ein Kunststoffband an der Vorderseite des Sakrums fixiert

12.4.1 Hämorrhoidalthrombose

Wegen der sehr heftigen Schmerzen ist ein schneller operativer Eingriff erforderlich.

In *Lokalanästhesie* wird der Hämorrhoidalknoten radiär inzidiert und der Thrombus exprimiert oder mit einem scharfen Löffel entfernt.

Vorlage einer Salben- oder Xylocaingelgaze.

12.4.2 Hämorrhoidenabtragung nach Parks

Lagerung. Steinschnittlage.

Anästhesie. *Vollnarkose*, gelegentlich in Lokalanästhesie.

Operationstechnik

Das mit einem Gleitmittel versehene Parks-Spekulum wird in den Analkanal eingeschoben und langsam gespreizt. Die 3 Hämorrhoidalknoten werden der Reihe nach dargestellt und versorgt.

Wenn mehrere Knoten vorhanden sind, dürfen in einem Eingriff dennoch nicht mehr als 3 Knoten abgetragen werden, da ansonsten eine Analringstenose auftreten kann.

Der Knoten wird mit einer adrenalinhaltigen Kochsalzlösung unterspritzt und mit einer Klemme gefaßt.

Inzision der Linea anocutanea in Höhe des Knotens und Abpräparation des Knotens vom M. sphincter internus.

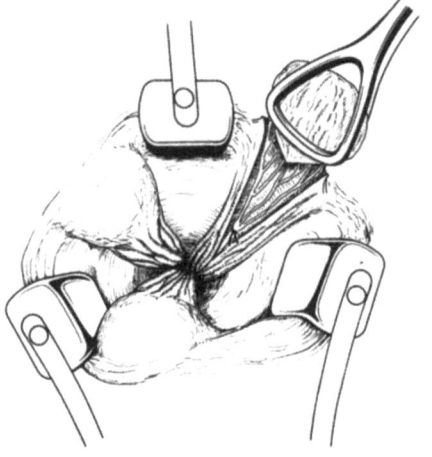

Abb. 12.4. Hämorrhoidenabtragung nach Parks

Die Knotenkuppe wird V-förmig umschnitten und die Schleimhaut nach oben in Längsrichtung gespalten.

Der Knoten wird auch von der Schleimhaut abpräpariert und das zuführende Gefäß dargestellt.

Das Gefäß wird mit einer Umstechungsligatur versorgt und der Knoten abgetragen (Abb. 12.4).

Die Schleimhautinzision wird mit einer fortlaufenden Dexon- oder Katgutnaht verschlossen. Die Linea anocutanea bleibt offen, um einen Sekretstau und damit eine Infektion zu vermeiden.

Nach gleichem Vorgehen an den beiden anderen Knoten wird für 24 h ein Fettgazestreifen in den Analkanal eingelegt.

Komplikationen. Verletzung des M. sphincter ani, Analringstenose, Nachblutung.

Operationsinstrumentarium
Instrumentarium aus dem Grundsieb:
4–6 Klemmen nach Pean
1 Schere nach Cooper
2 chirurgische Pinzetten
1 Skalpell
1 atraumatische Pinzette, kurz
1 atraumatische Pinzette, mittellang

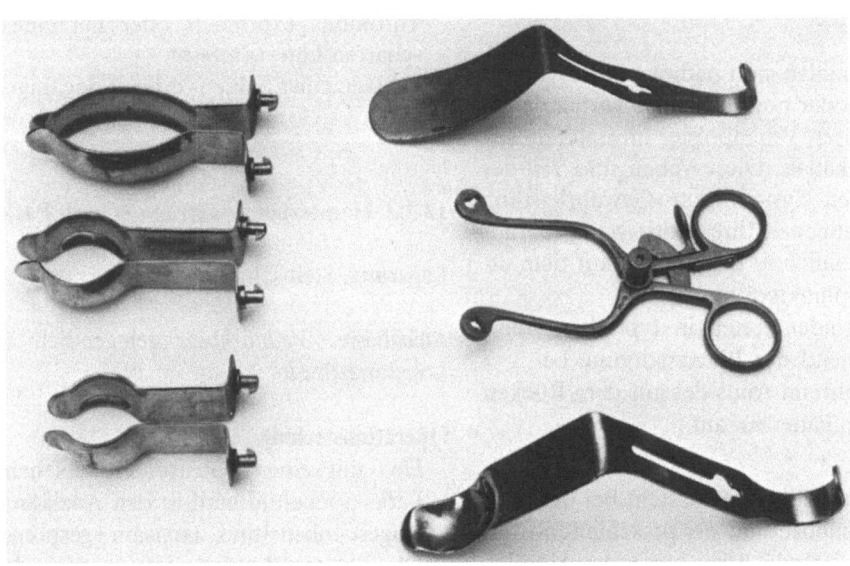

Abb. 12.5. Analer Wundspreizer nach Parks

1 Schere nach Metzenbaum, 18 cm
2 Präpariertupfer
2 Stieltupfer
2–3 Paar Haken nach Langenbeck
1 Analspekulum
1 Satz Wundhaken nach Parks (Abb. 12.5)
2 Klemmen nach Kocher.

Zusatztisch:
 3 Waschzangen
10 Tuchklemmen nach Backhaus
 1 offener Nadelhalter
 1 Salbenspatel
 1 Metalltopf mit Gleitmittel
Borsalbe
 1 Einmalspritze 20 ml
 1 Einmalspritze 2 ml
 1 Ampulle Por 8
 1 Porzellanmensur 100 ml
 2 Kanülen.

12.5 Analfissuren

Analfissuren haben ihren Ursprung meist in einer deszendierenden Kryptitis. Dadurch kommt es zu einer Verwachsung zwischen der Schleimhaut und dem M. sphincter ani internus. Bei einer plötzlichen Dehnung reißt diese dann ein.
Dementsprechend wird eine chronische Fissur nach Einführen des Parks-Spekulum, durch Exzision der Fistel und Spaltung des unteren Teils des M. sphincter ani internus behandelt. Der Schleimhautdefekt wird nicht vernäht (Abb. 12.6). Die Exzisionsränder werden an den darunterliegenden Muskel angenäht.
Frische Schleimhauteinrisse des Anus können auch nach Sphinkterdehnung und Verschorfung ausheilen.
Bei fehlen einer Kryptitis wird in der Regel eine laterale submuköse Druchtrennung des M. sphinkter ani durchgeführt.

Komplikationen. Störung der Kontinenz bei zu weiter Sphinkterinzision. Rezidiv bei ungenügender Exzision.

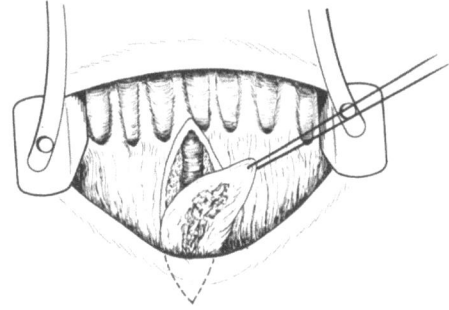

Abb. 12.6. Exzision einer Analfissur. Die unteren ⅔ des M. sphincter ani internus werden dabei durchtrennt

Operationsinstrumentarium
 1 Skalpell
 2 chirurgische Pinzetten
 1 atraumatische Pinzette kurz
 1 Nadelhalter
 1 Schere nach Mayo
 2 Paar Haken nach Langenbeck
 1 Satz Haken nach Parks
 1 Klemme nach Kocher
 4 Klemmen nach Pean
10 Tuchklemmen nach Backhaus
 3 Waschzangen
 1 Metalltopf mit Gleitmittel
Borsalbe

12.6 Periproktitischer Abszeß

Periproktitische Abszesse nehmen ihren Ausgang meist von einer Kryptitis. Sie können sich auf den Ischiorektalraum begrenzen. Es ist aber immer daran zu denken, daß auch eine Ausbreitung oberhalb des M. levator ani möglich ist.

Lagerung. Steinschnittlage.

Operationstechnik
 Der Hautschnitt wird über der Abszeßkuppe T- oder kreuzförmig vorgenommen. Dadurch wird ein breiter Abfluß geschaffen. Entnahme von Material zur bakteriologischen Untersuchung.

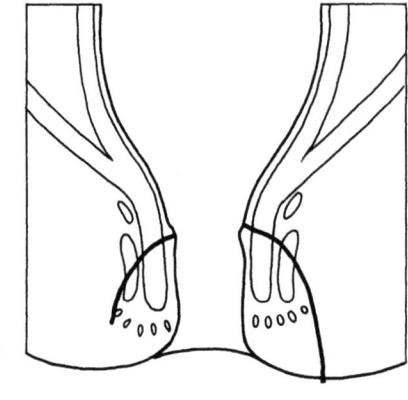

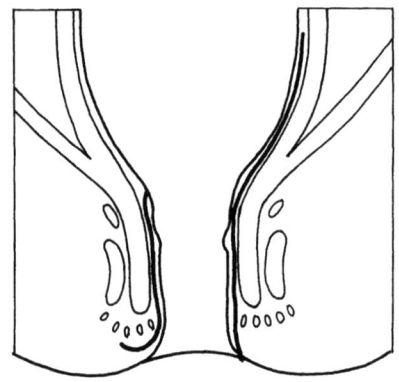

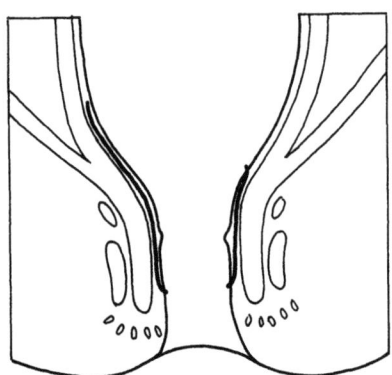

Abb. 12.7 a–c. Analfisteln. **a** Inkomplette und komplette transsphinktere äußere Analfistel, **b** inkomplette und komplette intrasphinktere Analfistel, **c** inkomplette und komplette intrasphinktere hohe Fistel

Die Eiter- und Nekrosemassen müssen durch weite Spreizung mit einer Kornzange abgeleitet werden. Ausräumung der Nekrosen mit einem scharfen Löffel.

Wenn der Abszeß hufeisenförmig zur Gegenseite ausgedehnt ist, muß auch auf der anderen Seite des Rektums eine Inzision durchgeführt werden.

Einlegen einer Sperrdrainage, die das Verkleben der Wundränder verhindert.

Komplikationen. Rezidiv bei unzureichender Inzision. Nach Ausheilung des Abszesses muß auch eine evtl. vorhandene Fistel oder Kryptitis beseitigt werden.

Operationsinstrumentarium
Instrumentarium aus dem Grundsieb:
2 chirurgische Pinzetten
1 Skalpell
1 Schere nach Mayo-Lexer
1 Kornzange, leicht gebogen
2–3 scharfe Löffel.

Zusätzlich:
Drainagen
1 Abstrichröhrchen für die bakteriologische Untersuchung.

12.7 Analfisteln

Nach ihrem Verlauf können Fisteln in intrasphinkter und transsphinkter unterteilt werden. Sie können komplett oder inkomplett sein. Ein weiteres wichtiges Kriterium ist die Höhe der Mündung in das Rektum. 95% münden in einer Krypte, also in Höhe der Linea dentata. Die Fisteln unter dieser Höhe werden als tiefe, die darüber als hohe Fisteln bezeichnet. Während bei der Spaltung der ersteren ⅓ der Sphincter internus und externus erhalten bleibt, würde bei den hohen Fisteln der gesamte Sphinkter durchtrennt (Abb. 12.7). Da es in diesem Fall zu einer schweren Inkontinenz kommen würde, muß der Fistelkanal von extraanal aus freipräpariert und entfernt werden.

Während tiefe Fisteln meist ihre Ursache in einer Kryptitis haben, ist bei den hohen Fisteln meist ein anderes Grundleiden vorhanden: M. Crohn oder Colitis ulcerosa. Auch kann es zu komplexen Fistelverläufen kommen, die auch Blase und Scheide mitbeteiligen können. Es sollte immer das Grundleiden mitbehandelt werden.

Eine Fistel heilt ohne Spaltung oder Exzision nicht aus. Außerdem stellt sie eine erhebliche Belästigung für den Patienten dar. Auf ihrem Boden kann sich auch ein Karzinom entwickeln.

Zur Erleichterung des operativen Vorgehens sollte der Fistelgang vor der Operation röntgenologisch dargestellt werden. Der Fistelgang kann außerdem – während der Operation – mit einem Farbstoff markiert werden.

Lagerung. Steinschnittlage.

Anästhesie. Vollnarkose.

Operationstechnik

Die Fistelspaltung kann von der äußeren Öffnung – nach Sondierung mit einer Rinnensonde – durchgeführt werden. Sie kann aber auch – von der inneren Öffnung aus – gespalten werden. Dazu wird in die innere Öffnung eine umgebogene Knopfsonde eingeführt.

Das Fistelgewebe wird exzidiert und die Wunde der Sekundärheilung überlassen.

Komplikationen. Rezidiv, Inkontinenz.

Operationsinstrumentarium

Instrumentarium aus dem Grundsieb:
4 Klemmen nach Pean
1 Schere nach Cooper
2 chirurgische Pinzetten
1 Skalpell
1 atraumatische Pinzette, kurz
1 atraumatische Pinzette, mittellang

1 Schere nach Metzenbaum
1 Schere nach Mayo-Lexer
1 Präpariertupfer
2 Stieltupfer
2–3 Paar Haken nach Langenbeck
1 Analspekulum
2 Klemmen nach Kocher
1 Knopfsonde
1 Rinnensonde
1 Satz Haken nach Parks
2–3 scharfe Löffel

Zusatztisch:
3 Waschzangen
10 Tuchklemmen nach Backhaus
1 offener Nadelhalter
1 Einmalspritze, 5 ml
1 Knopfkanüle
1 Ampulle Indigocarmin.

12.8 Sphinkterdehnung

Die Dehnung des Sphincter ani ist immer dann angezeigt, wenn ein Druckanstieg im Kolon und im Analkanal vermieden werden soll.

Es wird zunächst der mit einem Gleitmittel versehene Zeigefinger einer Hand in den Analkanal eingeführt. Nach Einführen des zweiten Zeigefingers wird der Sphinkter langsam gedehnt. Nach ausreichender Dehnung wird auch der Mittelfinger der ersten Hand eingeführt und die Dehnung fortgesetzt.

Operationsmaterial
2 Paar Handschuhe.
Gleitmittel.

13 Intraabdominale Abszesse

Operationsindikation. Entsprechend den Regeln der septischen Chirurgie ist bei allen Abszessen eine operative Drainage erforderlich. Antibiotika können nie in den Abszeß eindringen, und eine Punktion kann nie das gesamte infizierte Gewebe- und Nekrosematerial entfernen.

Operationsziel. Totale Entfernung des Eiters, der Nekrosen und der Abszeßkapsel.

Anästhesie. ITN.

Lagerung. Je nach Lokalisation des Abszesses: 1. bei einem subphrenischem Abszeß Rückenlage, 2. bei einem Douglas-Abszeß Steinschnittlage.

Abdeckung und Stellung. Zu 1 s. Gallenblasenoperationen (8.2–8.3), zu 2 s. abdomino-sakrale Rektumamputation – sakraler Teil (12.1.1).

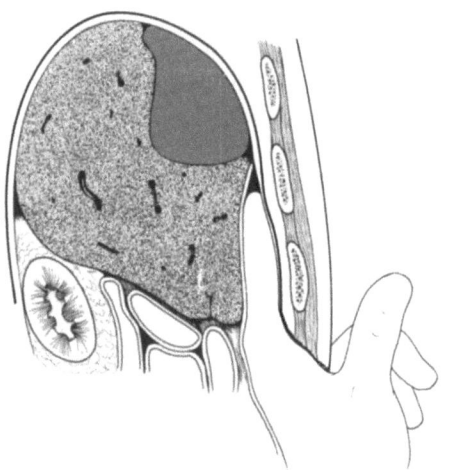

Abb. 13.1. Drainage eines subphrenischen Abszesses

13.1 Subphrenischer Abszeß

Er wird von einem Rippenbogenrandschnitt aus angegangen. Durch Sonographie und Computertomogramm wird vor der Operation die genaue Abszeßlokalisation bestimmt.

Operationstechnik
Das Peritoneum wird nach Möglichkeit nicht eröffnet. Mit dem Finger oder einem Stieltupfer wird die Leber von Rippenbogen und Zwerchfell so weit abgehoben, bis der Abszeß erreicht ist (Abb. 13.1).
Nach Ausräumung des Eiters und der Nekrosen wird eine dicke Silikondrainage in die Abszeßhöhle eingelegt.

Operationsinstrumentarium
Instrumentarium zur Laporatomie

Instrumentarium für die Schmutzphase

Silikondrainagen
2 Kornzangen
Scharfe Löffel
Abstrichröhrchen für die bakteriologische Untersuchung

13.2 Douglas-Abszeß

Der Douglas-Abszeß wird transanal nach Einführen und Spreizen eines Parks-Spekulums angegangen.

Operationstechnik
Nach vorheriger Punktion des zu palpierenden Abszesses wird die Rektumwand

unterhalb der peritonealen Umschlagfalte und die Abszeßkapsel mit einer
Kornzange durchstoßen. Diese wird gespreizt, so daß ein breiter Abfluß erreicht
wird (Abb. 13.2).

Ausräumung der Abszeßhöhle, ohne dabei die anliegenden Darmschlingen zu
verletzen.

Operationsinstrumentarium

Parks-Spekulum
2 Kornzangen
1 Skalpell
Silikondrainagen
Scharfe Löffel
1 Abstrichröhrchen für die bakteriologische Untersuchung

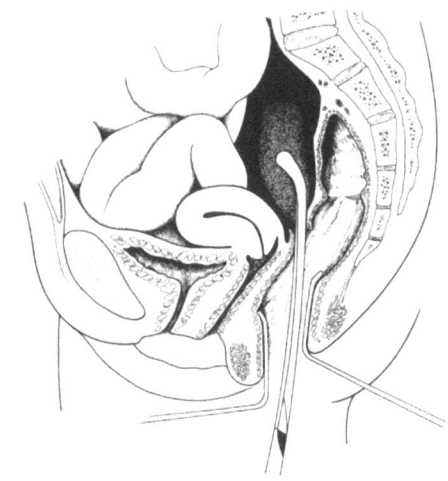

Abb. 13.2. Transrektale Drainage eines Douglas-
Abszesses

14 Milzoperationen

Beim Menschen ist die Blutspeicherfunktion der Milz unwesentlich, und in der normalen Blutbildung hat die Milz keine Funktion. Sie scheint jedoch für ein normal funktionierendes Immunsystem von Bedeutung zu sein. Deshalb besteht in der modernen Milzchirurgie eine zunehmende Tendenz zu organerhaltenden Operationen.

Die Milz liegt intraperitoneal. Sie wird in ihrer Lage durch 2 Bauchfellfalten: dem Lig. gastrolienale nach vorn und dem Lig. phrenicolienale nach hinten fixiert. An der Ansatzstelle dieser beiden Bauchfellfalten befindet sich der Milzhilus, die Eintrittstelle der Milzgefäße. Die Milzarterie ist ein Ast der A. coeliaca und die Vene mündet in die V. portae. Beide verlaufen am Oberrand des Pankreas.

14.1 Splenektomie

Dieser Eingriff ist meist bei stumpfen Bauchtraumen mit Zerreißung der Milz erforderlich. Nur bei weniger schweren Milzverletzungen kann die Ruptur mit einem Fibrinkleber geklebt werden. Gegebenenfalls kann ein zerfetzter Polanteil reseziert und die Resektionsfläche ebenfalls mit Fibrinkleber versorgt werden. In vielen Fällen sind die Milzverletzungen jedoch so ausgedehnt, daß eine Exstirpation der Milz erforderlich ist. Es sollte dann, insbesondere bei jungen Patienten, ein Teil des Milzgewebes zerkleinert und in das große Netz transplantiert werden. Außerdem ist die Milzexstirpation aus diagnostischen Gründen, z. B. bei M. Hodgkin, erforderlich.

Zugang

Bei gezielter Splenektomie Rippenbogenrandschnitt links.

Bei stumpfen Bauchverletzungen wird eine mediane Oberbauchlaparotomie oder ein querer Oberbauchzugang gewählt, um auch Leber, Magen und Darm revidieren zu können.

Operationstechnik

Die Milz wird schonend vor die Bauchdecke luxiert. Bestehende Verwachsungen müssen stumpf gelöst oder bei stärkerer Ausprägung einzeln ligiert und durchtrennt werden.

Das Lig. gastrolienale wird nun nahe am Milzhilus zwischen Ligaturen durchtrennt. Dabei ist in Höhe des Magenfundes auf die Unversehrtheit der Aa. gastricae breves zu achten, da es ansonsten zu starken Nachblutungen kommen kann.

Anschließend werden im Lig. phrenicolienale die Äste der Milzarterie und Milzvene einzeln unterbunden und das Band durchtrennt. Es ist hier auch auf den teilweise sehr nahe heranreichenden Pankreasschwanz zu achten, da bei einer Verletzung eine Pankreasfistel entstehen kann (Abb. 14.1).

Verschluß der peritonealen Lücke. Eine Drainage ist meist nicht erforderlich.

Komplikationen. Nachblutung, Pankreasverletzung.

Operationsinstrumentarium

Grundinstrumentarium zur Laparotomie!

Zusätzlich:
Überlange Instrumente
Hemo-Clip, mittel und groß mit Anlegezange

Rahmen nach Kirschner
Haken nach Rochard.

14.2 Milzgefäßunterbindung

Indikation. Wenn starke Verwachsungen
das Luxieren der Milz verhindern, so ist –
um eine stärkere Blutung zu vermeiden –
die Ligatur der Milzgefäße vor der Milz-
mobilisierung durchzuführen.

Zugang. Wie bei der Splenektomie.

Operationstechnik
Zur Darstellung des Pankreasoberrandes kann die Bursa omentalis durch das
Lig. gastrohepaticum oder gastrocolicum
eröffnet werden. Auch ein Zugang durch
das Mesocolon transversum ist möglich.
Ohne das Pankreas zu verletzen, werden
nun die Milzarterie und anschließend
die Milzvene mit einer Overholt-
Klemme freipräpariert und zwischen
2 Ligaturen durchtrennt.
Nun kann die Milzexstirpation ohne
Blutungsgefahr, wie oben beschrieben,
durchgeführt werden.
Die Inzision der Peritonealfalten bei der
Eröffnung der Bursa omentalis wird mit
wenigen Einzelkopfnähten verschlossen.

Komplikationen. Pankreasverletzung.

Operationsinstrumentarium
Wie bei der Splenektomie beschrieben.

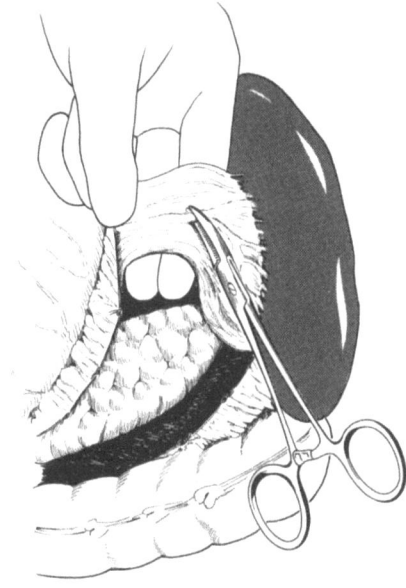

Abb. 14.1. Milzexstirpation. Das Lig. gastrolienale
ist durchtrennt. Die Milzgefäße werden am Milzhilus einzeln unterbunden

14.3 Milzresektion

Anstelle einer totalen Milzentfernung kann
auch eine Resektion nach vorheriger Unterbindung der entsprechenden Milzgefäße
vorgenommen werden. Die Blutstillung der
Resektionsfläche wird durch Infrarotkoagulation oder durch die Verwendung eines
Fibrinklebers erreicht.

15 Nebennierenchirurgie

Die Nebenniere ist eine paarige gemischte endokrine Drüse. Die Nebennieren befinden sich retroperitoneal auf dem jeweils oberen Pol der Niere. Sie erhalten ihre Blutversorgung sowohl von der Aorta als auch von Ästen der Nierenarterie und der unteren Zwerchfellarterie. Sie haben also, wie alle endokrinen Drüsen, eine sehr reiche Blutversorgung. Der Venenabfluß geschieht rechts in die V. cava und links in die linke Nierenvene.

Je nach dem hyperplastischen Nebennierenanteil oder dem geweblichen Aufbau der Nebennierentumoren kommt es zu sehr unterschiedlichen klinischen Bildern: Phäochromozytom, M. Cushing, Adrenogenitalsyndrom und Conn-Syndrom. Alle diese Störungen sind Überfunktionsstörungen. Sie sind somit einer operativen Therapie durch eine Teil- oder vollständige Entfernung der befallenen Nebenniere zugänglich.

Sowohl bei der präoperativen Vorbereitung als auch während und nach der Operation sind die evtl. vorbestehenden und auftretenden Hormonspiegelveränderungen zu beachten (Adrenalin, Glukokortikoide und Mineralokortikoide).

Zugang

Wenn vor der Operation die Seitenlokalisation nicht sicher ist oder beide Nebennieren erkrankt sind, wird ein transabdominaler Zugang gewählt. Eine gute Übersicht bietet der *quere Oberbauchschnitt*. Die rechte Nebenniere wird dabei, nach einer Mobilisierung des Duodenums nach Kocher, freigelegt. Die linke Nebenniere wird am besten nach Eröffnung der Bursa omentalis durch das Mesocolon transversum freigelegt. Das parietale Peritoneum, das die Niere bedeckt, wird am Unterrand des Pankreasschwanzes inzidiert, und mit dem Pankreasschwanz stumpf nach medial abgeschoben. Inzision der Fettkapsel der Niere.

Bei einem einseitigen Befall wird ein retroperitonealer Zugang wie bei einer Nierenfreilegung gewählt – der *lumbale Schrägschnitt* nach v. Bergmann-Israel. Der Patient ist in stabiler Seitenlage, und Oberkörper und Beine sind so abgewinkelt, daß die Lendenwirbelsäule zur Gegenseite gekrümmt ist. So wird der Abstand zwischen 12. Rippe und Beckenkamm größer und die Übersicht des Operationsgebietes besser. Der Hautschnitt verläuft unterhalb der 12. Rippe in Richtung auf die Spina iliaca anterior superior. Der 12. Interkostalnerv sollte zur Vermeidung einer Bauchwandschwäche geschont werden.

Durchtrennung der Subkutis und anschließend Durchtrennung, in Ausdehnung des Wundgebietes, der Muskeln: M. latissimus dorsi, M. obliquus externus und internus und M. serratus posterior inferior.

Es ist nun die Fascia lumbosacralis zu sehen, die den dorsalen Ansatz des M. transversus abdominalis darstellt. Diese wird ebenfalls durchtrennt. Der Retroperitonealraum liegt nun frei.

Das Peritoneum wird abgeschoben und die Fettkapsel der Niere wird inzidiert. Am oberen Nierenpol findet man die braun-gelbe Nebenniere (Abb. 15.1).

Auch ein gleichseitiger Pararektalschnitt und eine extraperitoneale Präparation zur Darstellung des Nierenlagers ist möglich.

Wenn beide Nebennieren von retroperitoneal freigelegt werden sollen, wird der *lumbale Längsschnitt* gewählt. Dabei befindet sich der Patient in Bauchlage. Die Hüft- und Kniegelenke sind gebeugt. Das weitere Vorgehen ähnelt grundsätzlich dem beim lumbalen Schrägschnitt.

Operationstechnik der Nebennierenexstirpation

Nach Spaltung der Fettkapsel der Niere wird die Nebenniere am oberen Nierenpol sichtbar. Die Niere wird etwas nach unten gezogen und die Nebenniere stumpf nach oben abgeschoben.

Sorgfältige Ligatur aller Nebennierenvenen und -arterien. Bei der rechten Nebenniere, die der V. cava direkt aufliegt, ist besondere Vorsicht erforderlich, um einen Einriß der V. cava zu verhindern, da sonst eine schwer kontrollierbare Blutung auftritt. Die Venen aus der rechten Nebenniere ziehen vom oberen, medialen Pol zur V. cava. Die Venen der linken Nebenniere münden in die Nierenvene.

Nach der Exstirpation wird eine Redondrainage in das Nebennierenlager eingelegt und die Operationswunde schichtweise verschlossen. Bei transabdominalem Zugang ist auch das parietale Peritoneum zu verschließen, um das Entstehen einer Hernie zu vermeiden.

Operationsinstrumentarium

Das Instrumentarium für beide Zugänge unterscheidet sich nur in den Wundspreizern.

Für den lumbalen Schrägschnitt: Thoraxsperrer

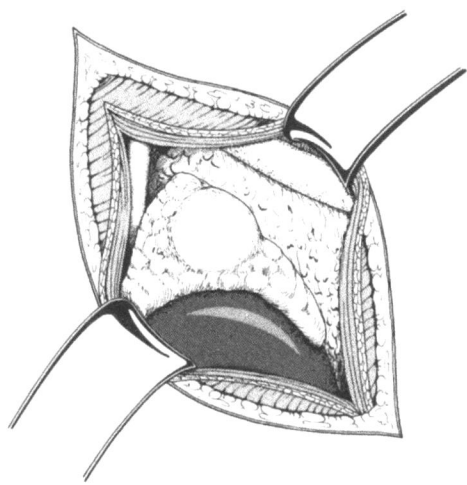

Abb. 15.1. Darstellung der Nebenniere bei Nebennierenadenom durch einen lumbalen Schrägschnitt

Zusätzlich für die evtl. Rippenresektion:
1 Rippenraspatorium nach Doyen
1 Rippenschere nach Brunner
1 Klemme nach Kocher.

Für den queren Oberbauchschnitt: Rahmen nach Kirschner
Haken nach Rochard.

Grundinstrumentarium zur Laparotomie!

Zusätzlich:
1 Paar Wundhaken nach Simon (Blasen haken)
Überlange Instrumente
Hemo-Clip, mittel und groß mit Anlegezange
2 Lungenfaßzangen nach Duval
2 Klemmen nach Allis.

16 Endoskopische Untersuchungen in der Allgemeinchirurgie

Die endoskopischen Untersuchungen sind zur Operationsvorbereitung und zur sicheren Klärung über die Art der Erkrankung von besonderer Bedeutung. Auch intraoperativ und in der postoperativen Phase bestehen zahlreiche Situationen, in denen eine Endoskopie erforderlich ist.

Zur Endoskopie können sowohl starre Rohre als auch flexible Glasfaserinstrumente verwendet werden.

Je nach dem zu untersuchenden Hohlorgan werden folgende Untersuchungen unterschieden, für die jeweils ein verschiedenes Gerät erforderlich ist:

- Ösophagogastroduodenoskopie einschließlich ERCP (endoskopische retrograde Choledochopankreatikographie)
- Proktosigmoidoskopie
- Koloskopie
- Bronchoskopie
- Mediastinoskopie
- Zystoskopie
- Choledochoskopie
- Thorakoskopie
- Laparoskopie.

16.1 Ösophagogastroduodenoskopie

Diese Untersuchung wird heute fast ausschließlich mit den flexiblen Glasfaserinstrumenten durchgeführt. Deren Aufbau soll hier kurz beschrieben werden. Er ist für alle anderen flexiblen Endoskope im Prinzip gleich. Die Unterschiede betreffen nur die Länge, Dicke, die Zahl der Kanäle und die Bewegungssteuerung.

Wichtigster Teil des Gerätes ist der biegsame Lichtleiter. Dieser besteht aus zahlreichen feinen, gleichdicken Glasfasern. Diese sind miteinander durch ein Bindemittel verschiedener optischer Dichte verbunden. Dadurch wird ein Lichtsignal, das an einem Ende einer Faser eindringt, unverändert bis an das andere Ende geleitet, unabhängig von der Zahl der Biegungen, die die Glasfaser macht.

Nach außen ist dieser Lichtleiter durch eine glatte Kunststoffschicht umgeben. Sie ermöglicht das leichte Gleiten ohne Verletzung der Schleimhaut. Durch den Lichtleiterschlauch verlaufen auch feine Kanäle, durch die Luft oder Spülflüssigkeit eingeführt werden kann, ein Kanal, durch den Sekrete abgesaugt werden können, und ein Kanal zum Durchschieben feiner, flexibler Biopsiezangen.

Das Gerät wird von einem Steuerungsteil aus geführt. Von ihm geht der Lichtleiter ab. Hier befindet sich auch die Kaltlichtzufuhr.

Dies geschieht über ein Glasfaserkabel mit einer speziellen Lichtquelle. Durch das gleiche Kabel wird auch die Verbindung zu einem Vakuumsystem, Druckluft und einem Behälter mit Spülflüssigkeit hergestellt.

Die einzelnen Funktionen: Druckluft, Vakuum und Spülung lassen sich durch Drücken verschiedener Knöpfe am Steuerteil betätigen.

Außerdem finden wir am Steuerteil 1 oder 2 Hebel, durch welche die Spitze des Lichtleiters in 1 oder 2 Ebenen bewegt werden kann (Abb. 16.1). Dadurch ist ein gezieltes Vorschieben möglich und eine wesentlich bessere, auch retrograde Übersicht zu erreichen.

Man benötigt zur Endoskopie einen Strom- und einen Vakuumanschluß.

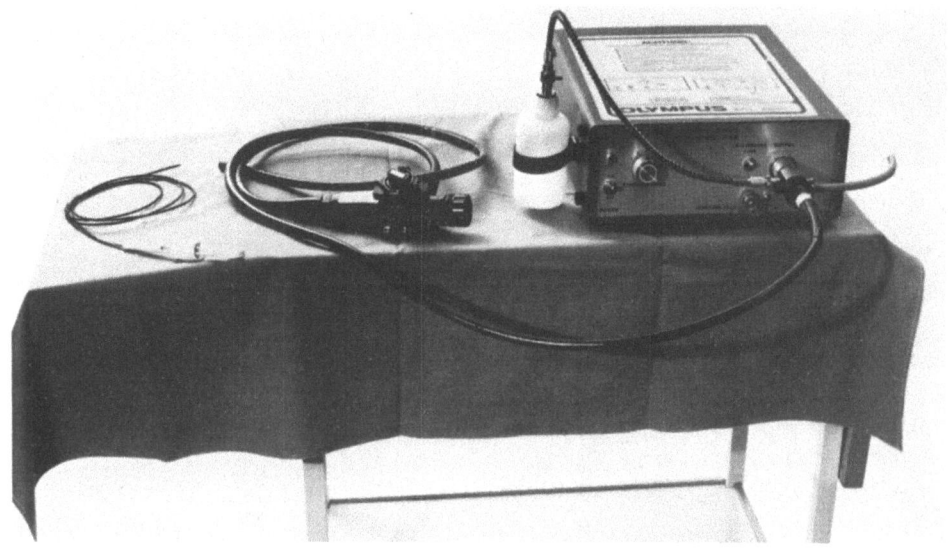

Abb.16.1. Gastroskop mit Lichtquelle und Biopsiezangen

Indikationen

Diagnostisch: Ulkusverdacht, Tumorverdacht, Suche einer Blutungsquelle, ERCP.

Therapeutisch: Ösophagusvarizenverödung, Bougierung bei Ösophagusstenosen, Papillotomie der Papilla Vateri.

Vorbereitung des Patienten. Der Patient muß nüchtern sein (6 h). Zur Vermeidung vagaler Reflexe sollte eine Prämedikation mit einer Ampulle Atropin i.m. durchgeführt werden.

Um den Würgereflex zu begrenzen, wird der Rachenraum vor Beginn der Endoskopie mit einer Xylocainlösung eingesprüht.

Lagerung. Der Patient wird in der Regel in Linksseitenlage endoskopiert. Bei schlechtem Allgemeinzustand wird jedoch die Rückenlage auch ausreichen. Die Endoskopie bei einem intubierten Patienten ist in der Regel ohne Schwierigkeiten möglich. Bei Bedarf kann bei Einführung des Gerätes ein Laryngoskop zu Hilfe genommen werden.

Anästhesie. Zu diagnostischen Zwecken lokale Rachenanästhesie mit Xylocain.

Bei einer Bougierung oder bei der Verödung von Ösophagusvarizen sollte eine Intubationsnarkose durchgeführt werden.

Endoskopietechnik

Der Patient wird aufgefordert, zu schlukken, während der Untersucher das Gerät mit zarter Hand vorschiebt. Auch beim Vorschieben des Gerätes durch den Ösophagus ist unbedingt eine Verletzung zu vermeiden. Insbesondere beim Vorliegen von Divertikeln darf das Endoskop nicht auf dem falschen Weg in das Divertikel vorgeschoben werden, da dann eine sehr gefährliche Mediastinitis droht.

Nach Passieren des Magens wird das Gerät durch den Pylorus vorgeschoben und der Bulbus duodeni und die Pars descendens beurteilt. Gegebenenfalls kann ein Katheter in die Papilla vateri vorgeschoben werden und die ERCP-Untersuchung durchgeführt werden (Einspritzen von Kontrastmittel unter Röntgenkontrolle).

Die Beurteilung von Magen und Duodenum geschieht beim Rückziehen des Gerätes nach Luftinsufflation, um das Organ richtig zu entfalten. Verdächtige Stellen werden biopsiert. Zur Dokumentation des Befundes kann auch eine Kamera aufge-

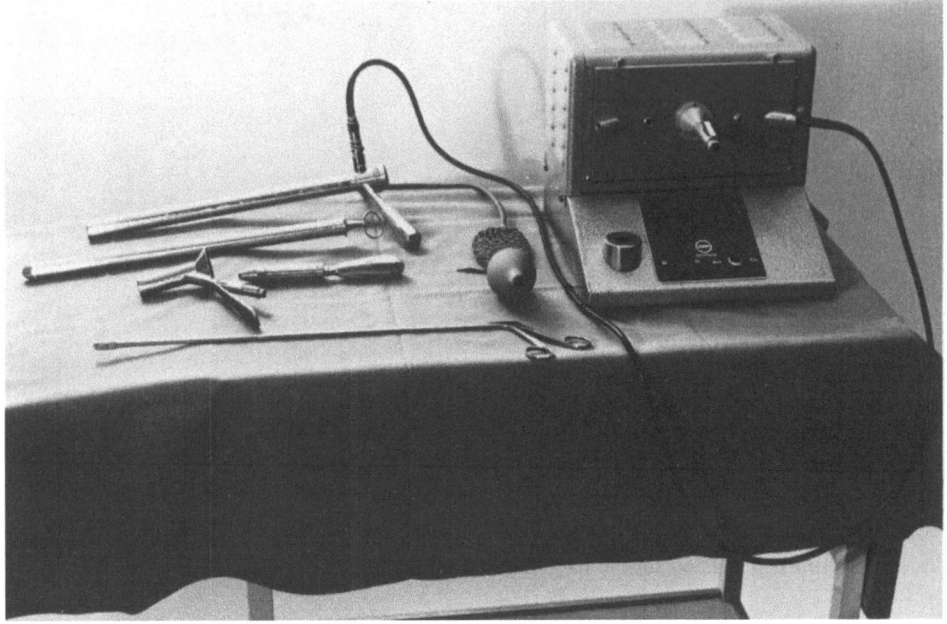

Abb. 16.2. Instrumentarium zur Prokto- und Rektoskopie

schraubt werden und Diapositive angefertigt werden.

16.2 Ösophagusbougierung

Außer den operativen Methoden (s. S. 86) gibt es mehrere konservative Bougierungsmöglichkeiten.

1. Bei *funktionellen Stenosen,* z. B. bei der Achalasie, kann nach endoskopischer Tiefenlokalisation unter Röntgenkontrolle eine *pneumatische Sonde* eingeführt werden. Diese wird in Höhe der Stenose aufgeblasen und die Stenose zumindest für eine Zeit beseitigt.

2. Bei *narbigen Stenosen* wird zunächst endoskopisch ein an der Spitze weicher, federnder Draht über die Stenose geschoben. Das Endoskop wird zurückgezogen, und über den Draht werden unter Röntgenkontrolle elastische Sonden mit zunehmend dickeren *Oliven* an der Spitze vorgeschoben. Damit kann die Stenose ohne Gewalt

auf eine ausreichende Weite gedehnt werden.

Es gibt noch einige andere Bougierungsmethoden, doch bieten die oben beschriebenen die besten Erfolgsaussichten bei möglichst kleinem Rupturrisiko.

16.3 Proktorektosigmoidoskopie

Bei dieser Untersuchung wird ein starres Rohr verwendet. Dies ist bei der Proktoskopie nur 10 cm, bei der Rektosigmoidoskopie 30 cm lang. Im letzteren Falle wird also auch die distale Hälfte des Sigmas mituntersucht. Auch bei diesem Gerät besteht die Möglichkeit der Luftinsufflation sowie die der Zuhilfenahme einer kalten Lichtquelle, die über ein Prisma das Darmlumen beleuchtet. Biopsien werden mit entsprechenden Zangen mit langem Griff oder einer elektrischen Schlinge durchgeführt. Das Absaugen von Darminhaltresten wird über einen externen Sauger mit einem entsprechend langen Aufsatzrohr durchgeführt (Abb. 16.2).

Indikation. Abklärung von Stenosen oder endzündlichen Prozessen. Abtragung von Polypen. Tumordiagnose und Biopsie.

Vorbereitung. Klysma.

Lagerung. Steinschnitt-, Knie-Ellenbogen- oder Rechtsseitenlage.

Anästhesie. Keine.

Technik

Das Gerät wird mit dem Mandrin durch den Anus eingeführt. Der Mandrin wird entfernt und die Optik aufgesetzt. Unter Luftinsufflation und Berücksichtigung der physiologischen Krümmungen des Rektums wird das Gerät so weit wie möglich vorgeschoben. Die Schleimhautbeurteilung wird beim Rückziehen des Gerätes durchgeführt.

Zu jedem Rektoskopiebefund gehört der digitale Untersuchungsbefund mit Beurteilung des Sphinktertonus, des Analkanals und der Prostata resp. der inneren Genitalorgane der Frau.

16.4 Koloskopie

Im Gegensatz zur vorher beschriebenen wird diese Untersuchung mit einem flexiblen Instrument durchgeführt. Sie ermöglicht außerdem die Beurteilung des gesamten Kolons und die Polypabtragung ebenfalls im gesamten Kolon. Dabei ist jedoch bei der Abtragung breitbasiger Polypen immer die Gefahr der Kolonperforation durch zu tiefes Abtragen des Polypen vorhanden. Die Polyabtragung wird mit einer Schlinge durchgeführt. Der Polyp wird durch Ansaugen an das Gerät zusammen mit dem Gerät aus dem Darm extrahiert.

Vorbereitung. Es ist eine gründliche Darmreinigung mit Abführmittel und hohem Einlauf erforderlich.

Lagerung. Linksseitenlage.

16.5 Bronchoskopie

Sie kann mit starren Instrumenten, aber auch mit flexiblen Instrumenten durchgeführt werden. Die letztere Untersuchung kann leicht bei einem liegendem Intubationstubus durchgeführt werden. Wegen des kleinlumingen Instruments sind jedoch nur sehr kleine Biopsien möglich. Dafür ermöglicht das flexible Instrument die bessere Beurteilung aller Segmentbronchien. Die oberen Segmentbronchien können mit dem starren Endoskop nicht eingesehen werden.

Indikation. Desobliteration eines Bronchus, z. B. bei Verlegung durch Schleimmassen. Fremdkörperentfernung aus den Atemwegen. Biopsie zur Diagnosesicherung.

Lagerung. Rückenlage.

Anästhesie. Vollnarkose.

16.6 Mediastinoskopie

Diese Untersuchung wird zur Klärung der Histologie eines Tumors im vorderen oberen Mediastinum oder zur Feststellung des mediastinalen Lymphknotenbefalls bei malignen Tumoren des Brustraumes eingesetzt, insbesondere bei Ösophagus- und Lungentumoren.

Zugang. Kollare Mediastinotomie (s. S. 83).

Anästhesie. ITN.

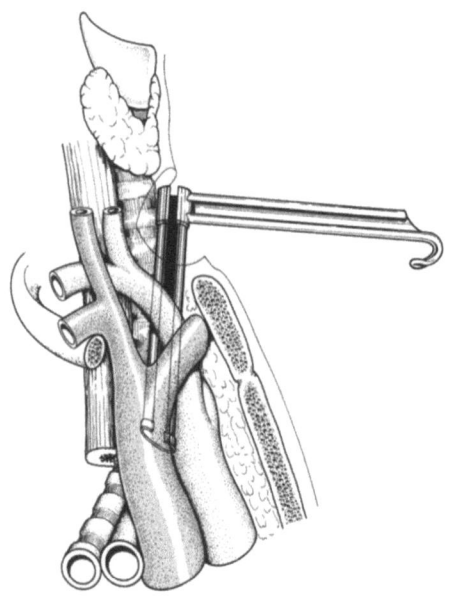

Abb. 16.3. Schematische Darstellung der Mediastinoskopie

Operationstechnik

Nach Spalten der prätrachealen Faszie wird mit dem Zeigefinger bis zur Tracheabifurkation eingegangen.

Nun wird das starre Endoskoprohr eingeführt und die weitere Präparation mit dem Saugrohr durchgeführt. Dadurch ist immer die Blutfreiheit des Operationsgebietes gesichert (Abb. 16.3).

Wegen der engen Beziehung zu den großen Gefäßen des Brustraumes muß vor einer Biopsie die Struktur mit einer Kanüle punktiert werden. Die versehentliche Biopsie eines großen Gefäßes würde eine bedrohliche Blutung zur Folge haben.

Operationsinstrumentarium

Grundtisch I

Zusätzlich:
1 Wundspreizer nach Weitlaner
Lange, feine Kanülen
1 Einmalspritze 20 ml
1 Metalltopf mit NaCl

Mediastinoskop
Lange, dünne Saugansätze
Verschiedene PE-Zangen.

Bei der kollaren Mediastinoskopie zusätzlich das Rippenresektionssieb.
Instrumentarium s. Halsrippenresektion.

16.7 Zystoskopie

Die Zystoskopie wird mit einem starren Endoskop durchgeführt. Obwohl sie auch bei der präoperativen Vorbereitung allgemeinchirurgischer Eingriffe erforderlich ist, wird sie im wesentlichen in der Urologie angewendet und dort auch näher beschrieben.

16.8 Choledochoskopie

Die Choledochoskopie wurde im Rahmen der Gallengangsoperationen beschrieben (s. S. 156).

16.9 Thorakoskopie

Die Thorakoskopie erfolgt mit einem starren Endoskop. Sie wird durch einen kleinen interkostalen Schnitt durchgeführt und dient zur Feststellung von Lungenverletzungen und Festlegung der Operationsindikation. Auch Biopsien bei Verdacht auf Pleuratumoren können durchgeführt werden.

Lagerung. Seiten- oder Rückenlage.

Anästhesie. Eine Lokalanästhesie ist meist ausreichend.

16.10 Laparoskopie

Die Laparoskopie wird ebenfalls mit einem starren Endoskop durchgeführt.

Sie kann zur Festlegung der Operationsindikation bei stumpfen Bauchverletzungen eingesetzt werden. Meist wird sie jedoch zur Inspektion und Biopsie der Abdominalorgane angewandt. Auch in der Gynäkologie findet diese Untersuchung ihren Einsatz, zur Beurteilung bei Adnex- und Uteruserkrankungen.

Lagerung. Rückenlage. Je nach dem zu untersuchenden Organ kann das Kopf- oder Fußende oder die eine Seite des Patienten angehoben werden.

Anästhesie. Lokalanästhesie meist ausreichend.

Operationstechnik

Unterhalb des Nabels wird eine 2 cm lange Inzision angelegt.

Das Endoskop wird mit einem Trokar unterhalb des Nabels durch die Bauchdecke eingeführt. Entfernung des Trokar und Aufsetzen der Optik.

Nun wird Luft in den Bauchraum eingeblasen, damit sich die Bauchdecke von den darunterliegenden Organen abhebt und die nötige Übersicht gewonnen wird.

Inspektion und Biopsie je nach Befund.

Literatur

Allgöwer M (1976) Allgemeine und spezielle Chirurgie. Springer, Berlin Heidelberg New York

Bücklers L, Ehlers HH, Eigener U, Wilkes MW, Wille B (1978) Fachbuch der medizinischen Hygiene Desinfektion und Sterilisation in Klinik und Praxis. Heyne, München

Glauch H, Haaf E (1979) Chirurgische Instrumente, OP-Lagerung, OP-Abläufe. Thieme, Stuttgart

Grewe HE, Kremer K (1977) Chirurgische Operationen. Thieme, Stuttgart

Heberer G, Köle W, Tscherne H (1980) Chirurgie. Springer, Berlin Heidelberg New York

Hellner H, Nissen R, Vossschulte K (1970) Lehrbuch der Chirurgie. Thieme, Stuttgart

Leger L, Nagel M (1978) Chirurgische Diagnostik. Springer, Berlin Heidelberg New York

Lindenschmidt Th (1975) Pathophysiologische Grundlagen der Chirurgie. Thieme, Stuttgart

Lippert H (1976) Anatomie. Urban & Schwarzenberg, München

Netter FH (1978) Farbatlanten der Medizin. Thieme, Stuttgart

Nockemann PF (1980) Die chirurgische Naht. Thieme, Stuttgart

Ottenjann R, Classen M (1979) Gastroenterologische Endoskopie. Enke, Stuttgart

Pichelmayr R, Groteüschen B (1978) Chirurgische Therapie. Springer, Berlin Heidelberg New York

Pschyrembel W (1969) Klinisches Wörterbuch. De Gruyter, Berlin

Reifferscheid M (1977) Chirurgie. Thieme, Stuttgart

Rob Ch, Smith R (1977) Operative surgery. Butterworth, London Boston

Sabiston DC, Davis Ch (1981) Textbook of surgery. Saunders, Philadelphia

Sägesser M (1978) Spezielle chirurgische Therapie. Huber, Stuttgart Wien

Saggau W, Billmaier T-R (1979) Herz und Gefäßoperationen. Springer, Berlin Heidelberg New York

Schmitt W (1977) Allgemeine Chirurgie. Enke, Stuttgart

Schwarz SI (1969) Principles of surgery. McGraw-Hill, Toronto London Sydney

Seyfarth H, Jäger E (1966) Praktische Operationskunde und Instrumentenlehre. VEB Gustav Fischer Verlag, Jena

Toldt C, Hochstetter F (1960) Anatomischer Atlas. Urban & Schwarzenberg, München

Voßschulte K, Kümmerle E, Peiper HJ, Weller S (1982) Lehrbuch der Chirurgie. Thieme, Stuttgart

Voßschulte K, Lasch HG, Heinrich F (1979) Innere Medizin und Chirurgie. Thieme, Stuttgart

Waldeyer A (1974) Anatomie des Menschen. De Gruyter, Berlin

Zeidler D, Weik L (1981) Thoraxoperationen. Springer, Berlin Heidelberg New York

Zetkin M, Schaldach H (1973) Wörterbuch der Medizin, VEB-Verlag. Volk und Gesundheit, Berlin; Thieme, Stuttgart

Zittel RX (1979) Systematik der Chirurgie. Thieme, Stuttgart

Sachverzeichnis

J. Hamer, C. Dosch

Neurochirurgische Operationen

Weiterbildung
Mit einem Geleitwort von K. Junghanns
1978. DM 28,-. (Fachschwester/Fachpfleger)
ISBN 3-540-08631-5

J. Menzel, B. Dosch

Neurochirurgie

Prae- und Postoperative Behandlung und Pflege
Fortbildung
Geleitwort von K. Junghanns
1979. DM 29,50. (Fachschwester/Fachpfleger)
ISBN 3-540-09284-6

W. Saggau, T.-R. Billmaier

Herz- und Gefäßoperationen

Weiterbildung
1979. DM 36,-. (Fachschwester/Fachpfleger)
ISBN 3-540-08735-4

H. W. Asbach, C. Herrmann-Schüssler, M. Lorenz

Urologie

Prae- und postoperative Behandlung und Pflege
Fortbildung
1980. DM 32,-. (Fachschwester/Fachpfleger)
ISBN 3-540-09835-6

G. Feldkamp, E. Koch

Der Brandverletzte

Behandlung, Pflege, Organisation
Mit einem Geleitwort von J. Rehn
1981. DM 39,80 (Fortbildung). ISBN 3-540-98734-6

D. Zeidler, L. Weik

Thoraxoperationen

Geleitwort von K. Junghanns
1981. DM 54,- (Fortbildung). ISBN 3-540-10601-4

B. Kaltwasser, A. Skuginna, G. Hierholzer

Chirurgie der Knochen und Gelenke

Konservative Knochenbruchbehandlung.
Prae- und postoperative Behandlung und Pflege
Mit einem Geleitwort von K. Junghanns
1981. DM 48,-. (Fortbildung) ISBN 3-540-10451-8

Für jeden Titel gilt der Mengenpreis:
Ab 20 Exemplaren 20% Nachlaß pro Exemplar.

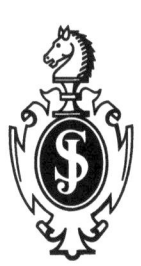

Springer-Verlag
Berlin
Heidelberg
New York
Tokyo

H. Fass

Lehrbuch der Chirurgie

für Unterricht und Praxis in der Krankenpflege
Unter Mitarbeit von C. Simon-Oppermann
4., überarbeitete Auflage. 1982. Gebunden DM 48,-*
ISBN 3-540-11004-6

Allgemeine und spezielle Chirurgie

Herausgeber: **M. Allgöwer**
Unter Mitarbeit zahlreicher Fachwissenschaftler
4., völlig neubearbeitete Auflage. 1982. DM 48,-
ISBN 3-540-11613-3

K. Steffens

Chirurgische Grundkenntnisse für Heilberufe

in 892 Fragen und Antworten
1983. DM 48,-*
ISBN 3-540-12643-0

R. Larsen, H. Sonntag, D. Kettler

Anästhesie und Intensivmedizin für Schwestern und Pfleger

Zeichnungen von A. Drews
1984. Gebunden DM 58,-*
ISBN 3-540-12810-7

Unfallchirurgie

Von **C. Burri, H. Beck, H. Ecke et al.**
Unter Mitarbeit zahlreicher Fachwissenschaftler
3., überarbeitete und erweiterte Auflage. 1982.
(Heidelberger Taschenbücher, Band 145)
DM 36,-
ISBN 3-540-11027-5

D. Grob

Orthopädie und Traumatologie des Bewegungsapparates

**Eine Einführung für Operationspersonal, Pflegepersonal
und Physiotherapeuten**
1982
DM 28,-*
ISBN 3-540-11407-6

* Mengenpreis:
Ab 20 Exemplaren 20% Nachlaß pro Exemplar

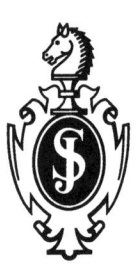

Springer-Verlag
Berlin
Heidelberg
New York
Tokyo

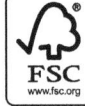